Franz Aichner und
Eduard Holzer (Hrsg.)

Schlaganfall

Vorsorge, Behandlung und Nachsorge

Ein Ratgeber für
Gesunde, Patienten und Angehörige

SpringerWienNewYork

Univ.-Prof. Dr. Franz Aichner
Universitätsklinik für Neurologie
Innsbruck, Österreich

Eduard Holzer
Ellmau, Österreich

Satz: Exakta Schreib-, Satz- und Belichtungsservice G. Ondrej Ges.m.b.H.,
A-1180 Wien
Druck: Eugen Ketterl Gesellschaft m.b.H., A-1180 Wien
Graphisches Konzept: Ecke Bonk

Gedruckt auf säurefreiem, chlorfrei gebleichtem Papier – TCF

Mit 13 Abbildungen

ISBN-13: 978-3-211-82851-9   e-ISBN-13: 978-3-7091-7480-7
DOI: 10.1007/978-3-7091-7480-7

Vorwort

Die Gattin eines Patienten, der einen Schlaganfall erlitten hatte, schrieb folgendes: „Als mein Mann vor mehr als zwei Jahren einen schweren Schlaganfall erlitt (rechte Seite gelähmt, Sprachzentrum geschädigt), war dies für mich ein schwerer Schock. Nachdem er wieder einigermaßen das Sprechen und Gehen erlernt hatte, hoffte ich auf eine Genesung seiner rechten Hand, doch diese Hoffnung hat sich leider bis heute nicht erfüllt. Ich wurde zwischen Hoffen und Murren hin- und hergerissen, denn vor meinen Augen sah ich ihn noch immer so wie er früher war und zwar fröhlich vor mir, die Stiegen hinunterlaufend, oder lachend mir auf der Straße entgegenkommend. Eines Tages fiel mir folgender Satz von Marc Aurel in die Hände – denke nicht oft an das was Dir fehlt, als an das was Du hast. Diese Worte rüttelten mich wach und ich begann über deren Sinn nachzudenken. Ich stellte fest, daß ich dem Vergangenen viel zu sehr nachtrauerte und damit viel Zeit und Energie vergeudete. Letzteres braucht man aber um sich mit dem Gegenwärtigen abzufinden. Als ich mich zu dieser Erkenntnis durchgerungen hatte, begann der große und schwere Lernprozeß, mich auf die neue Lebenssituation einzustellen und meine Lebensziele darauf aufzubauen. Was aber sind die neuen Lebensziele? Um diese Frage beantworten zu können, mußte ich ganz still werden und mich vom Murren, Klagen und Selbstmitleid befreien. Das war der erste, aber wohl der schwerste Schritt zum neuen Lebensziel. Weiters versuchte ich, meine Augen und Ohren für meine Mitmenschen, die Natur und die Umwelt zu öffnen. Ich stellte fest, daß das Leid anderer Leute sehen zu lernen, an deren Schicksal teilzunehmen und an den Schönheiten und Wundern der Natur nicht vorbeizugehen, ablenkt und hilft, das eigene Leid in einem anderen Licht zu sehen und das half mir, dankbar zu werden für das, was ich habe. Ich hoffe, daß es mir gelingt, vom Weg zum neuen Lebensziel nicht abzukommen."

Dieser Brief spiegelt zwei Botschaften wider, die das Thema Schlaganfall wesentlich charakterisieren. Schlaganfall ist eine lebenslange Entwicklung, unsere Lebensweise und unser Lebensstil sowie unser Verhalten bestimmen das Risiko. Viele Risikofaktoren sind durch eine Modifikation des Lebensstils zu korrigieren. Alle Präventionsmöglichkeiten konsequent über Jahre und zur richtigen Zeit angewendet, könnten das Risiko, an einem Schlaganfall zu erkranken, um nahezu 50 % senken. Gesundheit erhalten ist die Botschaft der Prävention. Kenntnisse über die Krankheitsentstehung, über die Arteriosklerose und deren Verlauf sowie die Analyse der Risikofaktoren und deren Modifikation und Kontrolle sind erarbeitet, das Wissen kann jedoch nicht vorausgesetzt, es muß geweckt und mitgeteilt werden, wie es in diesem Buch geschieht.

Die zweite Botschaft des Briefes einer Angehörigen eines Schlaganfallpatienten ist die positive Verarbeitung und Bewältigung eines eingetretenen Schlaganfalls. Dafür sollten jedoch nicht nur persönliche Voraussetzungen von Betroffenen und Angehörigen vorhanden sein, vielmehr muß auch das Gesundheitssystem einen Standard für die Akutversorgung, Rehabilitation und auch Prävention definieren und garantieren. Das Bewußtsein, daß der Schlaganfall grundsätzlich als medizinischer Notfall einzustufen ist, muß in den medizinischen Berufen und insbesondere in der Bevölkerung geschärft werden. Prinzipien, die sich in der Versorgung des Herzinfarktes oder der Hirnverletzung bewährt haben, sollten auch für den Schlaganfall Gültigkeit bekommen. Die Praxis jedoch weicht von dieser Idealforderung erheblich ab. Nur etwa 5 % der Patienten werden innerhalb der ersten sechs Stunden in ein Krankenhaus eingeliefert. Große Bedeutung wird in Zukunft die Einrichtung einer spezialisierten Schlaganfallstation haben, in der entsprechend qualifizierte ärztliche, pflegerische, physiotherapeutische, logopädische und psychologische Betreuung für Patienten und ihre Familien möglich ist. Bereits auf der Station beginnt die Rehabilitation. Vielfach muß um die Fortsetzung der Rehabilitation nach der akuten Krankenhausphase gerungen werden. Viel zu wenige fachspezifische Einrichtungen sowohl im stationären als auch im ambulanten Bereich stehen zur Verfügung. In den Pflegeheimen ist eine adäquate Fortsetzung der Rehabilitationsmaßnahmen nicht gewährleistet. Die dringend notwendige psychische Unterstützung der Patienten und ihrer Familien kommt zu kurz. Dieses Buch zeigt Wege und Strategien auf, wie eine umfassende Schlaganfallbetreuung in die Wirklichkeit umgesetzt werden kann und gibt für die verschiedenen Phasen der Erkrankung Informationen und Hilfestellung.

In einigen Bundesländern Österreichs haben sich Initiativen entwickelt, die sich des wachsenden Problems „Schlaganfall" annehmen. Das Schlaganfall Forum Tirol gibt seit Jahren eine vierteljährlich erscheinende Zeitung „Insult" heraus, in der umfassend das Problem Schlaganfall behandelt wird.

Dieses Buch faßt dort erschienene Artikel von Schlaganfallexperten zusammen. Den Autorinnen und Autoren der verschiedenen Fachbeiträge möchte ich hiermit ganz herzlich danken. Besonderer Dank gilt Herrn Edi Holzer, der trotz seiner Behinderung nach dem Schlaganfall seine Krankengeschichte mit Handschrift zu Papier gebracht hat und die Dimension des menschlichen Leides aber auch der menschlichen Größe im Rahmen seines Schlaganfalls wiedergibt. Gedankt sei allen Mitarbeiterinnen und Mitarbeitern des Schlaganfall Forum Tirol und insbesondere Frau Anita Plattner und Frau Beatrix Stolz, die bei der Erarbeitung und Niederlegung des Manuskriptes maßgeblich mitgeholfen haben. Gedankt sei auch Prim. Dr. A. Pallua für die Überlassung der computertomographischen Bilder.

Möge der Leser dieses Buches jene Information und Hilfestellung finden, die er in der konkreten Situation benötigt. Anregungen, Ergänzungen und konstruktive Kritik sind gerne willkommen.

Mit Stefan Zweig möchte ich aufrufen, jenes Mittragen und Mitleid zu entwickeln, das einzig zählt, das unsentimentale aber schöpferische Mitleid, das weiß, was es will, und entschlossen ist, geduldig und mitduldend alles durchzustehen bis zum letzten seiner Kraft und noch über dies Letzte hinaus.

Innsbruck, Juni 1996 Franz T. Aichner

Inhaltsverzeichnis

Autorenliste

Univ.-Doz. Dr. Thomas **Benke**
  (Univ.-Klinik für Neurologie, Innsbruck)
OA Dr. Klaus **Berek**
  (Neurologische Abteilung, Krankenhaus Hochzirl)
Univ.-Doz. Dr. Günther **Birbamer**
  (oberfränkisches Rehabzentrum, Staffelstein, Deutschland)
Dr. Silvia **Bösch**
  (Univ.-Klinik für Neurologie, Innsbruck)
Univ.-Prof. Dr. Franz **Gerstenbrand**
  (Univ.-Klinik für Neurologie, Innsbruck)
Univ.-Doz. Dr. Verena **Günther**
  (Univ.-Klinik für Psychiatrie, Innsbruck)
Mag. Maria **Hackl**
  (Philosophische Fakultät, Innsbruck)
Dr. Hans-Peter **Haring**
  (Univ.-Klinik für Neurologie, Innsbruck)
Wilfriede **Hribar**
  (Abgeordnete zum Tiroler Landtag, Telfs)
Dr. Florian **Katzlberger**
  (Univ.-Klinik für Psychiatrie, Innsbruck)
Dipl.-Diätassistentin Alice **Klausner**
  (Arbeitskreis für Vorsorgemedizin, Innsbruck)
Dipl.-Sozialassistentin Liselotte **Langebner**
  (Univ.-Klinik für Neurologie, Innsbruck)
Univ.-Doz. Dr. Johann **Langmayr**
  (Univ.-Klinik für Neurochirurgie, Innsbruck)
OA Dr. Gerhard **Luef**
  (Univ.-Klinik für Neurologie, Innsbruck)
Landessanitätsdirektor Hofrat Dr. Christoph **Neuner**
  (Amt der Tiroler Landesregierung, Innsbruck)
Dipl.-Physiotherapeutin Susanne **Oberleit**
  (Univ.-Klinik für Neurologie, Innsbruck)

Dipl.-Physiotherapeutin Ursula **Pechlaner**
(Innsbruck)
Dipl.-Logopädin Bettina **Peter** (Innsbruck)
Ass.-Prof. Dr. Johann **Rainer**
(Univ.-Klinik für Neurologie, Innsbruck)
Mag. Thomas **Reiner** (Innsbruck)
Dipl.-Ergotherapeutin Ruth **Scharmer**
(Univ.-Klinik für Neurologie, Innsbruck)
OA Dr. Christoph **Schmidauer**
(Univ.-Klinik für Neurologie, Innsbruck)
Dipl.-Ergotherapeutin Felizitas **Schneider**
(Univ.-Klinik für Neurologie, Innsbruck)
Univ.-Prof. Dr. Erich **Schmutzhard**
(Univ.-Klinik für Neurologie, Innsbruck)
Univ.-Prof. Dr. Sepp **Weimann**
(Univ.-Klinik für Gefäßchirurgie, Innsbruck)
Univ.-Doz. Dr. Johann **Willeit**
(Univ.-Klinik für Neurologie, Innsbruck)
Dipl.-Krankenschwester Sigrid **Zimmermann**
(Innsbruck)
Dr. Doris **Zollner**
(Arbeitskreis für Vorsorgemedizin, Innsbruck)

I. „*Mein zweites Leben*"
Ein Leben mit einem Schlaganfall

E. Holzer

Zu Beginn dieses Berichtes möchte ich darauf hinweisen, daß ich bei meinem Tatsachenbericht in keiner Weise Kritik an irgend einer Person üben möchte. Jedoch werde ich mich von meinem Wissen – aufgrund der Erlebnisse – vollkommen leiten lassen und möchte es auch so verstanden wissen.

Als jüngster von dreizehn Kindern einer armen Bergbauernfamilie wurde ich im Jahre 1948 geboren. Ein Sieben-Monat-Kind, man kann wohl annehmen, daß ich auf keinen Fall auf der Wunschliste meiner Eltern gestanden bin. Das Verhältnis zwischen meinen Eltern und mir war wohl eher so zu betrachten, als das zwischen Großeltern und Enkelkind. Meine Mutter war nämlich schon einundfünzig Jahre und mein Vater fünfundfünfzig Jahre alt. In Nachbar- sowie Bekanntenkreisen betrachtete man mich als ein schwaches Geschöpf, dem man kaum Überlebenschancen einräumte. Drei Jahre nach dem zweiten Weltkrieg war die Not in der gesamten Bevölkerung noch so tief verwurzelt, daß nur einem starken und widerstandsfähigen Kind eine Chance eingeräumt wurde. Das Beste zu dieser Zeit an Nahrung, „Ziegenmilch", hatten meine Eltern auf dem Bergbauernhof. So war mein Überleben wahrscheinlich geworden.

Als ich fünf Jahre alt war, entdeckte mein ältester Bruder, daß ich vom Herrgott eine musikalische Begabung in die Wiege gelegt bekam. Mit großem Aufwand aufgrund der schwierigen Situation beschaffte man eine kleine Ziehharmonika. Wir waren sieben Brüder, davon spielten vier auf diesem Instrument. Ich kann mich heute noch sehr gut erinnern, am Donnerstag abend im Radio „Lubliana Slovenia" wurde eine volkstümliche Sendung ausgestrahlt. Leider mußte ich meistens ins Bett, da ich noch zu klein war, um länger als bis 20.00 Uhr aufbleiben zu dürfen. Außerdem hatte mein Vater weder Verständnis noch Interesse an Musik. Drei bis vier Stücke konnte ich auf meiner diatonischen Harmonika bereits spielen, als ich mit sechs Jahren in die Volksschule kam.

In meiner Schulzeit kam eine Pause auf meinem Instrument, denn der weite Schulweg von zwei Stunden forderte all meine körperlichen Kräfte. In den Schulferien mußte ich mit meinen Geschwistern auf die Alm. Immer wenn das Frühjahr kam, freute ich mich schon auf dieses Ereignis.

Im Alter von neun Jahren kam ich auf einen Bauernhof, der näher im Dorf war und eine meiner Schwestern hingeheiratet hatte. Es war nur noch die Hälfte des Schulweges, vor allem brauchten sich meine Eltern keine Sorgen wegen der zum Teil akuten Lawinengefahr zu machen. Doch war ich bei meinem Schwager zur Mithilfe am Bauernhof gehörig eingeteilt.

Unglücklicherweise hatte ich im Alter von zehn Jahren einen Unfall mit der Diagnose Leberriß. Heute in den neunziger Jahren, würde man solche Vorgänge als Kinderschändung deklarieren, womöglich dem Verantwortlichen ein Zivilstrafverfahren anhängen. Das Ausmaß der Verletzung bei diesem Unfall war für mich so schwer, daß ich dem Tode näher stand als dem Leben. Es war Oktober 1958, als dieses Unglück geschah. In der kleinen Fraktion, wo ich wohnte, hatten zu dieser Zeit zwei Personen ein Auto. Es waren dies ein Gastwirt und der Briefträger, der mich nach meinem Unfall mit seinem Wagen in aller Ruhe in das 30 km entfernte Krankenhaus brachte. Ganz logisch diese Vorgangsweise, man hatte ja keine Ahnung über das Ausmaß der Verletzung.

Ich glaube, wenn ich nicht ständig gebrochen hätte, wäre man gar nicht auf die Idee gekommen, mit mir zum Doktor zu fahren. Es war der Rosenkranzsamstag, als ich am Abend im Krankenhaus stationär aufgenommen wurde. Ärzte nahmen es gelassen, nicht einmal ein einziges Röntgenbild wurde gemacht, man fragte mich nach den Beschwerden oder Schmerzen, worauf ich antwortete, daß es mir im Moment gut gehe. Ich fühlte mich zufrieden, große Hemmungen waren auch Ursache, daß ich vielleicht nicht ausdrücklich den Ärzten meinen Unfallhergang schildern konnte. Am Sonntag hatte mich mein Vater, sowie einer meiner Brüder besucht. Die Freude war riesengroß, doch um so schwerer war für mich der Abschied, als mir klargemacht wurde, ich müsse noch im Spital bleiben. Krankenschwestern beruhigten mich und versprachen mir, daß ich ohnedies bald nach Hause könne, ein paar Tage zur Überwachung müsse man mich zur Vorsicht behalten. Ich war den Schwestern gegenüber ruhig und kuschelte mich weinend in meinen Kopfpolster. Das Abendessen wurde ausgegeben, was ich ja nicht allzu gierig einschlemmte. Irgendwas paßte mir einfach nicht so ganz, doch ich wagte es nicht den Krankenschwestern zu sagen, daß ich immer mehr Bauchschmerzen bekam. Der Abend verging, es wurde 22.00 Uhr, einer meiner Zimmerkollegen machte das Licht aus und wünschte uns allen noch eine gute Nacht, was wir alle noch mit einem Widerruf „gleichfalls" erwiderten. Ich drehte mich auf meine linke Körperseite, weil ich mich dort am wohlsten fühlte, auf der rechten Bauchseite hatte ich Schmerzen, wenn ich meine Hand drauflegte. Nun versuchte ich ruhig zu liegen und einzuschlafen. Doch die Nacht zum Montag wurde mir aufgrund der Bauchschmerzen zur Hölle. Selbst die Hemmungen der Krankenschwester gegenüber sind vergangen. Ich läutete öfters die Nachtglocke, worauf die Schwester mir schmerzstillende Tabletten verabreichte. Ich sah des öfteren unter meine Bettdecke, sah, daß sich auf meiner rechten Bauchdecke ein blauer Fleck entwickelte. Doch aus Angst sagte ich der Krankenschwester nichts. Sogar meine Zimmerkollegen konnten in dieser Nacht nicht so recht zur Ruhe kommen, da ich ja ständig so halblaut jammerte.

Als in der Früh Ärzte sowie Chirurgen ihren Dienst antraten, wurde ich sofort geröntgt. Das Ergebnis war kritisch sowie akut. Leberriß war die Diagnose, jetzt wußte man auch, woher die Schmerzen in der vergangenen Nacht herkamen. Ich war innerlich fast ausgeblutet. Nun wurde es bei den Ärzten eilig und vor allem wurde ihnen bewußt, daß ich dem Tode näher stand als dem Leben. Es kam zu Schwierigkeiten, da mein Blutverlust so groß war, daß man mir schon vor der Operation Blut spenden mußte. Es kam zu einer Verzögerung der Operation, da man über zu wenig Blutkonserven verfügte und einen Blutspender erst suchen mußte. Also in der Zeit vom Samstag Nachmittag bis Montag Vormittag wurde aufgrund dieser Strapazen mein Körper völlig abgeschwächt, Herzkreislauf sowie die Pulsschläge fielen von Stunde zu Stunde nach unten. Der Zustand meines Körpers wurde bereits als lebensgefährlich bezeichnet.

Doch der Herrgott wollte dies nicht zulassen, man fand binnen kurzer Zeit einen Blutspender, der, wie ich es ausdrücken möchte, mir das Leben gerettet hat. Als dieses Problem gelöst war, kam der Narkosearzt zum Einsatz. Zu dieser Zeit wurde noch mit dem sogenannten Äther betäubt. Ich mußte das in ein Tuch gesprühte Betäubungsmittel einatmen und laut zählen. Ich kann mich noch sehr gut erinnern, ich zählte bis ungefähr 60! Zweieinhalb Stunden dauerte die Operation, am Nachmittag wachte ich auf. Wie fast bei jedem Patienten, der aus der Narkose erwachte, war es auch bei mir schrecklich. Ein quälender Brechreiz sowie ein irrsinniger Durst brachten mich völlig außer Rand und Band. Meine Gedanken konzentrierten sich ja nur auf Wasser und nochmals

Wasser. Man hatte auf meine unzähligen Bitten um Wasser versucht, meine Lippen sowie meinen Mund zu befeuchten. Doch für mein höllisches Durstleiden war es wie ein Tropfen auf den heißen Stein. Als so zirka um 24.00 Uhr im Zimmer alles ruhig war, dachte ich, jetzt sei die günstigste Zeit, meinem Durst den Kampf anzusagen. Ich beschloß also aufzustehen und schlich wie eine Katze vom Bett in Richtung Wasserbecken. Ohne zu denken, welche Gefahr ich auslösen könnte, probierte ich den Wasserhahn aufzudrehen. Bevor ich mit dem Mund zum Fließwasser fuhr, testete ich noch mit dem rechten Zeigefinger die Temperatur des Wassers. Zum Glück hatte ich in der Dunkelheit den Warmwasserhahn erwischt, so drehte ich den Hahn zu und wollte den Kaltwasserhahn aufdrehen. Einer meiner Zimmerkollegen hörte das Wasser rauschen, machte bei seinem Bett Licht, sah mich und drückte sofort die Nachtglocke. Er schrie mich an: Eduard kein Wasser trinken! Kurz darauf kam die Nachtschwester, aus Angst rannte ich vom Waschbecken in Richtung Bett und legte mich nieder. Die Sorge der Krankenschwester war so groß, daß sie sofort einen Arzt herbeiholte. Ich hatte zwar kein Wasser getrunken, doch bestand die Gefahr, daß meine frisch operierte Leberwand aufgebrochen sein könnte, da ich ja wie ein Reh in mein Bett sprang. Noch in der Nacht wurden Röntgenbilder gemacht, um sicher zu gehen, daß alles in Ordnung ist. Wie so oft im Leben, hatte ich riesen Glück, es war nichts passiert. Daß ich kein Wasser erwischt hatte, das mußte ich wohl meinem Zimmerkollegen verdanken. Also wurde ich nach der positiven Untersuchung mittels Gurt ans Bett gefesselt, damit wurde vorgesorgt, daß nicht nochmals dasselbe Mißgeschick passieren kann. Meiner Klage über Durst wurde auch von seiten der Ärzte großes Verständnis gezeigt. Krankenschwestern hatten mir in kurzen Zeitabständen immer wieder den Mund mit Zitronenstäbchen befeuchtet, sodaß es für mich etwas erträglicher wurde.

Am nächsten Morgen, es war ein Dienstag, die Ärzte kamen zur Visite, man hatte mir eine sogenannte Moralpredigt gehalten, gleichzeitig wurde die Schwester Oberin kritisiert, daß man ein Kind ohne besonderer Aufsicht nicht einfach in ein Bett legt und wartet, bis eine Alarmglocke von irgendeinem Patienten bedient wird. Erst nach dieser Unterredung zwischen Ärzten und Krankenschwestern wurde mir bewußt, was mir passieren hätte können. Ich hatte aufgrund dieses Vorfalles sehr unter Schuldgefühl gelitten. So bat ich nach Beendigung der Visite meine Zimmerkollegen, nichts von diesem Zwischenfall zu erzählen, wenn ich Besuch bekommen sollte. Doch diese Rechnung ging nicht auf, denn der Stationsarzt erzählte das Ganze bereits meinem Besuch, ehe dieser auf mein Zimmer kam. Meine Eltern und meine Geschwister zeigten für mich volles Verständnis. Sie alle waren sich einig, daß man sie von den Verantwortlichen des Krankenhauses benachrichtigen solle, damit einer meiner Angehörigen die Nachtwache übernehmen könne. Ich möchte an dieser Stelle hinzufügen, daß dies wohl nicht aus Schlamperei nicht geschehen ist, sondern viel mehr aus technischen Gründen nicht möglich war, binnen kurzer Zeit einen Kontakt mit meinen Eltern herzustellen. Das einzige Telefon in der Fraktion, wo ich wohnte, hatte der Kirchenwirt, der allerdings eine ganze Gehstunde vom Bauernhof meiner Eltern entfernt war. Ich bin ein tiefverwurzelter Patriot und möchte an dieser Stelle zum Ausdruck bringen, wenn auch Angehörige den Patienten nicht medizinisch helfen können, rein physisch und psychisch: „Bleibt bei Euren Kranken!" Mein psychischer Glaube war so stark, daß sich schon nach kurzer Behandlungsdauer sichtbare Heilungsfortschritte einstellten. Meine fröhliche Art bewirkte, daß ich in kurzer Zeit zu den Lieblingspatienten auf der Station, bei Ärzten sowie Pflegepersonen gehörte. Eine Genesungsdauer von sieben Wochen Krankenhausaufenthalt war notwendig, ehe ich aufgrund meiner schweren inneren Verletzungen wieder nach Hause durfte.

Pardon nach Hause, ich durfte zu meiner Stiefschwester, die in der naheliegenden Ortschaft wohnte und mich jeden zweiten Tag zur Kontrolle ins Krankenhaus brachte. Für mich war das eine schöne Zeit, ich durfte mit ihr in die Stadt einkaufen gehn. Die Schaufenster mit Spielsachen nur bewundern zu dürfen, war für mich wie der Himmel auf Erden.

Zu Weihnachten durfe ich zu meinen Eltern nach Hause. Obwohl ich körperlich noch sehr schwach war, die Freude wieder nach Hause zu dürfen, stellte alles andere in den Schatten. Wenn man sich vorstellt, zehn Jahre alt und schon so körperlich schwer angeschlagen. Ein Blutspendequantum von zirka drei Litern, zudem ein Körpergewicht von 27 kg, ich glaube, das sagt doch alles. Von Seiten meiner Eltern sowie von dem Volksschuldirektor wollte man ein Schuljahr pausieren, damit ich mich besser erholen kann. Doch war für mich die Neugierde so groß, daß ich wieder Sehnsucht nach meinen Schulkollegen hatte, aufgrund dessen, wollte ich nach den Weihnachtsferien in die Schule gehen. Natürlich war es schwer für mich, den versäumten Lehrstoff nachzuholen. Mit Unterstützung des Lehrers war es noch möglich, daß ich das Schuljahr noch mitmachen konnte und die Prüfungen bestand. Ich war nie ein Musterschüler, da ich mein persönliches Interesse mehr dem körperlich-handwerklichen Wirken widmete. In dieser Phase gingen zwischen meiner Mutter und mir zum ersten Mal in meinem Leben die Meinungen grundsätzlich auseinander. Aufgrund meiner körperlichen Zierlichkeit war meine Mutter der Meinung, ich sollte mich mehr auf die Schule konzentrieren und meinen Onkel Thomas als Vorbild nehmen, der Pfarrer war. Für mich war schon als Elfjähriger klar, daß ich diesen Beruf niemals ausüben möchte.

Als ich zwölf Jahre alt war, kam ich in die Hauptschule. Ich war in einem Schülerheim untergebracht, da die Schule dreißig Kilometer von zu Hause entfernt war. Ständiges Heimweh war für mich qualvoll, nur wer Heimweh fühlt, der kann es nachvollziehen, was Heimweh bedeutet.

Mit fünfzehn Jahren begann ich eine Lehre als Bäcker. Nach und nach bekam ich wieder großes Interesse an meinem Hobby der Musik. Ich übte fleißig auf dem Akkordeon, das ich von Verwandten leihweise benutzen durfte. Schon damals waren Akkordeon-Künstler wie Slavko Avsenik meine absoluten Vorbilder. Mein ganzes Freizeitinteresse gehörte der Musik. Von meinem bescheidenen Taschengeld, das ich als Bäckerlehrling bekam, sparte ich für eine Eintrittskarte, wenn Oberkrainer Musikgruppen in unmittelbarer Nähe ein Konzert gaben. In meiner Heimat Südtirol entwickelten sich in den Sechzigerjahren politische Unruhen. Es wurden aufgrund der Sprenganschläge Ausgangssperren verhängt, sowie zahlreiche Verhaftungen vorgenommen. Mich persönlich hat diese Vorgangsweise sehr beunruhigt, sodaß ich – wie schon vorher vier meiner Brüder – beschloß, ins Ausland zu gehen. Ich arbeitete mit meinen Brüdern als Holzfäller in der Schweiz. Die Angst, unschuldig in einen Verfolgungsdelikt verwickelt zu werden, war für mich endlich weg. Das Gefühl des Mißtrauens gehörte plötzlich der Vergangenheit an. Denn ich wußte ja nicht mehr, wem ich vertrauen kann oder wer von meinen Freunden oder Bekannten die Rolle als Spitzel ausübte. Ein für meine Begriffe enormer Wohlstand ließ meinen schmächtigen Körperbau so richtig „aufbäumeln". Ich konnte mich ohne Ängste und Medienberichte über Sprenganschläge sowie Verhaftungen auf die Arbeit konzentrieren. Heute noch muß ich sagen, daß es eine schöne Zeit war, nicht nur deshalb, weil ich jung war, sondern weil es ein angenehmes, schönes Leben war. Eine geregelte Arbeitszeit, freie Wochenenden, all diese Dinge waren in meinem so jungen Leben alles eine Neuheit. Für mich wurden die Erzählungen meiner Brüder Wirklichkeit, die mir schon des öfteren den Mund wäßrig machten. Wir hatten eine eigene Wohnung, konnten unseren Alltag ganz nach den eigenen Phantasien ver- und erleben. Die ansonst so selbstbewußten Eidgenossen der deutschsprachigen Schweiz waren uns gegenüber sehr hilfsbereit und entgegenkommend. Jeder von uns, der in der Wohngemeinschaft als Junggeselle lebte, hatte seine Aufgabe im Haushalt. Diese Gelegenheit stärkte besonders mein Selbstbewußtsein, von dem ich mit Sicherheit mein ganzes Leben lang profitiere.

Es dauerte nur ein paar Jahre, ehe ich spürte, daß ich im Herzen ein Tiroler bin und es bleiben werde. Ich folgte einer Einladung eines Bekannten, den ich schon in meiner Heimat Südtirol kennenlernte. Er bewirtschaftete einen Bauernhof im schönen Unterinntal. Seine Frau war mit den Gästen, die Urlaub am Bauernhof verbrachten, beschäftigt. Aus dem Kurzbesuch wurde eine Woche Urlaub, der mich faszinierte. Schon kurze Zeit später war diese Gegend eine immer stärkere Zielscheibe meiner Sehnsucht.

Zwei Jahre nach meinem Zufallsurlaub hatte ich bereits Ansiedlungsabsichten. Ein Gespräch mit schon mittlerweile bekannten Leuten ließ mich erfahren, daß Baugrundstücke zum Verkauf angeboten werden. Ich ließ meiner Zukunftsplanung völlig freien Lauf und setzte mich mit dem Grundeigentümer in Verbindung. Der Eigentümer hörte sich meine waghalsigen Zukunftspläne an und war sichtlich erstaunt, daß ein Bursch im Alter von 22 Jahren ein Baugrundstück kauft und problemlos finanziert. Dem mündlichen Kaufvertrag folgte ein notarieller, der den grundbücherlichen Besitzerwechsel vornahm.

Dieser Vorstoß in mein wirtschaftliches Leben setzte mir ein völlig neues Ziel. Ab diesem Zeitpunkt war mir klar, daß ich nur noch solange in der Schweiz arbeiten werde, bis ich einen bestimmten Teil des Startkapitals für den Hausbau erspart hatte. Meine Zukunftspläne waren ganz ortsgebunden ausgedacht. Mein Interesse richtete sich auf Menschen und ortsübliche Kulturen kennenzulernen.

All dies war für mich kein Problem, denn ich wurde als musikalisch begabter sowie kontaktfreudiger Bursch herzlich willkommen geheißen. Für mich war binnen kurzer Zeit klar, daß ich in dieser Gegend Menschen kennenlernte, die denselben Musikgeschmack hatten. Das selbstbewußte Auftreten, das ich bereits in der Schweiz lernen durfte, war für mich von großer Bedeutung, wenn es darum ging, den Kontakt mit Geschäftsleuten herzustellen. Menschen, die ich schon jahrelang kannte und für Freunde hielt, entpuppten sich mir gegenüber als Erfolgsneider. Ich ging voll konzentriert meinen Weg, ohne mich in einer Phase von meinen Zukunftsplänen abbringen zu lassen.

Mittlerweile ist ein viertel Jahrhundert vergangen und ich kann mit Nachdruck betonen, daß ich den richtigen Weg gegangen bin. Ich lernte meine Frau kennen, die ganz zu unserer Überraschung schwanger wurde. Ein Jahr später haben wir geheiratet, denn der Stammhalter war schon auf der Welt. Wir hatten eine kleine, ganz einfach bescheidene Mietwohnung. Meine Zukunftspläne gingen in die Richtung Eigenheim und vor allem die Bewirtschaftung einer Alpenvereinshütte. Denn ich war schon mehrere Sommersaisonen zuvor auf einer DAVH (= Deutsche Alpenvereinshütte) als Allrounder tätig und hatte Erfahrung gesammelt. Durch Zufall erfuhr ich von meinem Arbeitgeber und Hüttenwirt, daß eine DAV-Hütte zur Neuverpachtung ausgeschrieben wird. Meine Frau und ich beschlossen, uns als Pächter zu bewerben: Es dauerte ungefähr zwei Monate, ehe wir als neues Pächterehepaar einer DAV-Hütte im Zillertal feststanden. Nun waren wir neuen Herausforderungen unterworfen. Wir mußten unseren zehn Monate alten Sohn zu meinen Schwiegereltern geben. Wir brauchten zur Bewirtschaftung dieser Hütte Personal und organisatorische Entscheidungen mußten besprochen und geklärt werden. Es waren für uns aufregende Situationen zu meistern, die uns durch die Büros der Behörden jagten. Der Transport von Lebensmitteln, Getränken und diversen Gegenständen, die wir zur Bewirtung brauchten, war mit äußerst schwerer Arbeit verbunden. Dies alles war für mich kein Problem, denn mein Körper war im Alter von sechsundzwanzig Jahren so stark und widerstandsfähig, daß ich, wie man im Volksmund sagt, Bäume ausreißen hätte können. Das Problem war vielmehr auf dem wirtschaftlichen Sektor beheimatet, denn die Sektionsführung verlangte einen so hohen Pachtzins, daß eine Pachtverlängerung für uns nicht tragbar gewesen wäre. So hatten wir nach ein paar Jahren beschlossen, einen weiteren Pachtvertrag abzulehnen und uns auf das Ende dieser Bergwirtschaft vorzubereiten. Es war eine schwere Zeit, aber eine durchaus schöne Zeit, die ich keineswegs vergessen möchte. Ohne diese Erlebnisse müßte ich wohl sagen, daß ich viele schöne Stunden versäumt hätte. Nachdem der Vertrag aufgelöst war, begann ich mit dem Hausbau.

Daß die körperlich schwere Arbeit uns in Atem hielt, dafür war bestens gesorgt. Es war ein Wohnhaus mit ein paar Gästebetten, die wir in der Winter- und Sommersaison vermieten konnten. Durch den Hausbau kam für uns zum ersten Mal im Leben die Belastung eines Bankkredites zum Tragen. Für meine Frau als auch für mich bedeutete dies eine psychische Herausforderung. Ich möchte es so bezeichnen: Der Existenzkampf war voll entbrannt und zwang mich, neue und bessere Einnahmequellen zu suchen. Wer sucht, der findet, so heißt es im Volksmund. Wir kamen zum Entschluß, wieder als Pächter ins Gastgewerbe einzusteigen. Das gesuchte und auch gefundene Objekt war diesmal keine Alpenvereinshütte, sondern eine Jausenstation im Gemeindegebiet, in dem wir unser Wohnhaus erbaut hatten. Mit unermüdlichem Kampfgeist und voller Zuversicht hatten wir uns in diese neue Aufgabe hineingearbeitet. Für meine Frau hatte dies eine doppelte Belastung mit sich gebracht. Sie war von unserem zweiten Kind schwanger. In der Meinung, alles in der Hand zu haben und unter einen Hut zu bringen, kam das große Staunen. Ein Schicksal brachte einen finanziellen Schönheitsfehler, der unseren Existenzkampf dramatisch verstärkte. Denn schon nach acht Monaten, als wir diese Berggaststätte übernommen hatten, ging sie aus noch unaufgeklärten Gründen in Flammen auf. Die Ortsfeuerwehr als auch freiwillige Helfer konnten weder vom Inventar noch vom Gebäude, das zur Gänze aus Holz bestand, nicht das Geringste retten. Die Feuerpolizei ließ die Vermutung nicht ausschließen, daß der Ausbruch dieses Brandes ein überhitzter Kamin gewesen sein könnte. Für uns verursachte dieser Zwischenfall einen bitteren Nachgeschmack. Vor allem hatten wir einen schmerzhaften finanziellen Erdrutsch zu verkraften. Da man in der Regel mit solchen Schicksalsschlägen nicht rechnet, waren wir auch standesgemäß unterversichert, daher der schwere Kapitalverlust. Es war nur durch das Entgegenkommen unserer Hausbank, sowie durch den Erhalt eines sofortigen Arbeitsplatzes möglich, mich von einem wirtschaftlichen Absturz zu retten. Meine nervliche Spannung, die finanzielle Notlage, machten mir besonders viele schlaflose Nächte. Die bürokratischen Abwicklungen waren neben der körperlichen Arbeit eine enorme psychische Belastung. Der Existenzkampf begann von vorne, die Suche nach einer guten finanziellen Einnahmequelle. Der Einstieg ins Gastgewerbe als Pächter war für uns nicht mehr relevant, denn unser zweites Kind namens Bianca, war bereits seit zwei Monaten auf der Welt.

Ich machte also mein Hobby zum Teilberuf und somit wurde es ein zweites Standbein, das mein Einkommen verbesserte. Meine geistige als auch körperliche Verfassung vermittelten mir das Gefühl, daß ich die Doppelbelastung gut und gern verkraften kann. Freunde staunten immer wieder über meine Leistungsfähigkeit. Gönnern, als auch den Existenzneidern verschlug es zunehmend die Sprache. Meine Frau hatte den Haushalt mit zwei Kindern und die Privatzimmervermietung zu meistern. Ich hatte eine Anstellung als Liftbediensteter und Amateurmusiker in einer volkstümlichen „Band". So zog der Existenzkampf ohne Atempause über unsere Köpfe hinweg.

Einige Jahre vergingen in diesem Rhythmus, die Kinder wuchsen zu Pflichtschülern heran. Für mich machte sich immer häufiger der Gedanke breit, daß wir von diesem Haus niemals einen persönlichen Genuß haben werden.

Da sich im Laufe der Jahre die Tourismuswirtschaft als unsichere Einnahmequelle erwiesen hat, beschlossen wir auf Empfehlung eines Wirtschaftstreuhänders dieses Haus zu verkaufen. Ich beauftragte auf Provisionsbasis ein Immobilienbüro, dieses Objekt anzubieten und einen seriösen Käufer auszusuchen. Binnen ein paar Monaten gab es ernsthafte Interessenten und bereits nach einem Jahr konnte ein Kaufvertrag abgeschlossen werden. Nach Abschluß dieses gewünschten Verkaufsanlasses suchten wir nach einem Grundstück, um unser Traumhaus bauen zu können. Das Baugrundstück hatten wir in kürzester Zeit, das Traumhaus wurde dem Architekten zur Planung in Auftrag gegeben. In einem Jahr wurde unter viel Arbeit und Hektik ein völlig neues Heim für die ganze Familie geschaffen. Der Kaufvertrag wurde so formuliert, daß wir das verkaufte Projekt nach Abschluß noch ein Jahr bewohnten. In dieser Zeit hatte ich bereits ein neues Grundstück gekauft und das gewünschte Einfamilienhaus einzugsfertig gebaut. Meine Frau und besonders ich waren über die finanziellen Entlastungen sichtlich erleichtert. Unsere Tagesabläufe waren völlig neu zu gestalten. Meine Frau hatte einen Job als Verkäuferin in einem Souvenirgeschäft. Eine geregelte Arbeitszeit an Wochentagen und ein freies Wochenende, an dem sie mit den Kindern sein konnte, war eine besonders angenehme Sache. Ich hatte meinen Job nach wie vor im Gastgewerbe und als Hobby galt für mich Musik und nochmals Musik. Schon nach kurzer Zeit stellte sich heraus, daß wir die absolut richtige Entscheidung getroffen hatten. Meine persönliche Überzeugungsfähigkeit bestätigte mir, daß ich keinesfalls ein Sklave des Fremdenverkehrs sein wollte. Es war für mich eine sogenannte Wohltat, wenn man sich in der Freizeit ungestört in den eigenen vier Wänden frei bewegen konnte. Ein Häuschen im Grünen, wer möchte dies nicht? Für mich hat dies einen so großen Stellenwert, daß ich nicht nur stolz sondern auch glücklich bin. Stolz deshalb, weil es von fleißigen Händen meiner Frau und mir ohne jegliche fremde Finanzhilfe geschaffen worden ist. Glücklich deshalb, weil ich dem Leben mehr Interesse widme, als dem Realbesitz und der Habsucht. Es schien als ging einer meiner

Jugendträume in Erfüllung. Doch der Schein trübte und es kam ganz anders.

Daß ich ein Stiefkind vom Glück bin, das wurde mir durch ein schweres Schicksal unter Beweis gestellt. Nur zweieinhalb Jahre lang konnte ich das behagliche Wohlbefinden im neugebauten Einfamilienhaus genießen, ehe ich ganz seltsame Gefühle verspürte. Mein Körper konnte sich im Schlaf nicht mehr erholen. Ich war durchgehend von Ermüdung geplagt, mein Körper verlor die von mir gewohnte Spritzigkeit. Dieser Zustand machte mir enorme Sorgen und erschwerte meine Arbeitsfähigkeit. Der spürbare Verlust meiner körperlichen Leistungsfähigkeit machte mir nachdenkliche Sorgen. Am Anfang glaubte ich an die sogenannte „Frühjahrsmüdigkeit", doch als diese Beschwerden nicht mehr locker ließen, dachte ich an eine Vorsorge-Gesundheitsuntersuchung. Ich hatte mir einen Termin für eine Gesundenuntersuchung bei meinem Hausarzt geholt. Zum großen Bedauern, das Schicksal war schneller und veränderte mein Leben dramatisch.

Warum nur der Herrgott mir ein so schweres Schicksal zukommen ließ, weiß ich nicht. Was ich sehr wohl weiß, daß dieses Schicksal für mich die größte Herausforderung meines Lebens darstellt, der ich mich mit aller verfügbaren Kraft dagegensetze.

Es war Frühjahr, wo ich wie schon öfter, von einer „Frühjahrsmüdigkeit" geplagt wurde. Doch diesmal war es schon längst Sommer geworden und die lästige Erschöpfung und Müdigkeit nahmen kein Ende. Ich hatte schon einen Termin bei meinem Hausarzt. Da ich im Gastgewerbe und noch zusätzlich als Amateurmusiker tätig war, hatte ich häufig viel Streß und Hektik zu verarbeiten. Der Terminkalender war voll, übervoll, sodaß ich meinen Gesundheitsuntersuchungstermin platzen lassen mußte. Außer der sogenannten „Körpermüdigkeit" hatte ich keinerlei Beschwerden zu beklagen. Deshalb war mir wegen des geplatzten Untersuchungstermins weder Angst noch Bang. Ich dachte mir, wenn die Sommersaison vorbei ist, dann nehme ich mir Zeit, meinen Körper untersuchen zu lassen. Gedacht, getan, so ging es weiter, zwischendurch, an freien Tagen, versuchte ich, ein hohes Maß an Schlaf zu ergattern. Ich mußte aber bedauerlicherweise zur Kenntnis nehmen, daß ein Langzeitschlaf ohne Erfolg in bezug auf die Körpermüdigkeit blieb. Was soll man machen, wenn man den Kopf voller Verpflichtungen hat und sich wie in einem Karussell mitdrehen muß.

Es war der 18. August, ein Dienstag, an dem ich einen arbeitsfreien Tag genießen konnte. Ein Tag wie viele andere, an denen ich nur eines im Vordergrund stellte, nämlich ausschlafen und Kraft auftanken. Nach dem Mittagessen mit meiner Familie verbrachten wir ein paar Stunden im Garten. Meine Frau mußte um 15.00 Uhr zur Arbeit, vorher hatten wir noch in gemütlicher Atmosphäre einen Kaffee getrunken. Ich folgte meinem Bedürfnis und ließ mir ein Mittagsschläfchen zukommen.

Gegen 16.00 Uhr wurde ich wach und spürte, daß ich Wasser lassen mußte. Ich stand auf, ging zur Toilette und entleerte meine Blase. Unterdessen verspürte ich im Bereich des rechten Hinterkopfes einen Brenner, wie wenn man mit einer Hand einen Elektroweidezaun angreifen würde. In Sekundenbruchteilen wurde eine starke Lähmung im linken Körperteil spürbar. Ich versuchte, mich mit aller Kraft von der Toilette zurück ins Schlafzimmer ins Bett zu schleppen. Als ich endlich im Bett lag, begann das Ausmaß der Lähmung und der Sprachstörung immer extremer zu werden. In Folge dieser Entwicklung bekam ich es zunehmend mit der Todesangst zu tun. Ich schrie so laut ich konnte meinen Schwiegervater, der bei uns wohnte, um Hilfe. Dieser telefonierte meine Frau an und teilte ihr mit, daß mir plötzlich schlecht geworden sei. Meine Frau wiederum verständigte sofort den Hausarzt, der in kürzester Zeit an Ort und Stelle eintraf. Unser Hausarzt stellte bei der Erstuntersuchung fest, es könnte ein „Schlaganfall" sein und ließ mich mit der Rettung ins naheliegende Krankenhaus einliefern. Dort machte man die zur Routine gehörenden Aufnahmeuntersuchungen. Ärzte kamen bald zum Entschluß, daß eine Verlegung an die Universitätsklink notwendig sei.

Anhand dieser schnellen Entscheidung war ich also um zirka 19.00 Uhr in der Klinik. Es war die Neurologie, im siebten Stockwerk, wo ich stationär aufgenommen wurde. Die erste Nacht mußte ich in einem Bett, das auf dem Gang stand, übernachten. Die Aufnahmeuntersuchung erfolgte ganz normal, denn mein Körper hatte sich während der Fahrt gut erholt und ich war ganz normal ansprechbar. Schock, Angst als auch Verwunderung, woher und vor allem was dies für eine Krankheit sein mag, machten mich sehr nachdenklich. Die erste Nacht war für mich alles andere als behaglich, denn zum einen war ich nervös, zum anderen war es für mich so ungewöhnlich laut und unruhig. Ständig war das Licht eingeschaltet, kaum ein paar Minuten, wo nicht jemand an meinem Bett vorbeiging. Für mich ganz ohne Zweifel eine Nacht, die ich bis heute nicht vergessen konnte. Am nächsten Morgen, in aller Herrgottsfrüh, kam eine Krankenschwester, den Blutdruck zu messen. Gegen 7.00 Uhr brachte man das Frühstück ans Bett. Mit einer Überraschung für mich, denn ich wollte zum Frühstücken aufstehen. Doch man sagte mir, daß ich im Bett frühstücken und mich körperlich wenig anstrengen dürfe. Noch sehr gut kann ich mich erinnern, daß mir die Krankenschwester sagte: „Um 8.00 Uhr käme die Visite, die mich genau aufklären wird, warum ich im Bett bleiben soll!" Die Visite kam und befragte mich über den Hergang des vergangenen Tages und über meine Lebensgewohnheiten. Ärzte, die an dieser Visite beteiligt waren, kamen auch einstimmig auf einen Nenner, Streß, Hektik sowie zuwenig Schlaf könnten einen Teil der Erkrankung verursacht haben. Ich erzählte eben genau wie es war, jedoch gab man mir den Hinweis, daß man etliche Untersuchungen machen müsse, um feststellen zu können, welche Erkrankung dies wohl sein mag. Die Visite verabschiedete sich und ich legte mich von der Sitzposition auf den Rücken ins Bett. Es verging kurze Zeit, dann kam eine Sekretärin und nahm die notwendigen Personaldaten auf, ferner teilte man mir mit, daß ich in ein Zimmer verlegt werde. Ich freute mich riesig, endlich könnte ich in Ruhe schlafen, denn mein Bedürfnis war nur auf Schlaf ausgerichtet. Am späteren Nachmittag war es endlich soweit, ich wurde in ein Zimmer verlegt. Die medizinische Versorgung wurde mit Blutverdünnungstabletten und Infusionen durchgeführt. Nervosität, psychische und physische Müdigkeit waren Eigenschaften, die mich ständig plagten, dazu kamen noch Doppelbilder.

Am Donnerstag kam meine Frau zum ersten Mal auf Besuch, doch ich konnte ihr wenig Neues berichten, da ich ja selbst noch keine genaue Diagnose erfahren hatte. Am Freitag Vormittag bei der Visite sagte man mir, daß man zu dem Entschluß gekommen sei, eine Untersuchung mittels Sonde durch die Hauptschlagader zu machen. Man sagte mir, daß diese Untersuchung für mich kein Risiko und nicht schmerzhaft sei, den Ärzten aber eine wichtige Erkenntnis zur Diagnose des Krankheitsbildes machen könne. Im selben Gespräch erklärte mir der Arzt, um diese Untersuchung machen zu können, müsse ich ein Einverständnisformular unterschreiben. Ich, für eine Zeit lang verunsichert, bat den Arzt um eine Bedenkzeit. Der Arzt räumte mir eine Frist bis Nachmittag ein. Er kam dann gegen 16.00 Uhr und erklärte mir nochmals die Notwendigkeit dieser Untersuchung und wies wörtlich drauf hin, daß sie weder mit Schmerzen noch ein Risiko für mich bedeutet. Aufgrund der deutlichen Aufklärung des Arztes unterschrieb ich dieses Einverständnisformular, denn ich wollte ja selbst wissen, warum ich plötzlich erkrankt bin. Der Termin dieser Untersuchung wurde vom Arzt auf Montag vormittag festgelegt.

Es wurde Abend, ich war sehr müde und freute mich schon auf die Nacht, damit ich in Ruhe schlafen kann. Es war zirka Mitternacht, als ich aufwachte, denn ich hatte einen riesen Druck auf der Blase. Ich drückte auf die Nachtglocke und wartete auf die Krankenschwester. Doch die kam lange Zeit nicht und ich hatte so einen Drang, daß ich beschloß, auf die Toilette zu gehn. Schon als ich aus dem Bett stieg, verspürte ich, daß ich starke Gleichgewichtsstörungen hatte. In der Dunkelheit versuchte ich mich gleich mit der rechten Hand am Bettgestell festzuhalten. Als ich mich voll konzentriert fortbewegen wollte, bemerkte ich, daß ich meinen linken Fuß nicht mehr aufheben konnte. So schleppte ich mich mit aller Kraft entlang der Wand, den linken Fuß am Boden streifend, zur Toilette. Als ich wieder zurück ins Bett wollte, mußte ich mit dem rechten Fuß den linken Fuß hinter der Ferse anheben und so gelang es mir, mühevoll ins Bett zu kommen. Dieser Ausflug zur Toilette ohne fremde Hilfe beanspruchte alle meine Kräfte.

Am Samstag nachmittag kam wiederum meine Frau auf Besuch. Ich erzählte ihr meine Erlebnisse und wir beide waren guter Hoffnung. Ich hatte das Gefühl, als wenn sich meine Gleichgewichtsstörungen stabilisieren würden. Der körperliche Gesamtzustand schien sich zu erholen, sogar meine Sehkraft wurde stärker. Der Sonntag verlief ganz ohne besondere Vorkommnisse. Der Besuch meiner Familie und die Besuche meiner Bekannten waren die Höhepunkte dieses Tages. Die Nacht vom Sonntag auf den Montag verlief ganz ohne besondere Zwischenfälle.

Der Montag morgen begann für mich mit nervöser Spannung. Wann wird wohl die geplante Untersuchung durchgeführt? Um zirka 11.00 Uhr war es endlich soweit, ich wurde mit dem Bett in den Untersuchungsraum gebracht. Ein unbeschreibliches Kribbeln im Bauch begleitete mich. Der Eingriff verlief erwartungsgemäß ohne Komplikationen, doch die Lust auf ein anschließendes Mittagessen wurde zunichte gemacht. Ich war erschöpft, schlapp und hatte das Bedürfnis, zu schlafen. Im Verlaufe des Nachmittags verschlechterte sich zunehmend meine körperliche Allgemeinverfassung. Am Abend wurde mir Fieber gemessen und ich hatte bereits erhöhte Temperatur. Das Symptom „Doppelbilder" wurde rapide stärker. Der Arzt, der Nachtdienst hatte, überwachte mich intensiver und mußte eine Verschlechterung des Gesamtzustandes feststellen.

Der Dienstag begann für mich mit irrsinnigen Kopfschmerzen, das Sprechen wurde für mich zur Schwerstarbeit, was sich von Stunde zu Stunde verschlechterte. Am Nachmittag war mein körperlicher Zustand so kritisch, daß man mich auf die Intensivstation verlegte. Todesangst, ein von Tränen gezeichnetes Gesicht, eine zutiefst gedrückte Moral und ein regungsloser Körper waren das Erscheinungsbild, als ich auf der Intensivstation aufgenommen wurde. Eine Ärztin, deren Namen ich wohl mit Sicherheit nie vergessen werde, empfing mich mit den Worten: „Wir werden für Sie das Bestmögliche tun, um Ihnen zu helfen".

Es gab für mich keinen Zweifel an dem neurologischen Fachwissen der Ärzte, die mich behandelten. Jedoch war und bin ich der Meinung, daß das Ausmaß der Erkrankung, von den Ärzten zu sehr auf die leichte Schulter genommen wurde und somit nicht alles Verfügbare angewendet wurde, um das Nachkommen eines weiteren Schlaganfalls in diesem Ausmaß zu verhindern.

Die schon erwähnte Ärztin, die mich in der Intensivstation empfing, hatte für mich auf Anhieb ein Vertrauenspolster gewonnen, das ich niemals vermissen möchte.

Ich kann es nicht oft genug sagen, Frau Dr. B. war für mich nicht nur eine hervorragende Neurologin sondern auch eine perfekte Psychologin. Sie verstand es, mit Fingerspitzengefühl auf den Patienten einzugehen und nicht nur medizinisch tätig zu sein.

Ein großer Schlafraum mit sechs Betten war zu Beginn auf der Intensivstation für mich schier unheimlich. Es herrschte eine Art Totenstille, ich hörte die Maschinen summen, an die einige meiner Zimmerkollegen angeschlossen waren. Mein körperlicher Zustand verschlechterte sich zunehmend. Mehrere Krankenpflegepersonen waren ständig im Einsatz, bald hörte ich dort einen Summton einer Herzkreislauf- oder Beatmungsmaschine, bald dort. Die erste Nacht habe ich mit großen Komplikationen über die Runden gebracht. Am Mittwoch morgen wurde mir bereits ein Harnkatheter gesetzt. Mein Körper hatte Fieber und war aufgrund der Atembeschwerden total verschwitzt. Die Lungenflügel verloren immer mehr die Kraft, sich selbst zu entschleimen, daher mußte man mich ständig absaugen. Das Gefühl, daß meine Speiseröhre vollkommen verschleimt war, habe ich im Gehirn registriert, doch aufhusten und so die Speiseröhre entschleimen konnte ich nicht mehr. Ich spürte, wie sich meine Atemwege rapide verstopften, in meinem Gedächtnis entwickelte sich eine große Panik; die Angst, keine Luft zu bekommen und dazu noch keinem Menschen sagen zu können, welche und wo ich Schmerzen spürte.

Es wurde Nachmittag, es begann die Besuchszeit, eine halbe Stunde war dafür vorgesehen. Eine Krankenschwester war bei meinem Bett, um mich durchgehend zu beobachten. Ich war ganz gehörig überrascht, als meine Frau auf Besuch kam. Als meine Frau bemerkte, daß ich auf ihre Fragen keinerlei Antwort gab, erblaßte sie wie eine weiße Wand. Sie fragte die Krankenschwester, was der Grund wohl sein mag, daß ich nicht mehr sprechen könne. Die Antwort war für meine Frau alles andere als zufriedenstellend. Die Besuchszeit war abgelaufen und meine Frau mußte die Heimreise antreten, ohne eine genaue Diagnose über mein Krankheitsbild zu wissen.

Mein Gesamtzustand war mittlerweile als äußerst kritisch zu betrachten. Die verschiedenen Infusionsflaschen auf einem Ständer neben meinem Bett wurden immer mehr und mehr. Da ich nicht mehr schlucken konnte, wurde mir eine Ernährungssonde gelegt. Tabletten wurden gemahlen und mit Tee durch die Sonde in den Magen gepumpt. Das ständige Absaugen durch dasselbe Nasenloch wurde für mich zunehmend qualvoll und schmerzhaft. Der Atemweg durch die Nasenöffnung wurde durch das ständige Absaugen ganz wund und begann zu bluten. Die Verschlechterung meines Zustandes war nicht mehr aufzuhalten. Die Lähmung war so stark, daß ich nicht einmal in der Lage war, eine Lippensprache zu äußern. Erstmals konnte ich miterleben und hören, wie Ärzte die zukünftige Behandlung an meinem Bett besprochen haben. Der häufige Infusionsbedarf gab den Ärzten Anlaß zu großer Sorge, man legte mir einen Herzkatheter. Wenn ich mich richtig erinnern kann, so wurden mir in vierundzwanzig Stunden acht Ernährungstherapien verabreicht. Die Mundpflege wurde mit einem sogenannten Holzspatel, der in ein befeuchtetes Leinentuch gewickelt war, vorgenommen.

Mein Körper stand aufgrund der mühevollen Atmung ständig unter Fieber und Schweißausbrüchen. Es war aufgrund der sommerlichen Temperaturen fürchterlich heiß. Ich bekam immer mehr Durst, meine Speiseröhre begann zu brennen, mein Gedanke war nur mehr auf eine einzige Frage ausgerichtet: „Wann bekomme ich etwas zu trinken?" Ein junger Mann war mein Bettnachbar, er hatte einen Autounfall. Weil er so unruhig war, hatte man ihm die Hände und Füße an das Bett gefesselt. Er war der erste Mensch in meinem Leben, den ich beneidete, denn er bekam immer wieder verdünnten Himbeersirup zum Trinken. Ich wartete hingegen vergeblich, daß mir jemand was zu trinken anbot. So entwickelte sich mein Durst zu einer meiner größten Qualen, die ich aushalten mußte.

Es kam der Samstag, ich wußte, daß meine Frau auf Besuch kommt, denn sie sagte es mir am Mittwoch, daß sie kommen würde. Ich dachte mir, hoffentlich bekomme ich von ihr etwas zu trinken. Der Vater meiner Frau war auch dabei, er verfiel ebenso in einen Schock wie meine Frau am Mittwoch, als er mich sah. Meine Hoffnung, etwas für meinen qualvollen Durst zu bekommen, blieb auch an diesem Tag ein unerfüllter Alptraum. Meine Frau sagte beim Abschied, daß sie mich morgen am Sonntag besuchen komme. Nach der Besuchszeit war mein Körper so sehr erschöpft, daß ich in einen Tiefschlaf versank. Ich hatte bis zur nächsten Ernährungstherapie geschlafen. Es war nur so ein Schlummern, richtiger Schlaf mit den dazugehörigen Träumen war nicht mehr möglich. Die Sonne, die mir voll ins Gesicht schien, weil mein Bett ganz nah am Fenster stand, war alles andere als angenehm. Jeden Tag war ich froh, wenn der späte Nachmittag verging und der Abend kam.

Zunehmend machten sich immer öfter Magen-Darmkrämpfe bemerkbar. Die Visite war unterwegs, sie behandelten den ersten Patienten, der gleich hinter der Eingangstüre sein Bett hatte. Ich wurde schon nervös und neugierig, was werden sie heute beraten? Ich war der dritte Patient, der an die Reihe kam. Vier bis fünf Personen waren bei dem Visiteteam meist anwesend. Die größte Sorge machte den Ärzten die immer schlechter werdende Atemfunktion, es bestand die Gefahr einer Lungenentzündung. Man beriet in deutscher Sprache, was man in der unmittelbaren Zukunft machen würde. Die Visite war vorbei, ich lag im Bett, mein Körper war total verschwitzt. Mein Rücken brannte wie Feuer, denn die Bettwäsche war vom Körperschweiß total angefeuchtet. Im Anschluß der Visite wurden Schaumgummipölster unter die Ellbogen gelegt, bei denen Löcher für das Ellbogengelenk ausgeschnitten waren. Der Rücken wurde nach dem Waschen immer mit Hirschtalgsalbe eingecremt. Die bevorstehende Nacht war für mich mit Todesangst verbunden. Der Sonntag näherte sich, mein Gesamtzustand war äußerst kritisch, vor allem aus der Sicht der Atmung. Meine Frau und eine meiner leiblichen Schwestern kamen auf Besuch. Ein Arzt wurde gerufen, da ich nur mehr mit äußerster Mühe atmen konnte. Man veranlaßte, daß ein Luftröhrenschnitt gemacht wurde, der dringend notwendig war. An die folgenden zwei Tage kann ich mich kaum erinnern, da ich in einen künstlichen Schlaf verlegt wurde. Der Mittwoch ist für mich wieder völlig realisierbar. Meine Frau kam auf Besuch, eine Beatmungsmaschine war angeschlossen und eine Kanüle eingesetzt, durch die ich in kurzen Abständen abgesaugt wurde.

Die Folgen des zweiten schweren Schlaganfalls waren gigantisch. Ich verlor die Kontrolle über den ganzen Körper. So konnte ich meinen Mundspeichel nicht mehr in die Speiseröhre leiten, sondern er verschwand unkontrolliert in der Luftröhre. Das Schlucken sowie die Bewegung des Kehlkopfes wurde für mich unmöglich. Ich spürte ein immer stärkeres Schwindelgefühl. Immer häufiger kamen Verwandte und Freunde auf Besuch. Wenn ich ihnen wortlos ins Gesicht sah, vermittelten sie mir trotz meiner Doppelbilder den Gedanken: „Lebend sehen wir den wohl zum letzten Mal". Für mich war die Situation schon längst über die Grenzen des Erträglichen hinausgewachsen. Physisch als auch psychisch, so schien es zumindest, war für mich der Zug bereits abgefahren. Die Ratlosigkeit der Ärzte, die ernsthaften Gesichter des Pflegeteams, all dies ließ meine Hoffnungen ins Schwanken bringen. Meine Rückenschmerzen wurden immer intensiver, ein wesentlicher Grund war auch die Tatsache, daß man mich nicht seitlich lagern konnte. Denn eine Reihe von Hindernissen ließ eine Seitenlagerung nicht zu, zum Beispiel Kanüle, Katheter sowie Infusionsleitungen. Die künstliche Ernährung durch die Sonde war für mich unerträglich, denn sie löste eine immer stärkere Magen-Darmverkrampfung aus. Meiner Meinung nach hätte eine Bauchmassage eine Schmerzlinderung bewirken können. Meine Verdauungsorgane reagierten auf die künstliche Ernährung abstoßend. Die Folge dieser Reaktion war, daß mein Körper rapide bis auf die Haut und Knochen abmagerte.

Sämtliche Fragen meiner Frau an die Ärztin, Frau Dr. B., wurden mit den Worten, man darf die Hoffnung nicht aufgeben, beantwortet. Diese Worte waren für mich von großer Bedeutung, denn schließlich war diese Ärztin eine meiner Vertrauenspersonen. Mittlerweile waren zehn Tage vergangen, ohne daß irgend eine Flüssigkeit durch meine Speiseröhre floß. Eine Qual, die alle anderen Organschmerzen in den Schatten stellte. Eine Logopädin, die meiner Meinung nach eine hervorragende Arbeit leistete, kam zum ersten Mal an mein Bett. Sie stellte sich vor und mußte zur Kenntnis nehmen, daß es für sie eine schwere Aufgabe sein wird. Sie testete meine Aufmerksamkeit und die Konzentrationsfähigkeit vielleicht etwa ein paar Minuten lang, ehe mir meine Augen vor Erschöpfung zufielen. Immer wenn sie ihre Therapie durchführte, zeigte sie mir kleine Bilder mit abgebildeten Haustieren und versuchte, die sogenannte Lippensprache zu aktivieren, was auch zum Erfolg der Logopädie-Therapie führte. Der nächste Tag war der Tag, an dem zum ersten Mal der Physiotherapeut H. zu mir ans Bett kam. Ein Mann, der mir auf Anhieb einen sympathischen Eindruck machte. Gefühlvoll begann er meine Beine und Arme abzutasten, er stellte bald fest, daß keinerlei Aktivität vorhanden war. Am Abend kam auch ein Priester zum ersten Mal an mein Bett. Für mich war dieser Besuch etwas überraschend, denn er sprach von der letzten Ölung und der Vorbereitung für den weiten Weg ins Jenseits. Ich bekam ein sehr nachdenkliches Gefühl, denn wenn auch der körperliche Zustand äußerst kritisch war, aber an das Ende meines Lebens zu denken, das war für mich noch nicht vorstellbar.

Die Nacht ging vorbei, ich wachte von meinem Schlummerschlaf auf und der Tag verlief in seiner für mich schon gewohnten Routine. Dieser Tag war der Tag, an dem meine Frau auf Besuch kam. Wie schon öfters zuvor, fragte sie, ob mir was besonderes fehle. Sie fragte mich, ob ich Schmerzen oder Hunger hätte. Wie ein Wunder fragte sie mich, ob ich an Durst leide. Meine Reaktion auf diese Frage waren Tränen, die über mein Gesicht talwärts kollerten. Sie holte gleich eine Krankenschwester und erzählte ihr über diesen Zwischenfall, der auf das Durstleiden hinwies. Mit einem Teelöfferl versuchte meine Frau schier tropfenweise Tee in meinen Mund zu löffeln. Das Schlucken war für mich so beschwerlich und schmerzhaft, daß ich in einen totalen Hustenreizanfall stürzte. Dieser Tag war für mich ermunternd, denn ich wußte, meine Frau konnte mir von den Lippen ablesen. Der nächste Tag war ein Sonntag, meine Frau stand an meinem Bett und streichelte meine Hände und Gesicht. Für mich war dieses Streicheln sehr angenehm, denn mein Körper litt enorm unter Juckreiz. Die Ursache dieses qualvollen Juckreizes war wohl das Begleitsymptom „Gelbsucht". Die Schwester M. war zu dieser Zeit meine Pflegeperson. Meine Frau fragte sie, warum ich heute eine so besonders schlechte Hautfarbe habe. Die Anwort der Krankenschwester war: „Ich weiß es auch nicht, fragen Sie einen Arzt!" Ein Arzt für eine Auskunft war an diesem Tag und Zeitpunkt nicht erreichbar. So mußte meine Frau wieder die Heimreise antreten, ohne irgend eine Auskunft über den neuesten Stand der Dinge erhalten zu haben.

Es wurde Abend, der Nachtdienst löste den Nachmittagsdienst ab. Schwester A. und Kollegin S. hatten an diesem Sonntag Nachtdienst. Schwester A. brachte mich samt dem Bett ein paar Stockwerke tiefer in einen leeren Raum. Für mich bedeutete dieser Vorgang ein spannendes Gefühl, was wird wohl gemacht? Neben einer breiten Liege stand Schwester S., die mich freundlich mit den Worten begrüßte: „Eduard kennst Du mich noch? Ich bin die Schwester S. Weil ich ja nicht sprechen konnte, blieb die Frage der Schwester S. unbeantwortet. Denn im Gedanken habe ich klarerweise gesagt: „Schwester S., ich kenne Dich und freue mich, Dich zu sehen". Anschließend geschah für meine Begriffe etwas, was ich im Gedächtnis bis heute noch nicht positiv verarbeiten konnte. Denn die beiden Schwestern hatten mich vom Bett auf die Liege übergewechselt und hatten ein Solargerät eingeschaltet. Diese Solarstrahlen waren für mich so eine große Belastung, daß ich binnen weniger Minuten das Bewußtsein verlor. Die Folgen dieses Vorgangs waren so dramatisch, daß ich die zwei nachfolgenden Tage kaum realisieren konnte. Mittwoch war Besuchszeit, schon Routine war es, daß meine Frau auftauchte. Was ihr als erstes auffiel, das war die Hautfarbe, die sich in diesen zwei Tagen verändert hatte. Daß ich aber körperlich viel schlechter war als am Sonntag, konnte man ja nicht sehen, nur ich habe es gespürt. Meine Frau war in gutem Glauben, daß sich bei mir eine Wende zur Besserung eingestellt hat. In dieser Woche konnte ich vollkommen miterleben, daß einer meiner Zimmerkollegen verstorben war. Ich nahm dieses Erlebnis gelassen zur Kenntnis und dachte, wer wohl der oder die Nächste sein würde. „Vielleicht ich?" Eine Krankenschwester namens R. und ein Medizinstudent namens F. hatten Nachtdienst. Ich fühlte mich in dieser Nacht sterbenskrank, nach der Ernährungstherapie wurde ich im Bett gewaschen. Unbeschreibliche Schmerzen setzten ein, es wäre wohl eine Behandlung notwendig gewesen, wenn ich es hätte schildern können. Doch zu diesem Zeitpunkt war für mich eine Äußerung in keinem Fall möglich. Das einzige was den Pflegepersonen auffiel, war der ungewöhnlich starke Schweißausbruch am gesamten Körper. Es wurde die diensthabende Nachtärztin herbeigeholt. Mein Körper war total regungslos gelähmt, doch in dieser Nacht waren die Bauchkrämpfe so stark, daß es mir meine Beine mit gebeugten Knien zum Brustkorb hoch zog. Die Ärztin stand machtlos mit dem Pflegeteam an meinem Bett und sagte: „Wenn er einen Darmverschluß hat, dann können wir zuschauen, wie er uns unter den Händen verstirbt". Plötzlich verspürte ich ein Gefühl, als wenn in meinem Bauch eine Steinlawine losging. Die schmerzhafte Verkrampfung löste sich und ich hatte Durchfall.

In den Tagen danach kam in der Nachmittagszeit öfters ein Professor in Begleitung einer Schar von Medizinstudenten zu mir ans Bett. Er erklärte ihnen in deutscher Sprache die aktuelle Diagnose meines Krankheitsbildes. Seine deutliche Erklärung den Medizinstudenten gegenüber diente mir als Aufklärung, die ich ansonsten mit Sicherheit niemals erfahren hätte. Er sagte wörtlich, daß ich einen Insult im rechten Hirnstamm habe. Dies bedeute, daß die linke Körperseite von der Lähmung betroffen ist. Der gesamte Körper ist in Mitleidenschaft gezogen worden, den man versucht, medizinisch als auch therapeutisch zu normalisieren. Ich konnte und mußte miterleben, wie der Herr Professor Fragen in deutscher Sprache an seine Schüler stellte, die von ihnen mit lateinischen Fachausdrücken beantwortet wurden. Für mich war dies eine schwierige Phase, denn ich hatte den Eindruck, nicht mehr Patient zu sein, sondern ein Versuchskaninchen. Aufgrund meiner Erlebnisse bin ich der Meinung, solche Vorgänge sollten hochrangige Mediziner in Zukunft unterlassen, denn die psychische Belastung stört den Heilprozeß und der Patient erleidet einen Rückschlag.

Durch die hochwertige Medizin, die mir verabreicht wurde, wollte man erreichen, daß mit Therapie auf Umwegen die Motorik im Stammhirn wieder funktionsfähig gemacht würde. Mein Körper war mittlerweile so schwach, mein Gedächtnis gedemütigt, daß mir alles egal war, was auf mich zukommen würde. Zu meiner gefühlsbetonten Demütigung möchte ich ein kleines Beispiel verwenden: Wenn man mir am Vormittag bei der Visite gesagt hätte, heute Abend wird Dir der Kopf abgeschnitten, dann hätte ich höchstens gelacht. „Wenn ihr glaubt, daß es für etwas gut ist, dann macht es halt". Der Gesamtzustand meines Körpers wurde zunehmend kritischer. Mir wurde kalt, der ganze Körper zitterte, so stark wurde mein Schüttelfrost.

Eine meiner leiblichen Schwestern war zu Besuch. Fast mit Sicherheit kann ich heute sagen, daß sie dachte, mich wird sie wohl zum letzten Mal sehen. Am Abend bekam ich die heilige Ölung. Diesen Ausdruck finde ich wesentlich besser, als den Ausdruck der letzten Ölung. Denn ein Priester, der einem Schwerkranken die letzte Ölung in die Ohren flüstert, muß damit rechnen, daß der Betroffene dies als Befehl zu sterben empfindet. Das soll ja auch nicht der Sinn und Zweck sein, einem sterbenden Menschen auf diese Weise das Ende seines Lebens zu vermitteln.

Ganz auf eine für mich ungewöhnliche Weise bin ich an diesem Abend eingeschlafen. Ein schmerzhafter Körperjuckreiz, Fieber, all diese Symptome waren plötzlich nicht mehr spürbar. Völlig schmerzlos, ich fühlte mich wie im siebten Himmel. Der ansonsten so verschwitzte Körper war auf einmal angenehm kühl. Ich war plötzlich nicht mehr in meinem Bett, das im gewohnten Schlafraum stand. Es war ein riesig großer Raum, ein Raum, wie eine prunkvolle Kirche mit viel Marmor und bunten bleiverglasten Fenstern. Ich war auf einer hohen Bahre, links und rechts standen große brennende Kerzenständer. Ich schaute über eine Menschenmenge, die alle in weißer Kleidung und weißer Kopfbedeckung standen und beteten. Hinter meiner Bahre, auf der ich wohlfühlend lag, standen die Krankenschwestern, die sich nach dem Gebet ein großes Handgemenge mit den weißgekleideten Geistern lieferten. Ich konnte beobachten, wie emotionsbetont ein Handgemenge zwischen Krankenschwestern und weißgekleideten Geistern ausgetragen wurde. Den Sieg errangen schließlich die Krankenschwestern gegenüber den Geistern mit dem Vorwand, er habe eine Familie, die ihn noch dringend brauchen würde.

Dieser geistige Ausflug ins Jenseits dauerte ein paar Tage, ehe ich wieder realisierte, daß ich im selben Bett und im selben Zimmer stationiert war wie vorher. Ich dachte längere Zeit nachher bedauerlich nach, ach wie schade, daß ich wieder da bin, denn im Jenseits war es so herrlich schön. Seither ich diese Gedankenwanderung mitmachen durfte, habe ich keinerlei Angst vor dem Tod. Eine meiner leiblichen Schwestern ist von Beruf Krankenschwester, sie war mit meiner Frau zu Besuch. Da die aktuelle Behandlungstafel am hinteren Bettgestell angebracht war, konnte meine Schwester über die Eintragungen aufklären. Ich habe gehört, wie meine Schwester sagte: „Schau her, einen Herzstillstand hat er in den vergangenen Tagen gehabt!" Mir wurde klar, dies müßte in der Zeit meines so herrlichen Gefühls gewesen sein. Ein Gefühl, wo ich einen so frischen Wind über mein Gesicht brausen spürte, der alle meine Qualen mitgehen ließ. Denn ein solches Wohlbefinden verspürte ich erstmals in meinem Leben. Der Alltag, den ich mittlerweile schon akzeptiert und zum Teil gewohnt war, ging weiter. Täglich mehrmals Ernährungstherapie, zweimal Visite, Bewegungstherapie, Logotherapie, Waschen, Bettwäsche wechseln, Besuchszeit, also ein kräfteraubender Tag für einen Körper, der sich in einer solchen Situation befindet. Die Logopädin I., eine herzhaft zierliche Person, die ihren Beruf für meine Begriffe mit Liebe ausübte, leistete für mich das schier Unmögliche. Sie brachte kleine Bilder, wo Tiere drauf gemalt waren, zum Beispiel Fuchs, Hase, Katze oder Maus. Diese Bilder hielt sie mir vors Gesicht und beobachtete meine Lippensprache. Einer solchen Therapie kann ich wohl mein ganzes Lob aussprechen, denn es waren zwei Fliegen auf einen Schlag. Das Großhirn wurde aktiviert und die Lippen als auch die Zunge bekamen von der Stammhirnmotorik die ersten Bewegungsbefehle. Den Physiotherapeuten H. kann ich ebenfalls von meinem Gedächtnis nicht verdrängen, denn er hatte ein großartiges

Gespür. Wie wenn ich es ihm hätte sagen können, daß der ganze Körper unter Juckreiz leidet, so hat er mir den ganzen Körper mit einer erfrischenden reizstillenden Salbe einmassiert. Durch diese Therapie wurde mir auch der Schmerz an den Fersen beseitigt, denn die waren schon schmerzhaft brennend heiß, da sie ständig in derselben Position gelagert waren. Eine Seitenlagerung war kaum möglich, denn der Körper war an verschiedenen lebenswichtigen Maschinen und Apparaten angeschlossen. Eine Schwester namens V. hatte Nachtdienst, eine enorm gewissenhaft genaue Krankenschwester, ich möchte sagen, sie ist für den Beruf geboren. Sie wusch mich, sie wechselte den Harnkatheter, was jeder und jedem passieren kann, beim Waschen zog sie den Venenkatheter an. Ich kann mich heute noch erinnern, wie sie aufgrund dieses Zwischenfalls in Panik geraten ist. Gleich kam ein Spezialist, der mir einen neuen Katheter einsetzte. Einige Tage danach wurde eine Sprechkanüle eingesetzt. Schwester V. blieb mir deshalb so gut in Erinnerung, weil sie die erste war, die mir etwas zu essen gab. Sie war auch diejenige, die mich ins Badezimmer brachte und ein für mich Wohltatsbad machte. Das einzig unangenehme an der ganzen Angelegenheit war für mich wohl der Transfer auf dem Badekran, denn mein total abgemagerter Körper war durch die Vibration sehr schmerzhaft. Als ich ein Schaumbad haben durfte, waren selbst die Transferschmerzen vergessen. Nach dem Baden, als ich wieder wohlbehagen in meinem Bett lag, kam sie mit einem Leckerbissen an mein Bett. Mit den Worten: „Eduard, jetzt probieren wir etwas zu essen". Es war Apfelmus, eine unvorstellbare Situation, mit dem Teelöffel wurde es mir in den Mund geschöpft. Das Sprichwort „Aller Anfang ist schwer" wurde Wirklichkeit, denn die Hälfte flog bei der Kanüle raus. Einen Hustenreiz sondergleichen, der ganze Körper wurde durchgeschüttelt. Das Positivste an dieser Sache war die Befeuchtung im Mund und in der Speiseröhre. Tage danach bekam ich Bananenbrei, die Magen-Darmkrämpfe wurden mit der natürlichen Kost eingedämmt. Ich möchte festhalten, von dem Zeitpunkt an, wo ich etwas Natürliches zu essen bekam, begann die sehnsüchtig erwartete Kehrtwende.

Therapeut H. machte Bewegungstherapie, Gelenke sowie eine akute Verkürzung aller Sehnen waren äußerst schmerzhaft. Am Nachmittag wurde ich vom Bett heraus in ein Liegebett verlegt, das so eingestellt war, daß ich mit dem Oberkörper etwas aufrecht gelagert war. Meine Frau mußte für mich Turnschuhe bringen, die mir zeitweise am Tag angezogen wurden. Durch das Anziehen solcher Schuhe versuchte man

die schon argen Spitzfußstellungen zurückzubilden. Diese Gewalts-
anwendung von den Pflegepersonen verursachten mir wahnsinnige
Fußschmerzen. Es entstanden an verschiedenen Stellen Druckflecken,
vor allem waren die Achillessehnen stark verkürzt, die bei der gewaltsa-
men Dehnung akut schmerzhaft waren. Wenn mich Schwestern vom Bett
ins Liegebett überwechselten, waren sie immer zu dritt. Die Infusionsflaschen hatten sie beim Überwechseln auf meinen Bauch gelegt. Es war
kein Bauch, sondern eine Bauchmulde, die sich gut eignete, beim Transfer die Infusionsflaschen zu lagern. Die Schwindelgefühle, die ich beim
Überwechseln verspürte, lösten vom Brechreiz bis hin zum Durchfall
alle denkbaren Übelheiten aus. Mein Popo war so abgemagert, daß ich
nur ein paar Minuten ohne Schmerzen sitzen konnte. Von Tag zu Tag
wurde die Zeit im Liegebett verlängert, um den Kreislauf zu stabilisieren
sowie dem Körper eine größere Belastbarkeit aufzuzwingen. Noch sehr
gut kann ich mich erinnern, Ende September, anfangs Oktober, Herzkreislauf sowie Beatmungsmaschine waren schon nicht mehr angeschlossen. Der Therapeut H. sagte mir: „Heute möchte ich probieren,
wie es Dir geht, wenn ich Dich auf ein Stehbett lagere und versuche, das
Bett in Schrägstellung zu bringen". Ich freute mich schon auf diesen
Moment, denn ich war mir zu diesem Zeitpunkt bereits sicher, daß es mit
mir bergauf geht. Gegenüber war ein junges Mädchen stationiert, das
durch einen schweren Autounfall im Koma lag. Sie hatte denselben Therapeuten H., der sie betreute und ich hatte sie aufmerksam beobachtet,
vor allem ihre Reaktionen. Doch stellte sich binnen einiger Wochen heraus, daß ich Fortschritte machte, sie aber bedauerlicherweise nie aus
dem Koma erwachte.

Die Stunde der Wahrheit war gekommen, Therapeut H. stand mit
seinem versprochenen Stehbett im Gang des Zimmers, mit den Worten:
„Eduard jetzt wirds ernst!" Ein Krankenpfleger namens S. half ihm beim
Überwechseln. Mit Klettverschlußgurten wurde ich auf der Liege ange-
schnallt und fixiert. Er konnte mit Mühe schon gut von meinen Lippen-
bewegungen ablesen, was ich sagen wollte. Bevor er mich auf eine zirka
30 %ige Neigung aufstellte, sagte er zu mir, sollte mir schwindelig oder
gar schlecht werden, so müsse ich ihm das früh genug äußern. Gesagt,
getan. Es war ungefähr 3 bis 4 Minuten lang, ehe ich aufgestellt war,
dann begann es vor meinen Augen schwarz zu werden. Nach dieser
Stehtischprämiere sagte Therapeut H.: „Das hätte ich Dir nicht zuge-
traut". In Folge wurde ich immer öfter im Liegebett von meinem Schlafzimmer in den Gang gebracht, und wenn ich Besuch von meiner Frau

hatte, durfte ich schon vom 7. Stock in die Eingangshalle hinunter. Das war für mich sehr entscheidend, um nicht in einen Räumlichkeitskomplex zu verfallen.

Niemals vergessen werde ich wohl mein erstes Wort. Es waren meine Frau und die beiden Kinder auf Besuch. Meine Kinder hatten mich schon über zwei Monate nicht mehr gesehen. Fest davon überzeugt bin ich, daß es für die Kinder ein großer Schock war, mich in diesem Zustand zu sehen. Ich wußte nicht, wer auf Besuch gekommen war, die Schwester A. brachte mich im Liegebett vom Zimmer in den Gang. Als ich meine Familie sah, war mein erstes hörbares Wort „Hallo" zu hören. An diesem Tag sagte Frau Dr. B. zu meiner Frau: „Wir glauben, er hat es geschafft!"

Es war Ende Oktober, wie schon öfters war Frau Dr. B. bei mir am Bett. An diesem Tag, sie stand hinter meinem Bett, die Arme verschränkt, mit ihrem Oberkörper über das Bettgestell gebeugt und erklärte mir: „Eduard, Du machst große Fortschritte, der Heilprozeß verläuft wesentlich schneller, als man ihn aus neurologischer Sicht erwartet hat. Wir werden in den nächsten Tagen ein oder zwei Infusionsflaschen absetzen. Ferner werden wir Dir die Kanüle entfernen, damit Du das Essen besser schlucken kannst". Das war für mich ein großartiges Erlebnis, das Lebensmittelbarometer stieg in mir förmlich hoch. Also wurde die Kanüle entfernt. Zur Physiotherapie kam auch eine Ergotherapie dazu. Es wurden mit Stromimpulsgeräten die Aktivität an Beinen und Armen angeregt. Der Daumen an der rechten Hand war der erste Finger, an dem man sehen konnte, daß ich ihn bewegen kann. Von diesem Zeitpunkt an, wurde bei der Visite das Hauptaugenmerk auf die Fortschritte der Bewegung in der rechten Hand gerichtet. Die Kanüle war entfernt, die Infusionen wurden nach und nach reduziert. Frau Dr. B. sagte nach der üblichen Frage „Wie gehts Ihnen?": „Herr Holzer, der körperliche Zustand hat sich so stabilisiert, daß wir Sie in ein anderes Zimmer verlegen! Sie kommen in ein Zimmer, wo weniger Patienten sind und denen es schon wesentlich besser geht. Sie können dann viel besser schlafen und haben viel mehr Nachtruhe".

Also am Nachmittag wurde dieser für mich gespannte Zimmerwechsel durchgeführt. Eine sympathische Krankenschwester namens L. begrüßte mich freundlich. Es waren nur mehr drei Betten, keine Maschinen standen ums Bett herum, nur noch ein Blutdruckmeßgerät, zwei Patienten, deren Namen ich auch noch in Erinnerung habe, es war die Edith und der Herbert. Edith kannte ich noch von dem anderen Zimmer.

Schwester L. fragte mich, ob ich Lust habe, fernzusehen, ferner zeigte sie mir die Glocke für die Nachtschwester. Leider war meine Beweglichkeit noch nicht soweit, daß ich selbst läuten konnte. Schwester L. erwiderte „das macht gar nichts, ich bin sowieso immer da, sollte von Euch jemand was brauchen". Ich konnte verspüren, wie die Funktion meines Großhirns immer besser wurde. Ich habe mehrmals begonnen, eine leichte Kopfrechnung aufzulösen. Für eine Kopfrechnung, zum Beispiel 3 x 3 = 9 brauchte ich mindestens 5 Minuten, ehe ich mir sicher war, daß es stimmt.

Die Sprache kam schrittweise, also Wort für Wort. Zusammenhängende Sätze sprechen war noch nicht möglich. Grund dieser Schwierigkeit war die mangelhafte Kontrolle über die Atmung. Um fließende Sätze zu sprechen, bräuchte ich viel mehr Luftvolumen in meinen Lungen. Das Frühstücken wurde mir von einer Ergotherapeutin beigebracht. Meistens waren es Praktikantinnen, denen ich ein großes Lob aussprechen möchte, denn sie hatten sich sehr viel Mühe gegeben.

Durch ständiges Üben kam das erste Mal, daß ich selbst ohne Hilfe des Therapeuten meine rechte Hand zum Mund brachte. Es war schon Anfang Dezember, als mir dieses Meisterstück gelang. Nun war für mich ein ganz mit Sehnsucht erwarteter Wunsch in Erfüllung gegangen. Denn ich konnte mich selbst im Gesicht kratzen, wenn es mich irgendwo juckte. Ich kann nur ein Wort hinzufügen: „Wohltat".

Wer auch immer mich besuchen wollte, konnte mich auch besuchen, denn am Anfang wurden nur Familienangehörige und Verwandte zugelassen. Die körperliche Verfassung stieg rapide an und ich wurde ein quälendes Übel los. Man entfernte mir meinen Harnkatheter, der mir dauerhafte Schmerzen bescherte, denn die Harnröhre war schon öfters entzündet. Als Übergangslösung wurde ein Urinal verwendet, was für mich wesentlich angenehmer war. Ich kann mich noch gut erinnern, mehrmals am Tag wurde mit dem Blasentraining begonnen. Professor G. war auch öfters zu sehen, meistens am Abend in der Form einer Blitzvisite. Wenn er zu meinem Bett kam, waren seine ersten Worte: „Wie geht's unserem Luxus-Patienten?" Oder, seine persönliche Empfehlung: „Nur so weitermachen, Sie haben gute Chancen". Stammpersonen vom Pflegeteam waren mir schon sehr viele namentlich bekannt. So mußte ich feststellen, daß ich einen Pfleger S. schon einige Tage nicht zu Gesicht bekam. So fragte ich Schwester S.: „Wo ist denn Dein Berufskollege S.?" Sie sagte: „S. ist krank und ist im Zimmer nebenan stationiert. Ich werde ihm sagen, daß er Dich besuchen soll".

Es war Mitte Dezember, Frau Dr. B. sagte bei der Visite: „Wenn alles normal planmäßig verläuft, dann kannst Du zu Weihnachten für eine Nacht nach Hause zu Deiner Familie". Diese Mitteilung war für mich eine überschäumende Vorfreude. Es war Nachmittag, ich saß ziemlich aufrecht im Liegebett. Die Zimmertür war sperrangelweit offen, ich konnte von meinem Liegebett aus zur Rezeption sehen. Auf einmal kam Krankenpfleger S. auf Krücken, ein Bein eingegipst, das er nicht belasten durfte. In meinem Zimmer standen zwei Stühle und ein Tisch. Er setzte sich auf einen dieser Stühle und begann mir zu erzählen: „So ein Blödsinn" sagte er, „an einem meiner freien Tage habe ich zu Hause mit meinem Sohn Tischtennis gespielt. Wie es der Teufel haben will, habe ich mir die Achillessehne gerissen. Jetzt hat man mich operiert und einen Spaltgips drauf gemacht. Nun muß ich noch eine Woche lang warten, ehe ich einen Gehgips bekomme und nach Hause kann". Im Beisein dieses Gesprächs hat er mir Orangen geschält und Zehe um Zehe gefüttert. Ich muß sagen, ein sympathischer Mensch, den ich gerne wieder einmal sehen möchte. Am Abend kam Schwester S. in den Nachtdienst, ich erzählte ihr so gut es mir möglich war, daß Pfleger S. heute bei mir auf Besuch war. Ich meinte, da muß es ihn wohl arg erwischt haben, wenn er auf der Intensivstation stationiert ist. Die Antwort von Schwester S.: „Weißt Du Eduard, unsere Berufskollegen pflegen wir selbst".

Ich konzentrierte mich schon auf die bevorstehende Weihnachtszeit, denn das Ereignis, nach Hause zu kommen und im Kreise meiner Familie Weihnachten feiern zu können, war für mich spannend. Eine ganz eigenartige Beobachtung mußte ich zunehmend machen. Je mehr mein Gehirn konzentrationsfähiger wurde, desto stärker wurde der Spasmus. Am meisten machte er sich bemerkbar, wenn mir die Ergotherapeutin beim Frühstück sagte, ich soll versuchen, das von ihr mit Butter beschmierte Brot selbst mit der rechten Hand anzugreifen und zum Mund hochzubringen. Auch spürte ich durch die enorme Konzentrationsanstrengung, daß sich Schwindelgefühle entwickelten. Der Schlaf, der ja vorher kein Schlaf war, sondern nur ein Schlummern, so würde ich es bezeichnen, entwickelte sich auch immer besser. Ich spürte zunehmend wie sich mein Körper von dem unangenehmen Müdigkeitsdrama erholte. Die Gedankenumsetzung in die körperliche Bewegung wurde immer deutlicher realisierbar. Wenn ich drauf hinweisen möchte, so war noch zwei Monate zuvor alles schwerer und mühsamer. Allein wenn man sich vorstellt, so habe ich während der Einatmung zu sprechen versucht. Ein Ablauf, der nicht möglich ist, aber meine Motorik wurde vom

Gehirn so gesteuert. Einen guten Einfall hatte meine Logopädin I., als sie mir einen Kaugummi brachte und sagte, ich sollte ihn langsam gezielt kauen. Diese Therapie hatte einen großen Erfolg, denn ich konnte die Zunge besser kontrollieren und die Gesichtsmuskulatur wurde belebt. Mehrmals wenn sie mich in ihren Therapieraum holte, mußte ich die Übungen Naserümpfen oder Stirnrunzeln machen. Gehörig ins Lachen kam sie, wenn sich bei diesen Übungen mein rechtes Ohr bewegte. Ihr Kommentar: „Eduard, das kann nicht einmal ich als Therapeutin". Die körperliche Belastung wurde weitgehend erweitert. Es wurde das Liegebett durch einen Rollstuhl ersetzt. Die Stehtischliege wurde durch einen ganz normalen Stehtisch mit Kniestützen und Gurt zur Fixierung des Beckens ergänzt. Durch das erhöhte Therapieprogramm wurde dem Körper ein flexibler Rhythmus angeeignet, ich konnte am Tag immer mehr Stunden hintereinander wachbleiben. Dann und wann hatte ich auch Träume, die vor allem negative Folgen mit sich brachten. Meine Träume waren für die Zukunft mit negativen Erlebnissen konfrontiert. Große Sorgen bereitete mir, die Kontrolle über Harn und Stuhlgang wieder zu bekommen. Ein Leben als Pflegefall war in meinen Träumen für mich unvorstellbar. Oder wieviele von meinen Freunden werden noch übrig bleiben?

Der Tag des Heiligen Abend kam, ich war aufgeregt wie schon lange Zeit zuvor nicht mehr. Schwester H., eine meiner Lieblingsschwestern, hatte mir eine schöne Hose und ein Hirtenhemd angezogen. Die Auswirkung, die eigenen Kleider zu tragen, war für mich eine Erfahrung, wie ein hochwertiges Doping-Mittel. Die Spannung stieg und erreichte ihren Höhepunkt, die Rettung kam mit der fahrbaren Liege. Ich wurde aufgeladen und ab ging die Post. Auf der Fahrt durch die Stadt und der Autobahn bekam ich zunehmende Schwindelgefühle. Ich mußte die Augen zuhalten und ohne Wahrnehmung auf die Landschaft oder Häuser, die in Straßennähe standen, konnte ich mich von einer Bewußtlosigkeit bewahren. Endlich zu Hause angekommen, fühlte ich mich richtig erschöpft und reisemüde. Als ich in den eigenen vier Wänden war, fühlte ich mich sichtlich wohler. Der Einzige, dem nicht alles geheuer schien, das war mein Hund. Er kam zur Liege, auf der ich lag, beschnupperte mich und ging wieder weg. Aus Überzeugung kann ich sagen, daß er mich nicht mehr kannte und der Krankenhausgeruch dürfte ihm wohl auch nicht besonders gepaßt haben. Am Abend saß ich im Rollstuhl mit Kopfstütze beim Tisch in der gemütlichen Bauernstube. Eine gesunde Wärme strömte vom Kachelofen, das Atmen war für mich eine Erleichterung, denn in der Klinik war eine sehr trockene Luft. Die Luftfeuchtigkeit erleichterte mir die Atmung, mit der ich in der Klinik zum Teil große Probleme hatte. Mein Hausarzt stattete noch am Abend einen Besuch ab. Er war von meiner körperlichen Verfassung sehr beeindruckt, vor allem sagte er, die Sprache sei aufgrund der schweren Krankheit gut verständlich. Die Nacht war für mich natürlich ungewohnt, mein Bettzeug war viel zu schwer, ich bekam Rückenschmerzen, denn die Matratze war viel weicher als die in der Klinik. Doch war dieses Ereignis für mich ein großes Glück.

Am nächsten Tag wurde ich wieder von der Rettung abgeholt und in die Klinik gebracht. Die Krankenschwestern empfingen mich wie einen verlorenen Sohn, die Fragen lauteten: „Wie war's?", bis hin zum „was hat das Christkind gebracht?" oder „was habt ihr Feines gespeist?" Mit diesem Wochenendurlaub habe ich große Zukunftspläne bewegen können und ich gewann neue Motivationen. Zu Silvester wurde mir ebenfalls ein Einnachturlaub genehmigt. Die Aufregung rund um den gesamten Ablauf war schon wesentlich geringer. Ich kam auch zu Hause viel besser zurecht, vor allem meine Frau fühlte sich bei der Pflege nicht mehr so unsicher, als beim ersten Mal. Doch war unser Hauptthema mit einem großen Fragezeichen gekennzeichnet. Wie wird wohl unsere Zukunft aussehen. Denn in unseren Köpfen hielt sich die Frage fest, wieweit und vor allem in welche Richtung wird sich meine Köperbehinderung entwickeln. Auf der anderen Seite war es für mich persönlich eine große Motivation, wenn ich mir sagte: „Ich war schon klinisch tot und jetzt kann ich wieder sprechen". Immer dann, wenn ich mir mein bisheriges Erlebnis durch den Kopf gehen ließ, dann konnte ich eine Steigerung an Optimismus dazugewinnen. Die folgenden Wochen auf der Intensivstation waren für mich angenehm, wenn die Krankenschwestern Zeit hatten, kamen sie zu meinem Bett und sagten: „Eduard, erzähle uns einen Witz". Da ich ja im Gastgewerbe tätig war und nebenberuflich als Musiker durch die Lande zog, wußte ich über hundert brandaktuelle Witze.

In der zweiten Woche, im Jänner 1988, wurde mir bei der Visite mitgeteilt, daß ich nach München zu einer Magnetresonanztomographie-Untersuchung gebracht würde. Wiederum war es Frau Dr. B., die mich über den genauen Ablauf dieser Untersuchung aufklärte. Eine junge Assistenz-Ärztin war als Begleitperson mit, um eine vorsorgliche Reisebegleitung im Falle des Falles zu gewährleisten. Nach Beendigung dieser Untersuchung war ich schon auf das Ergebnis neugierig. Die Ärztin teilte mir zögernd und deprimiert mit, daß die Auswertung der Untersuchung mehrere Schlaganfälle registrierte. Ich nahm dies zur Kenntnis, jedoch war ich völlig verblüfft, denn ich bin stets von den zwei schweren Schlaganfällen ausgegangen, von denen ich einen zu Hause und einen in der Klinik erlitten hatte. Aufgrund dieser Bestätigung der Ärztin schätzte ich umso mehr meine wiedererlangte körperliche Verfassung. Ich kann mich noch sehr gut erinnern, daß Herr Professor F. G. sagte: „Sie haben den Vorteil, daß Sie ein junger Mensch sind, sonst hätten Sie ein solches Ausmaß an Schlaganfällen wohl kaum überleben können".

Mir fällt anhand dieses Berichtes ein Fernsehzitat von Prof. F. G. ein. Er gab in einem ORF-Sendeblock ein Interview, in dem er wörtlich sagte: „Wenn ein Patient einen Schlaganfall erleidet und binnen drei bis vier Stunden in die Klinik eingeliefert wird, kann ihm mittels Sonde das verstopfte Blutgefäß durchgespült und geöffnet werden. Es besteht die Chance, daß der Patient ohne bleibende Folgeschäden davonkommen kann". Es wurde ein Patient im Fernsehen gezeigt, der laut Aussage eines prominenten Neurologen mit dieser Methode behandelt wurde. Man konnte sehen, wie der Patient zu Fuß die Intensivstation verläßt. Wenn ich mich mit meinem Erlebnis und dieser vom Fernsehen gezeigten Theorie auseinandersetze, dann verstehe ich bei Gott die Welt nicht mehr. Denn ich war innerhalb von drei Stunden nach Erleiden meines ersten Schlaganfalls in der Klinik. Das war ganz genau ein Dienstag, der 18. August 1987 um halb sieben Uhr abends. Das Ärzteteam, das mich neurologisch behandelte, brauchte ganze drei Tage, ich betone: „Ganze drei Tage" ehe man wußte, daß man von mir eine Einverständnisunterschrift brauche. Allein schon diese Vorgangsweise zeigt mir, wie weit Theorie und Praxis auseinander liegen.

Ich bin hier nicht auf der Suche nach einem Schuldigen, jedoch wünsche ich mir, daß Mediziner aus solchen Fehlern lernen sollten, damit den Schlaganfall-Neuerkrankten in unserem Lande besser geholfen werden kann.

Ich war schon in der zwanzigsten Woche auf der Intensivstation, die psychische als auch physische Verfassung konnte man als stabil bezeichnen, so die Fachleute. Ein Professor A. war zu diesem Zeitpunkt der leitende Macher bei der Visite. Ich konnte mich mit ihm sehr gut verstehen, denn er beherrschte meiner Meinung nach die Aufgabe hervorragend. Er war derjenige, der mir mitteilte, daß ich schon bald aus der Intensivstation entlassen werde, man sprach von der Station 1.

Nach einundzwanzig Wochen Intensivstation war es endlich soweit. Am Abend, Krankenschwester V. verabschiedete sich mit den Worten:

„Eduard, ich wünsche Dir alles Gute für Deine Zukunft", sie gab mir einen Kuß auf meine rechte Wange und sagte: „Wenn ich Zeit habe, werde ich Dich auf der Männerstation besuchen". Ich wurde von Schwester A. auf die Station 1 gebracht. Die Übergabe erfolgte für meine Begriffe problemlos, ich war an diesem Abend abnorm müde und konnte daher sehr bald einschlafen. Am nächsten Morgen begann für mich eine neue Herausforderung. Die Anpassung an die neue Umgebung sowie das neue Pflegepersonal, all diesen Neuheiten mußte ich mich stellen. Alles war für mich neu, das Schlafzimmer, die Krankenschwestern, als auch die Ärzte. Alle hatten Anlaufschwierigkeiten, denn meine Sprache war zu diesem Zeitpunkt noch sehr leise und vor allem undeutlich. Für mich hatte diese Umstellung katastrophale Folgen. Mein Körper verkrampfte total, ich war dagegen machtlos. Immer wenn man mich nicht verstehen konnte und fragte, „was hast Du gesagt", dann wolle ich versuchen lauter und deutlicher zu sprechen. Das Ergebnis war dann, daß ich verkrampfte und überhaupt nicht mehr sprechen konnte. Es war schon Nachmittag, da kam der Physiotherapeut H. zu mir. Für mich war dies eine Überraschung, ich freute mich riesig und dachte, endlich einer, den ich gut kenne und der meine Sprache versteht. Er sagte zu mir, daß er weiterhin mein Therapeut sei und täglich zu mir komme. Daraufhin war ich sichtlich erfreut und habe mich in Gedanken auf das tägliche Therapieprogramm eingestellt. Im Laufe der Zeit begann ich auch, so gut es ging, mit den neuen Zimmerkollegen Kontakt aufzunehmen. Wir erzählten uns hauptsächlich von der Krankheit, die wir hatten und über unsere Zukunftssorgen, die als Begleiterscheinung von großer Bedeutung sind. Mein Bettnachbar, ein geduldiger Mann um die fünfzig Lenze am Konto, erzählte mir, daß man laut Diagnose einen Schlaganfall festgestellt hat. „Jetzt sind schon zwei Wochen vergangen und ich weiß nicht wie es weiter gehen soll". Ich erzählte ihm mein Schicksal und erkannte, daß er zunehmend in Angst und Bange verfiel. In den darauf folgenden Tagen wirkte dieser Mann äußerst beunruhigt, wenn Ärzte Visite machten. Er sagte, daß er nicht wolle, wenn man solange zuwarte, bis es ihm so dreckig gehe, wie seinem Bettnachbarn. Diese Äußerung dürfte den Ärzten wohl nicht gepaßt haben, weil ein Pfleger unmittelbar nach der Visite mich in ein anderes Zimmer verlegte. Sollte das Gespräch zwischen meinem Zimmerkollegen und mir die Ursache dieser Verlegung gewesen sein, dann steht für mich fest, daß die Menschlichkeit auf dieser Station verloren ging und der ganze Verlauf in ein Nummernsystem umgewandelt wurde.

Unmittelbar kam für mich der erste Rückschlag, dessen Auslöser wohl auf das Konto der Psyche ging. In der langen Zeit, wo ich einen Harnkatheter hatte, verspürte ich öfters qualvolle Schmerzen in der Harnröhre aufgrund einer Entzündung. Das war in der Zeit, wo ich mich noch nicht auf den Punkt genau festlegen konnte, was und wo es mir am meisten schmerzte. Das ganze hatte ein Nachspiel, ich wurde immer mehr durch Spontanharn geplagt. Es wurden vom Urologen Untersuchungen durchgeführt und man fand auf dem Röntgenbild Blasensteine. Für mich waren tage- ja wochenlange schmerzhafte Untersuchungstermine auf der Tagesordnung. Der Narkosearzt kam zu mir ins Zimmer und erklärte mir, wie die Blasensteinentfernung vor sich gehen soll. Ich würde, so der Arzt, aufgrund meines Gesundheitszustandes nicht mit Vollnarkose, sondern nur örtlich betäubt. Also der nächste Tag kam, im Laufe des vormittags wurde ich zu dem bevorstehenden Eingriff in den Operationssaal gebracht. Die regionale Betäubung folgte mittels einer Spritze in den Rücken, im Bereich des Kreuzes. Für mich war diese Betäubung angenehm, denn ich verspürte das Gefühl, endlich schmerzfrei zu sein. Die Enfernung der Blasensteine erfolgte durch die Harnröhre völlig schmerzfrei. Der Urologe sprach schon während des Eingriffs von Wahnsinns-Trümmern, die schmerzhafte Komplikationen bewirkt hätten. Die Tage danach würde ich am liebsten vergessen, wenn es nur ginge. Bis zum jetzigen Zeitpunkt ist nur dies leider noch nicht gelungen, der Grund dürfte wohl der sein, weil ich derart an Kopfschmerzen zu leiden hatte. Selbst die Harnröhre war von diesem Eingriff so strapaziert worden, daß mehrere Tage danach empfindliche Schmerzen zu spüren waren. Auf meinen Hinweis, daß ich schier unerträgliche Kopfschmerzen habe, hatten weder Ärzte noch Pflegebedienstete ein Verständnis. Es wurde so übergangen, als wäre ich auf einmal ein Simulant. Ich wollte nichts anderes als ruhig im Bett liegen, nicht einmal für diesen Wunsch hatte man ein Einsehen. Meine Psyche war sehr angeknackst, man sprach von einer Überstellung in ein Rehabilitationszentrum. Die Pflege war großteils schlampig, ich hatte eine Hautallergie, mein ganzes Gesicht war voller Schuppenflechte. Meine Frau war wie immer im selben Rhythmus auf Besuch, sie war ganz frustriert, als sie sah, daß es mit mir nicht ordnungsgemäß ablief. Sie beantragte einen Wochenendurlaub, der mich wieder etwas motivieren sollte. Ich war verzweifelt, verkommen, total ungepflegt, die Phase der Fortschritte war völlig eingefroren.

Es war im Februar an einem Abend, eine Hilfsschwester bekam den Auftrag, mich zu baden. Diesen Vorgang vergesse ich mit Sicherheit mein ganzes Leben nie. Im Zimmer wurde ich vom Bett auf den fahrbaren Badekran übergewechselt, dann ging's in Richtung Badezimmer. Den Kran hatte sie in die Badewanne gesenkt, sodaß mein Körper bis zum Gesicht im Wasser war. Sie zog mir einen Waschlappen über meine rechte Hand, die ich mittlerweile mit großer Mühe bewegen konnte. Sie persönlich setzte sich auf einen Stuhl, der neben der Toilettenmuschel stand und zündete sich in aller Ruhe eine Zigarette an. Die Asche stäubte sie in die Toilettenmuschel. Als sie mit dem Rauchen fertig war, ließ sie das Wasser in der Badewanne aus und trocknete mich ab, anschließend brachte sie mich zurück ins Bett.

Anfang März nahm der Plan, in ein Rehabilitationszentrum zu kommen, nach und nach konkretere Formen an. Ich stand mit meinem Rollstuhl im Gang, es waren noch andere Patienten, die mir Gesellschaft leisteten. Es kam ein Stationsarzt zu mir und sagte: „Ich habe für Sie eine gute Nachricht. Sie kommen am 12. März in das Rehabilitationszentrum". Ich war von dieser Nachricht sichtlich erfreut, denn ich konnte mich von selbst psychisch stärken. Ich war zu diesem Zeitpunkt schon ziemlich hoffnungslos, da ich unter einem enormen Krankenhauskomplex (Hospitalismus) litt. Immerhin wurden es schon sieben Monate, daß ich geistig als auch körperlich alle Höhen und Tiefen überstanden hatte.

Der 12. März kam, die Reisevorbereitungen waren voll im Gange, nervös wartete ich schon auf die Rettungsmannschaft. Ich war mir absolut sicher, daß für mich ein neuer Alltag beginnen würde. Es war um die Mittagszeit, als ich mein Ziel im Rehabilitationszentrum erreichte, müde von der Fahrt, psychisch als auch physisch völlig am Boden von den Strapazen der vergangenen sieben Monate. Die stationäre Aufnahme in diesem Rehab-Zentrum war für mich beeindruckend. Schwestern als auch Pflegebedienstete waren sehr angetan, wenn es um das Wohlbefinden der Patienten ging. Die regelmäßige Umlagerung war für mich besonderes Hauptaugenmerk, was mir aufgefallen ist. Der Alltag hatte für mich einen völlig neuen Verlauf, dem ich binnen kurzer Zeit meine ganze Zuversicht anvertraute. Am ersten Wochenende, das ich im Rehab-Zentrum verbrachte, kam meine Familie auf Besuch. Selbst die war ganz positiv beeindruckt, das Gebäude, kein so großer Betonklotz, in dem man sich rigoros verlaufen konnte. Die Gartenanlage, wo man bei schönem Wetter mit dem Rollstuhl spazieren fahren konnte, war reizvoll gestaltet. Was ich für sehr angenehm empfand, war die regelmäßige Umlagerung, denn ich hatte aufgrund der noch starken Lähmung verheerende Schmerzen, vor allem in der linken Hüfte. Am Montag kam meine Therapeutin C. zu mir ans Bett und erkundigte sich über meinen Allgemeinzustand. In der Orthopädiewerkstatt ließ sie einen für mich geeigneten Leihrollstuhl anfertigen. Ein paar Tage, bis der Rollstuhl angefertigt war, wurde ich im Bett durchbewegt. Die Logopädin S. kam auch im Laufe der ersten Woche, um die Allgemeinfunktionen Atmung, Sprache, etc. zu begutachten. Außer mir waren noch zwei weitere Patienten in diesem Zimmer. Sie waren querschnittgelähmt und bettlägrig. Für mich war dies eine gute Gelegenheit, ich konnte mich zum Glück auf Anhieb sehr gut verstehen und nutzte, wann immer ich nur konnte die Zeit, mit meinen Zimmerkollegen zu sprechen.

Die Physiotherapie begann, ich wurde von Therapeutin C. im Zimmer abgeholt und in den Therapieraum gebracht. Es war ein Raum, wo sechs bis sieben Patienten zugleich behandelt wurden. Es war für mich völlig neu, denn ich war der einzige Schlaganfallpatient, alle anderen Patienten waren querschnittgelähmt. Fragen über Fragen mußte sich meine Therapeutin C. anhören. Unter anderem war es für mich zu Beginn unverständlich, daß Querschnittgelähmte bei der Durchbewegung niemals über Schmerzen klagten. Ich hatte einen unheimlichen Willen bei der Therapie, meine Gedanken waren total auf Biegen und Brechen eingestellt. Jeden Tag, nachdem ich von meiner Physiotherapeutin C. durchbewegt war, durfte ich auf einem Stehtisch aufstehen. Die Knie sowie das Becken wurden am Stehtisch fixiert, ich versuchte ständig die Dauer der Stehzeit zu verlängern. Binnen ein paar Tagen mußte ich zur Kenntnis nehmen, daß mein Körper dieser Willenskraft nicht standhalten konnte. Ich bekam tiefgreifende Schmerzen, die rund um die Uhr gingen. Man versuchte, die Therapie weitgehend umzustellen. Es war teilweise nicht mehr eine leichte Bewegungstherapie möglich, so schmerzhaft waren meine gesamten Bänder und Gelenke. Ich bekam zunehmend Schmerzen im Bereich der Nieren und des Zwerchfells. Teilweise waren die qualvollen Krämpfe so stark, daß ich in panikartige Atemnot geriet. Eine Müdigkeit fiel über mich her, sodaß ich nur mehr das Bedürfnis zum Schlafen hatte. Diese Zustände mußte ich drei bis vier Wochen lang ertragen. Am Morgen nach dem Frühstück hatte ich gleich Logopädie. Ich war teilweise kaum in der Lage, diesen Übungen standzuhalten, vor Erschöpfung und Atemnot. In dieser Phase war ich der Patient auf der Station, dem es mit Abstand am schlechtesten ging. Der zu Beginn so aufgeflammte Optimismus schmelzte wie der Schnee im April. Es war auch Ende April, als Ärzte bei der Visite die Meinung äußerten, daß meine Frau zu einer Aussprache verständigt werden solle. Sinn der Sache war es, eine Aussprache zwischen Arzt, meiner Frau und mir über die Zukunftssituation und über meinen weiteren Lebensweg zu halten. Meine Frau wurde angerufen, am nächsten Tag folgte sie dieser Aufforderung. Es war am Vormittag, Therapeutin C. sagte mir, daß heute die für mich auf dem Programm stehende Therapie entfällt. Im Laufe des vormittags kam meine Frau angereist. Der Oberarzt, der Stationsarzt und die Therapeutin, meine Frau und ich saßen im Ärzte-Konferenzzimmer. Rechts saß der Oberarzt, die Finger verschränkt, drehte er die Daumen, einmal rückwärts, einmal vorwärts. Der Stationsarzt saß hinter dem Tisch, vor ihm lag auf dem Tisch der Ordner mit dem Krankenbericht, links von ihm saß meine Therapeutin, gegenüber vom Stationsarzt saßen meine Frau und ich im Rollstuhl mit Kopfstütze. Fünf zum Teil versteinerte Mienen saßen an einem Tisch. Der Stationsarzt blätterte in dem Ordner meines Krankenberichtes herum. Meine Frau erzählte den Herrschaften über unser Familien- und Wohnverhältnis. Anhand meiner Wochenendurlaube wußten wir schon, was in unserem Einfamilienhaus nicht rollstuhlgerecht war. Überraschend nach einem kurzen Gespräch folgte die Mitteilung: „Laut Medizin sei der Heilprozeß als für beendet zu betrachten". Für mich als auch für meine Frau war dieses Zitat wie ein Schlag, der weit unter die Gürtellinie traf. Im Zusammenhang mit dieser Aussprache kann ich nur eine einzige Antwort verwenden: „Ein Arzt, der einem Patienten nichts Besseres zu sagen hat, sollte lieber schweigen". Mir sowie meiner Frau blieb aus diesem Erlebnis ein bitterer unvergeßlicher Nachgeschmack. Dieses Thema ist bis zum heutigen Tage ein Problem geblieben. Vielleicht gelingt es mir, das ganze besser zu verarbeiten, wenn ich es niederschreibe und somit meinen Gedächtnisspeicher lüfte.

Ich möchte versuchen, das gigantische Ausmaß eines solchen Ausrutschers zu schildern. Es ist für einen Patienten unfaßbar, wenn ihm der letzte Faden der Hoffnung durch einen Mediziner abgeschnitten wird. Ärzte müssen sich dessen bewußt sein, daß sie für den Patienten nicht nur die medizinischen Versorger sind, sondern vom Patienten automatisch als Ansprechspartner und Vertrauensperson angesehen werden. Wenn dies aber nicht der Fall ist, daß ein Patient dem Arzt volles Vertrauen aussprechen kann, dann frage ich mich, wer es sonst sein soll. Ein kleines Beispiel, das jeder verstehen kann, weil es aus dem Lebensalltag gegriffen ist: Ein Arzt, der einen Anzug braucht, geht zum Schneider und läßt sich beraten, damit er ihm sein Vertrauen aussprechen kann. Dasselbe geschieht in umgekehrter Reihenfolge, was sie aber gemeinsam haben, ist, beide hoffen, in guten Händen zu sein. Dieses Anliegen liegt mir ganz besonders am Herzen, und ich bin überzeugt, daß ich nicht alleine bin, der lebenswichtige Grundlagen vermißte.

Ich möchte hier an alle Mediziner als auch Psychologen einen Appell zum Ausdruck bringen. Seit dem 19. 8. 1987 wußten die von mir angesprochenen Herren, daß ich verheiratet bin, was nichts anderes heißt, als ich lebe in fester Partnerschaft. Wenn man die Medien verfolgt, dann läßt sich erkennen, daß sehr viel über sexuelle Beziehungen berichtet wird. Ein amerikanisches Meinungsforschungsinstitut veröffentlichte eine Studie, die besagt, daß Menschen, die in Partnerschaft leben, eine höhere Lebenserwartung haben. Nun zum Kern der Sache: „Warum sprechen Ärzte mit dem Patienten niemals über dieses Naturereignis?" „Haben Menschen, die erkrankt oder körperbehindert sind, kein Recht auf Lust oder sexuelle Beziehung?" Es geht ja nicht nur um den Betroffenen, sondern auch um seinen Partner, der meiner Meinung nach ein Recht darauf hat, über das Krankheitsbild und deren Folgen seines Partners aufgeklärt zu werden. Ärzte können mit Sicherheit rechnen, daß die Antworten eines schwerkranken Patienten der vollen Wahrheit entsprechen. Wenn von den Ärzten aber keine Fragen gestellt werden, so wie ich es erleben mußte, dann bleiben wichtige Grundsatzfragen unbehandelt, was für den Patienten eine Reihe von Problemen bedeutet. Ein prominenter Neurologe gab nicht unlängst ein Fernseh-Interview, indem er zum Ausdruck brachte, Ärzte sollen, müssen viel mehr mit dem Patienten reden und versuchen, auf ihn einzugehen. Dieser Empfehlung kann ich mich als Patient nur anschließen. Denn hätte man mit meiner Frau und mir mehr über den Hormonhaushalt gesprochen, hätten wir uns enorme Belastungen ersparen können. Selbst dem Laien muß es klar sein, daß ein Mensch, der klinisch tot ist, auch eine längere Erholungszeit braucht, bis sich die Manneskraft wieder erholt. Fast ein Jahr dauerte es, ehe mein Körper die ersten Anzeichen auf sexuelle Lust zeigte. Diese Anzeichen brachten meiner Frau als auch mir große Hoffnungen für die Zukunft. Eine große Sorge konnte ich dank dieser Entwicklung loswerden. Schon als ich noch in der Klinik war, quälten mich die Gedanken, ob ich jemals in meinem zweiten Leben meiner Frau das geben kann, was sie von mir schon jahrelang gewohnt war. Ich bin fast davon überzeugt, daß sich der Großteil unserer Gesellschaft nicht vorstellen kann, was es bedeutet, wenn man nicht mehr in der Lage ist, Gefühle in die Tat umzusetzen und nach Beliebigkeit auszuleben.

Was ich an der ganzen Geschichte noch vermißte, war eine psychische Betreuung. Wenn ein Arzt aus seiner Unwissenheit heraus einem Patienten einen psychischen Erdrutsch verursacht, dann kommt auf das Pflegeteam zusätzlich eine Arbeit dazu. Ich möchte hier anhand meines Erlebnisses betonen, daß nach meinem psychischen Kniefall kein Psychologe sondern Krankenschwestern und Pfleger mich zu trösten versuchten und auf mich positiv einredeten. Daher bin ich der Meinung, daß dem Pflegeteam eine größere Anerkennung zugesprochen werden soll. Aus eigener Erfahrung kann ich nur sagen: „Was wäre ein völlig hilfloser Patient, ohne der vorsorglichen Pflege?" Mag sein, daß ich mir mit meiner Meinung keine Mediziner als Freunde anwerben kann. Dennoch bin ich durch meine Erfahrung voll überzeugt, daß man den körperlichen natürlichen Gefühlen den nötigen Freiraum zukommen lassen soll. Als ich nach fünfmonatiger mühevoller Physiotherapie als hoffnungsloser Pflegefall meiner Familie übergeben wurde, galt für mich die Devise „und jetzt erst recht".

Die Zeit war reif für den Abbruch der Therapie und nach Hause in meine gewohnte Umgebung zu kommen. Mir war klar, daß ich nichts mehr zu verlieren hatte. Ganz im Gegenteil, mir war bewußt, daß ich mein zweites Leben begonnen habe und es galt nur, das beste daraus zu machen. Ich konnte zu diesem Zeitpunkt Harn als auch Stuhlgang bereits kontrollieren, aber noch nicht verzögern. Meine Blase war noch nicht genügend trainiert, der Schließmuskel für den Stuhlgang noch zu schwach für eine Verzögerung. Dieser Zustand veränderte sich rapide, als ich zu Hause in meinen vier Wänden bei meiner Familie war. Die wohl mit Abstand beste Medizin war zu diesem Zeitpunkt für mich, daß ich Anteil am Tagesablauf meiner Familie haben durfte. Ich war schon froh, wenn ich einmal keine Menschen sah, die mit weißer Dienstkleidung bekleidet waren. Der Tagesablauf wurde gemeinsam mit meiner Familie gestaltet. Kein Programm nach Zeitplan bewirkte für mich den größten Genuß. Der Gesprächsstoff war ganz anders gestaltet, meine Frau erzählte mir von ihrer Arbeit, die Kinder von der Schule. Meine Träume, die sich immer häufiger einstellten, konnte ich jedoch noch nicht umstimmen. Sie waren nach wie vor negativ und bescherten mir einen Psychokollaps, der in Tränen-Ausbrüchen überging. Freunde, die mich besuchten, zeigten ihr Mitleidsgefühl, dem ich nur selten standhalten konnte. Am liebsten hätte ich mich verkrochen, wenn ich dazu fähig gewesen wäre.

Der Hausarzt kam regelmäßig in kurzen Abständen, um mich gewissenhaft zu beobachten. Ich baute eine persönlich abgestimmte Therapie auf, die ich täglich durchführte. Am häufigsten beschäftigte ich mich mit meinem Stehtisch. Er erforderte meine ganzen Kräfte, die zu diesem Zeitpunkt vorhanden waren. Vor allem die Sehnen im Bereich der Kniegelenke waren äußerst schmerzhaft, das Becken sowohl der Rumpf waren total versteift. Ein großes Problem waren am Stehtisch meine Spitzfüße, denn die Verkürzung der Achillessehnen konnte ich erst im Zeitraum von Jahren ausdehnen. Herzkreislaufschwächen sowie Schwindelgefühle zwangen mich des öfteren, das Training am Stehtisch zu unterbrechen. Wetterveränderungen konnte ich nicht spurlos überstehen, Erschöpfung, Kreislaufstörungen sowie Schmerzen im ganzen Körper waren und sind heute noch die Vorboten einer Schlechtwetterfront. Trotz großer Beschwerden am Stehtisch konnte ich eine positive Entwicklung feststellen. So konnte ich eine wesentliche Verbesserung der Blasenfunktion als auch die Funktion des Schließmuskels wahrnehmen. Wenn ich verspürte, daß ich aufs Klosett müßte, dann habe ich absichtlich versucht, solange es mir möglich war, zu verzögern, ehe mich meine Frau auf die Toilette setzte. Etwa zwei Monate hatte ich absolute Physiotherapie-Pause. Ich wollte und konnte zu diesem Zeitpunkt gar keine Therapie machen. Es war mir psychisch als auch physisch nicht möglich, in irgend einer Art standhaft Physiotherapie zu machen. Der gesamte Körper war übermüdet, ich hatte nur den Bedarf auf Schlaf und nochmals Schlaf. Die Anspannung der vergangenen Therapiemonate ließ nach, sozusagen ich war zu nichts fähig. Das einzige, was mich interessierte, waren die Blumen und alles was mit der Natur verbunden war. Noch nie zuvor habe ich der ganzen Naturwelt so viel Aufmerksamkeit gegeben als in dieser Zeit. Für mich war ein völlig neues Interesse vorhanden, ich verspürte immer stärker, daß ich im Genuß meines zweiten Lebens stand. Die eigenen vier Wände, der Garten, das familiäre Umfeld, all dies hatte für mich einen Stellenwert wie noch nie zuvor. Der Rückblick in mein Langzeitgedächtnis bestätigte mir, daß ich in meinen jungen aktiven Jahren das Richtige getan habe. Denn gerade in einer solchen Situation hat man Vorteile, wenn man ein eigenes Dach über dem Kopf hat und nicht auf andere angewiesen ist. Der familiäre Rückhalt sowie die eigene Existenz waren für mich und vor allem für meine Psyche die entscheidende Grundlage.

Schon im Oktober war ich wieder bereit, ambulant Physiotherapie zu machen. Zweimal wöchentlich vierzig Minuten lang, nachmittags also in der Phase, wo mein Körper die beste Widerstandsfähigkeit hatte. Wenn ich nach der Therapie nach Hause kam, war ich so erschöpft, daß ich nicht einmal eine Tasse Kaffee vom Tisch zum Mund hochheben konnte. Die Überanstrengung löste im gesamten Körper den sogenannten Spasmus aus. Spasmus ist ein Zittern, das man weder kontrollieren, noch beeinflussen kann. Es kann unter Umständen eine ganze Stunde dauern, ehe sich das Nervensystem wieder beruhigt. Immer wenn ich diese Spasmen verspürte, mußte ich, ohne etwas zu bewegen, ruhig sitzen und warten, bis es durch die Entspannung wieder verging. Das Becken, die Hüftgelenke, der Rumpf, die Bänder, alles begann aufgrund der Dehnung wieder zu schmerzen. Der Unterschied zum Rehabilitationszentrum war, mein Körper konnte sich zwischen den Therapietagen wieder ausruhen und erholen. Eine für mich sehr wichtige Therapieübung war, wenn mich meine Therapeutin in Seitenlage drehte und den Rumpf sowie den Brustkorb abklopfte. Dadurch löste sich in meinen Lungen festgesetzter Schleim und erleichterte mir das Atmen. Zu Hause probierten wir öfters, so lange ich es aushalten konnte, in Bauchlage zu liegen. Die Folgen waren äußerst schmerzhaft, die Grenzen des Schmerzertragens waren teilweise überschritten. So mußte mich meine Frau ständig beobachten und binnen fünf, sechs Minuten wieder zurück in die Rückenlage drehen. Weil ich zu dieser Zeit noch einen total verkrampften Körper hatte, mußte mich meine Frau in der Nacht, je nach Bedarf, mindestens dreimal umlagern. Die so mangelhafte Körperbewegung führte auch dazu, daß ich ständig unter kalten Füßen litt. Dieses unangenehme Leiden konnten wir durch Massieren der Beine und Füße sowie durch Fußbäder in den Griff bekommen. Aus eigener Erfahrung muß ich sagen, desto mehr Zeit vergeht, desto ungeduldiger wird ein Patient. Ein prominenter Neurologe sagte in einem Fernseh-Interview: „Man könne aufgrund der hochwertigen Medizin den Patienten jederzeit schmerzfrei halten". Diese Aussage kann ich im besten Fall zur Kenntnis nehmen, anschließen kann ich mich beim besten Willen nicht. Ich glaube, daß auch bei mir die beste Medizin angesetzt und verwendet wurde, aber auf ein schmerzfreies Dasein warte ich heute noch. Die einzigen schmerzfreien Stunden, die ich seit meiner Behandlung genießen konnte, waren die, in denen ich in einen künstlichen Schlaf verlegt wurde und in der Zeit, wo man mir Morphium spritzte.

Es war Mitte November, schon seit dem 15. August war ich zu Hause, die Therapeutin C. die mich im Rehabilitationszentrum betreute, kam auf Besuch. Das erste, was sie sagte: „Eduard, Du bist nicht wieder zu erkennen!" Also in diesen drei Monaten habe ich einen riesigen Fortschritt gemacht. Sie war sichtlich überrascht, vor allem überrascht über meine positive Einstellung und die körperliche Verfassung. Sie gab in unserem Gespräch zu, daß man einen Patienten nicht aufgeben darf und daß Ärzte einen großen Fehler gemacht hätten. Wer mich zu diesem Thema fragt, bekommt eine klare Antwort: „Aufgeben kann man einen Brief, aber nicht einen Patienten".

Die Wochen vergingen, der Winter stand vor der Tür. Ehrlich gesagt, mir saß die Angst vor dieser Jahreszeit so tief im Nacken. Der Wetterumschwung, die Kälte, wie wird es sich wohl auf meinen Körper auswirken? Schon längst verspürte ich das sinkende Wohlbefinden, kalte Füße und Beine, die Atmung wurde aufgrund der Heizung schwieriger. Im Schlafzimmer mußten wir einen Luftbefeuchtungsapparat aufstellen. Tagsüber wurde mir zunehmend langweilig, denn die Zeit, wo ich die freie Natur genießen konnte, gehörte schon der Vergangenheit an. In Gedanken suchte ich nach einer Alternativbeschäftigung. Die Idee, eine Tageszeitung zu bestellen, war für mich wie ein Glückspilz. Es war die Tiroler Tageszeitung, die ich mir ins Haus kommen ließ. Ich hatte eine Information, was aber der größte Erfolg dieser Entscheidung war, daß es die Wirkung einer hochwertigen Therapie hatte. Ich konnte durch's Lesen meine Sehkraft immer besser trainieren, als auch die Konzentration meines Gehirns wurde großartig gefordert. Begonnen hat alles mit minimalem Ausdauervermögen. Am Anfang konnte ich nur die fettgedruckte Schrift lesen, nach etwa zehnminütiger Anstrengung mußte ich den Kopf auf den Tisch legen, um zu schlafen. Der Anfang dieser mühevollen Übung war für mich auf einen Gedanken zugeschnitten. Ich habe schon oft bei Null begonnen und es hat sich gelohnt, daher lohnt es sich auch diesmal. Binnen kürzester Zeit bemerkte ich, daß diese selbst ausgewählte Therapie für mich nennenswerte Früchte trägt. Die Konzentration wurde stärker und stärker, vor allem wenn ich nach längerer Zeit konzentrationsmüde wurde, verspürte ich weniger Spasmen. Ganz voller Zuversicht und physisch gestärkt, versuchte ich meine Lesetherapie nach und nach zu verlängern. Mir wurde deutlich klar, daß ich meine Fortschritte über das Hirn erreichen und verbessern kann und nicht über einen körperlichen Kraftakt. In meiner langjährigen Behandlungsdauer werden mir immer wieder Erinnerungen wach, die mir sagen, Du befindest Dich auf dem richtigen Weg, der zum Erfolg führt.

Einen kurzen Bericht gebe ich über meine Träume, die mich jahrelang physisch und psychisch plagten. Die tägliche Trainingsarbeit meines Gehirns bewirkte eine besondere Schlafbedürftigkeit. Der Schlaf wurde zunehmend tiefer, länger und intensiver. Das heißt: Der Körper zeigte den immer größer werdenden Symptomunterschied zwischen Tag und Nacht. Je näher die Abendzeit heranrückte, desto müder wurde mein gesamtes Konzentrationsvermögen. Wenn ich zum Beispiel am Tag Besuch hatte, dann war durch die angespannte Aufmerksamkeit mein gesamter Körper so übermüdet, daß ich am Abend kaum noch sprechen konnte. Ich glaube ein solches Ausmaß an Übermüdung zu haben, ist wohl kaum noch steigerungsfähig, wenn ich mit einer solchen Müdigkeit von meiner Frau ins Bett gelegt wurde, dann passierte es dann und wann, daß sie mich anstatt dreimal umlagern, nur noch einmal umdrehen mußte. Durch diesen Tiefschlaf wurde auch mein Blasentraining verbessert, denn Schließmuskel sowie Blasentraining waren mir als eines der größten Anliegen, diese in den Griff zu bekommen. Träume wurden immer häufiger, doch das unerfreuliche an diesen Träumen war, daß fast alle negativ gestaltet waren. Gegenwärtige Angst veranlaßte mir ungewolltes Zwangsweinen, Schüttelfrost, sowie eine zaghafte Körperverkrampfung. Verbitterte Zukunftspläne, alles andere als ermutigend, die erhofften Fortschritte blieben aus, an Stelle dessen kamen in meinen Träumen gewaltsame Rückschläge vor. Meine Frau versuchte oft stundenlang mir positiv zuzureden, ehe sie mich wieder beruhigen konnte. Immer wenn sie Einkaufen ging, brachte sie mir von Freunden oder Bekannten Grußworte mit nach Hause. Unter anderem waren es auch manchmal Leute, die selbst an Schlaganfall erkrankt waren, denen es aber wieder halbwegs gut ging. All diese Botschaften waren für meine Träume ausschlaggebend, um meine Gedanken auch im Schlaf auf eine positive Linie zu bringen. Um den Schlaf und die verbundenen Träume so genießen zu können, wie es ein gesunder Mensch kennt, brauchte ich eine Zeit von zirka fünf Jahren. Um die Spätfolgen eines so schweren Krankheitsbildes in den Griff zu bekommen, braucht man eben Jahre und ich bin heilfroh, daß es mir überhaupt gelungen ist.

Über die Weihnachtsfeiertage hatte ich eine Therapiepause. Ganz das Gegenteil traf aber ein, denn ich hatte soviel Besuch, daß ich teilweise glaubte, ich befinde mich in einem Trainingslager. Es waren Freunde, die mich besuchten und weil wir uns lange Zeit nicht mehr gesehen haben, so war das Gespräch über lustige Erlebnisse, die aber schon weit in der Vergangenheit zurücklagen, Hauptthema. Gerade dies war der Schlüssel, der mir die Tür zu den positiven Träumen öffnete. Für den Außenstehenden mag es wohl lachhaft klingen, aber um solchen Thera-

pien den Stellenwert eines Fortschrittes zu geben, muß man der Betroffene sein. Ich persönlich habe jedenfalls von solchen Gelegenheiten mit
Sicherheit profitiert. Dieses Beweisstück hat sich schon mehrmals wiederholt und ich hatte immer dasselbe Ergebnis zu verzeichnen. Ich spürte, daß ich Gesellschaft brauche und nicht wie zu Beginn als ich nach
Hause kam, mich nur in meinem Bett verkriechen wollte. Von Zeit zu
Zeit verlor ich die Hemmungen, wenn ich im Gespräch nicht gleich beim
ersten Mal verstanden wurde. Lange Zeit war es so, daß ich gleich aufgeregt und verkrampft wurde, wenn man mich nicht gleich verstanden
hatte. Vor allem konnte ich auf keinen Fall schnell sprechen, zum Beispiel telefonieren konnte ich erst nach vier Jahren. Alleine die Aufregung
veranlaßte, daß ich nicht mehr im Rhythmus atmen konnte und ich in
arge Panik geriet. Was ich noch für meine Atmung nicht ertragen konnte,
das war unter anderem Backrohrluft, Haarspray und Körperspray.

Im Jänner war die Therapie wieder wöchentlich einmal vierzig
Minuten lang auf dem Programm. Meiner Therapeutin fiel auf, daß ich
weniger verklemmt wirkte und mehr zu sprechen gewillt war. Ich erzählte ihr meine Weihnachtserlebnisse und wir waren uns beide einig, daß
diese Gelegenheiten ein typischer Anstoß für Fortschritte sind.

Langsam aber sicher rückte das Frühjahr in die Nähe. Für mich
bedeutete dies ein großer Herzenswunsch, denn ich konnte wieder mehr
hinaus in die frische Luft. Ich konnte mir einen völlig neuen Tagesablauf
gestalten. Meine Gedanken waren im Hinblick wieder auf einen stationären Therapieaufenthalt gestimmt, so gab ich meinem Hausarzt den
Auftrag mit der Bitte, daß er mir ein gutes Therapiezentrum suchen
möge. Es dauerte nicht lange, als er meiner Frau mitteilte, daß er ein
Zentrum gefunden habe. Er versicherte uns, daß es ein gutes Therapiezentrum, speziell für die Nachbehandlung von Schlaganfällen wäre, aber
leider nicht in der Nähe meines Wohnsitzes. Emotionen, soll ich oder
soll ich nicht, stiegen in meinen Gedanken hin und her. Doch die Entscheidung war für mich klar, ich wollte versuchen, Fortschritte zu erzielen, deshalb mußte ich, auch wenn es von Zuhause weit weg ist. Ich
wußte, daß es für mich notwendig ist, wenn ich meine Körperbehinderung zurückbilden will. Zwei Tage hatte meine Frau Zeit, die nötige
Wäsche für den stationären Therapieaufenthalt zusammenzupacken.
Unter dem Motto, der Countdown läuft, war ich nervlich sehr angespannt. Auf der einen Seite herrschte in mir großer Optimismus, auf der
anderen Seite hatte ich innere Angstgefühle. Angst deshalb, weil mein
Körper noch so schwach war und ich ja wußte, was eine Fünftage-

Woche mit einem breiten Therapieprogramm aller Art für mich bedeutet. Vorgesehen war ein Therapiezeitraum von fünf Wochen. Ich konnte mich nicht davon abhalten, als mich das Rettungsauto abholte, waren für mich ungewollte Tränenausbrüche unvermeidbar.

Drei Stunden lang dauerte die Anfahrt, ich war auf der Fahrt eingeschlafen. Als das Ziel erreicht war und der Rettungsfahrer mich weckte, hatte ich einen sehr mitgenommenen Gesamteindruck. Schon als ich aus dem Rettungsauto den riesigen Betonklotz sah, bekam ich wechselbäderartige Gefühle. Der Grund dieser Mißgefühle war, daß ich den Unterschied meines Einfamilienhauses, wo ich ja neun Monate wohnte, mit dem Krankenhaus nicht verkraften konnte. Riesige Gänge, Hinweisschilder, die ich an mir vorbeizogen sah. All dies verursachte mir ein arges Magen-Bauch-Kribbeln. Endlich kamen wir auf die Station, wo für mich ein Bett reserviert war. Ein Dreibettzimmer, mein Bett stand neben dem Fenster, ich konnte vom Bett aus über die zusammenhängenden Gebäudedächer schauen. In meinem Zimmer war eine Balkontüre eingebaut, aber kein Balkon, an Stelle dessen, war ein Eisengitter an der Außenseite montiert. Die ersten Aufenthaltstage erlitt ich einen psychischen Erdrutsch, der alle Hoffnungen platzen und verderben ließ. Zu dem Arzt, der die Aufnahmeuntersuchung machte, hatte ich ein regelrechtes Schamgefühl. Ich war so aufgeregt und Weinen verhinderte, daß ich nicht einmal in der Lage war, seine Fragen zu beantworten. Meine Frau verabschiedete sich von mir, da sie mit dem Rettungsauto wieder nach Hause fahren mußte. Ich bin anschließend an Erschöpfung von der langen Anreise eingeschlafen, erst am Abend, als das Nachtessen gebracht wurde, wurde ich wieder wach. Verbittert, das ganze Umfeld fremd, doch ein Krankenpfleger versuchte gleich auf meine Verdrossenheit einzugehen. Er löste sein Versprechen, das er meiner Frau gegeben hatte ein und besorgte mir einen Telefonapparat auf mein Nachtkästchen. Der ganze Vorgang schien für mich sehr beeindruckend, wenn es nicht mit einem für mich enttäuschenden Hintergedanken des Pflegers ausgeübt worden wäre. Am nächsten Tag beim Frühstücken im Bett fiel mir auf, daß ich nur einen Zimmerkollegen hatte. Er war ebenfalls ein Schlaganfallpatient, der noch weniger sprechen konnte und wollte als ich. Meine ansonsten schon überhäufte Verdrossenheit wurde noch stärker. Wochenlang mit einem Zimmerkollegen zu verbringen, der mit mir nichts redet, das konnte ich mir nicht vorstellen. Ich fragte bei der Visite, ob ich in ein anderes Zimmer verlegt werden kann. Man stimmte meinen Wünschen zu und verlegte mich. Zwei lustige Männer in meinem Alter, das war für mich schon wesentlich leichter. Sie gaben sich große Mühe, um mich zu verstehen. Sie waren auch sehr hilfsbereit, wenn ich was brauchte. Ärzte probierten ein neues Medikament, das für mich einen körperlichen Rückschlag mit Allergie und Durchfall bedeutete, physisch als auch psychisch ging's mir besonders schlecht. Man stellte alles auf meine alten Gewohnheiten ein, dieselben Medikamente, keine Infusionen und die gewohnte Gesichtspflege gegen meine Hautallergie. Man war sich im allgemeinen bewußt, daß mein Körper sehr empfindlich reagierte. Eine sehr gewissenhafte, liebe Krankenschwester A., war um mich sehr besorgt. Vor allem gab sie sich sehr viel Mühe, mein Gesicht von dem Ausschlag frei zu bekommen. Sie gewann mein volles Vertrauen in kürzester Zeit, denn sie versicherte mir, immer wenn ich irgend was brauchen sollte, könne ich ohne weiters läuten. Eine gute Woche war vergangen. Es klopfte an der Zimmertür. Es war abends um zirka 20.00 Uhr, ich sagte so laut ich nur konnte: „Herein". Die Tür ging langsam auf, eine Frau kam herein zu meinem Bett, das gleich neben der Tür stand. Sie sagte: „Darf ich Dich besuchen? Mein Name ist K., Deine Zimmerkollegen haben mir sehr viel von Dir erzählt". Sie fragte mich, wie es mir im allgemeinen so gehe. Ich erzählte ihr über den Verlauf meines Schicksals und die damit zusammenhängenden Folgen. Sie zeigte sich über meine Verbitterung sehr besorgt, betonte im Gegensatz, daß sie mich öfters besuchen wird.

Ab diesem Zeitpunkt spürte ich förmlich, daß ich von den anderen Patienten so akzeptiert werde wie ich eben bin. Ich verlor spontan mein Schamgefühl, das mich aufgrund meines schlechten Ausstrahlungsbildes saghaft plagte. Die Gedanken auf einen vorzeitigen Therapieabbruch waren auf einmal nicht mehr relevant, ganz im Gegenteil ich bekam Freude an der Therapie. Am Nachmittag, wenn mein Therapieprogramm beendet war, hatten mich Krankenschwestern öfters mit meinem Rollstuhl auf die Station zu den anderen Patienten gebracht. Die Gestaltung des Tages nahm für mich nach und nach konkrete Formen an. Innerlich war ich heil froh, daß ich mich für dieses Therapiezentrum entschlossen hatte. Man bemühte sich sehr und bot mir eine ganze Palette von Therapiemöglichkeiten an. Alles was ich körperlich ertragen konnte, war für mich eine enorme Bereicherung an der Weiterbildung meines Körpers. Ich kann mich noch sehr gut erinnern, wie mich zwei Therapeutinnen das erste Mal im Hallenbad mit einem großen Schwimmreifen ins Wasser hineinbeförderten. Panikhafte Körperverkrampfung war der spürbare Begleiter bei meinem ersten Badeausflug. Meine ganze Konzentration richtete sich auf den Herzkreislauf, auf die noch vorhandene Blasenschwäche sowie auf meinen Schließmuskel. Nach einer viertelstündigen Badezeit wurde ich mittels eines Krans aus dem Wasser gehoben, mir wurde sichtlich wohler. Mein Körper, vor allem die linke Körperhälfte, war total spastisch verkrampft. Ich kann mit überzeugender Sicherheit sagen, daß selbst ein Angstgefühl schon genügte, um die heimtückische Begleiterscheinung „Spasmus" auszulösen. Das ganze Therapieprogramm war gut für meinen Körper, Geist und Seele. Daß ich mich in den Händen guter Fachleute befand, konnte ich anhand der Aufklärung gut erkennen. Zum Beispiel erklärte mir ein Therapeut, daß ich mehr passive Therapie machen soll und weniger aktiv, denn die überhöhte Körperbelastung fördere den Spasmus und die Verkrampfung, mit der man nichts gezieltes anfangen oder erreichen kann. Therapie müsse möglichst mit Hirn und Verstand gemacht werden und nicht mit Muskeln und Kraft. Denn Muskeln nützen dem Körper erst dann, wenn man sie vom Gehirn aus steuern kann. Ich bekam also völlig neue Ratschläge, für die ich mich bei jeder Gelegenheit bedanken möchte.

Nach fünf Wochen Therapie zog ich für mich persönliche Bilanz. Es war ein großer Erfolg, physisch als auch psychisch ein gewaltiger Fortschritt, der mich in jeder Hinsicht ein großes Stück weiter brachte. Psychisch war es für mich deshalb ein Fortschritt, weil ich Menschen kennenlernte, die mich so akzeptierten, wie ich eben war. Einige, die ich damals kennenlernte, haben sich mittlerweile als gute Freunde etabliert. Während einer solch schwierigen Situation fremde Menschen als Freunde zu gewinnen, bezeichne ich als Glück. Immer wieder, wenn ich an diese Zeit denke, dann kommt derselbe Gedanke heraus. Mein Hausarzt hat für mich einen goldenen Griff gemacht. Selbst die Ärzte, die mich während der Therapie medizinisch betreuten, waren mit meinen Fortschritten sehr zufrieden. Selbst der leitende Primarius meinte bei einer Visite wörtlich: „Patienten, die positiv eingestellt sind und mitmachen, haben größere Chancen, Fortschritte zu erreichen". Ich möchte aus der Sicht des Patienten hinzufügen, um eine Behandlung erfolgreich abschließen zu können, sind Ärzte als auch Therapeuten auf die Mithilfe des Patienten angewiesen.

Die vorgesehene Zeit der Therapie war abgelaufen, der Frühling war schon längst ins Land gezogen. Was für mich bedeutete, wenn ich wieder zu Hause im Kreise meiner Familie bin, kann ich meine gewohnte Umgebung genießen. Eine Wiederholungstherapie im Herbst wurde mir von Ärzten schon bei der Entlassung zugesagt. Ich freute mich auf den Tag der Heimreise, denn meine Frau war als Begleitperson mitgefahren.

Mit großem Stolz erzählte ich meiner Familie über meine erfolgreichen Erlebnisse, die mich positive Aspekte für meine Zukunft schmieden ließen. Ich persönlich betrachtete diese Therapie wie einen Lehrgang für meine weitere Zukunft. Meine Weiterbildung war auf Konzentration ausgerichtet, sodaß ich zum Beispiel Essen oder Trinken viel gezielter machen konnte. Ich begann mit dem Schreiben, um eine gezieltere Sicherheit in meiner rechten Hand zu bekommen. Im Laufe des Sommers probierte ich mich selbst zu rasieren. Mit Pinsel und Kratzer, eine sogenannte Naßrasur, versteht sich. Für mich bedeutete diese Tätigkeit eine Schwerstarbeit, ich brauchte eine Stunde lang, zum Gesichtwaschen, Rasieren sowie zum Zähneputzen. Man muß sich eine Zeitlupenbewegung vorstellen, denn ich mußte mich äußerst konzentrieren, um nicht selbst den Spasmus auszulösen. Wenn mir dies ab und zu passierte, dann mußte ich diese Tätigkeit abbrechen, weil ich meine rechte Hand nicht mehr gezielt führen konnte. Ab und zu versuchte ich täglich zweimal eine Stunde am Stehtisch zu stehen, wenn es die körperliche Verfassung gerade zuließ.

Wenn ich von bleibenden Folgeschäden zu sprechen beginne, dann muß ich anführen, daß die Gleichgewichtsstörung von großer Bedeutung ist. Ich begann diese Übungstherapie, indem ich gegen Abend die Seitenteile des Rollstuhls abmontieren ließ. Angstgefühle, die mich plagten, verursachten mir teilweise ein arges Kribbeln im Bauch. Es mußte ständig jemand in meiner Nähe sein, damit ich mich im Notfall abstützen konnte. Diese Übung über Monate und Jahre hinaus brachte mir einen wesentlichen Erfolg. Wenn ich im Rollstuhl beim Stubentisch sitze, dann lege ich meine Hände auf den Tisch und beginne den Kopf zu kreisen. Ich zählte immer mit und drehte zum Beispiel den Kopf zehnmal von rechts nach links, machte eine kurze Pause und drehte ihn von links nach rechts. Diese Übung ist nur sehr langsam durchzuführen, ich machte sie so, daß ich den entstehenden Schwindel gut kontrollieren konnte. Es ist auch schon vorgekommen, daß ich mich überschätzt habe und erbrechen mußte. Ich mußte öfters von meinem zu starken Leistungswillen Abstand nehmen, daß ich mir körperlich nichts Gutes tat, sondern ganz das Gegenteil. Ich erlitt Rückschläge, die ich psychisch nur sehr schlecht wegstecken konnte. Bei schönem Wetter hielt ich mich sehr gerne im Garten auf. Bewundernswert waren für mich besonders die verschiedenen Blumen und Ziersträucher. Ich sah die ganze Natur mit völlig anderen Augen als vor meiner Krankheit. Die gute frische Luft war für meine Atmung ein Genuß, den ich nicht beschreiben kann, weil mir dazu die richtigen Worte fehlen. In der Zeit, in der ich im Garten ein Sonnenbad genoß, ließ ich mir von meiner Frau die Turnschuhe ausziehen. Barfuß hatte ich meine Füße nur mit den Zehen auf das Trittbrett gestellt, so konnte ich meine verkürzten Achillessehnen dehnen. Gleichzeitig versuchte ich mich zu konzentrieren und probierte die Zehen zu bewegen. Dieses Vorhaben konnte ich leider noch nicht in die Tat umsetzen. Was sich bei dieser Übung bewegte, das war die Muskulatur am Oberschenkel, vorne oberhalb vom Knie. Ich wußte, daß der Aufbau meiner Körperbewegung von der Motorik im Kopf kontrolliert werden muß, doch dieser Prozeß wird wohl ein sehr langer Prozeß werden. Im linken Bein konnte ich noch gar nichts bewegen. Damit ich meine Bewegungen nicht nur spüren sondern auch sehen konnte, habe ich die Übung in kurzer Hose und nackten Füßen durchgeführt. Wiederum war dieser Vorgang mit einer schmerzlichen Schattenseite versehen. Aufgrund der mangelnden Bewegung war auch die Durchblutung viel schlechter. Ich konnte die große Sommerhitze auf meinen nackten Füßen nicht ertragen, ich bekam geschwollene Füße, die sehr schmerzhaft wurden. Ich hatte ein Gefühl, als wäre mein ganzes Blut in den Beinen verstaut, das wie ein Stausee gegen die Staumauer drückt. Wochenlang dauerte es, ehe ich diese Beschwerden wieder in den Griff bekam. Ich wollte diesen Beschwerden durch die Hochlagerung der Beine Abhilfe schaffen. Leider war dies nicht möglich, weil ich im Rollstuhl sitzend die Beine nicht hochlagern konnte. Dazu waren die Schmerzen im Bereich der Rückseite vom Knie nicht zu ertragen. Weil ich mich in einer Situation befand, in der ich nichts dagegen machen konnte, versuchte ich mich im Bett auf die Bauchlagerung voll zu konzentrieren. Meine Frau versuchte die Arme vorsichtig verschränkt über den Kopf zu lagern. Die Spannungen in den Schulterblättern waren alles andere als angenehm, aber ich wußte, es muß sein, wenn ich einen kleinen Fortschritt erreichen will.

Der Sommer verging und im Eiltempo rückte der Termin meines stationären Therapieaufenthaltes näher. Ich schrieb eine Postkarte an meinen Physiotherapeuten mit der Bitte, daß er mich wieder betreue, wenn es ihm möglich ist. Denn ich dachte, daß dies für mich von großer Bedeutung ist, wenn ich einen Therapeuten habe, der mich schon kennt. Mit großem Optimismus startete ich in den zweiten Therapie-Kuraufenthalt. Psychisch war es für mich schon wesentlich einfacher, denn ich wußte den Tagesablauf und vor allem hatte ich schon Bekannte, zu denen ich Vertrauen hatte. Die Anreise mit der Rettung war für meine Begriffe kein Problem, denn ich war körperlich schon etwas stabiler. Die

Sprache hatte sich über den Sommer hindurch auch verbessert, sodaß ich mich leichter und besser verständigen konnte. Die Routine-Aufnahmeuntersuchung bestätigte mir, daß ich Fortschritte gemacht habe. Die allgemeine Körperverfassung war stabiler, ausgeprägter, vor allem psychisch hatte ich einiges zugelegt. Vier Wochen lang dauerte die Therapie. Meinem Therapeuten fiel auf, daß ich besonders mit dem Herzkreislauf stabiler geworden bin. Ich konnte schon viel länger im Wasser, das immerhin 35° Celsius hatte, ausharren, ohne akut übermüdet zu sein. Lungenröntgen, EKG, verschiedene Untersuchungen wurden gemacht, die Ergebnisse waren günstig bewertet worden. Die Therapiemüdigkeit war für mich schon lange nichts mehr Neues, je länger es ging, desto mehr bekam ich das Bedürfnis nach Schlaf. Nach vier Wochen intensiver Therapie zog mein Therapeut Bilanz über meine körperliche Verfassung. Er kam zu dem Ergebnis, daß sich die Spastik etwas gesenkt hat, das heißt, ich konnte mich etwas besser konzentrieren, was ja der eigentliche wunde Punkt ist, von dem alles abhängt. Eine beachtliche Motivation, die mich zum Weitermachen aktivierte und dem Therapeuten gegenüber noch mehr Vertrauen entgegenbrachte.

Kurz vor Weihnachten kam ich wieder zu meiner Familie nach Hause. Körperlich sehr abgekämpft, psychisch zufriedengestellt aufgrund der guten Therapie, die mir wiederum leichte Fortschritte brachte. Die ersten paar Tage brauchte ich, um die Klimaveränderung zu verarbeiten. Es wird bei mir zu Hause mit Kachelofen geheizt, das bedeutete für meine Atmung eine wesentliche Erleichterung. Die Luft in den Wohnräumen ist nicht so trocken, als die von einer Zentralheizung. Vor allem haben wir sowieso eine niedrigere Zimmertemperatur als in den Krankenhäusern. Den Winter hindurch übten wir das freie Sitzen auf der Toilette. Ungefähr zweieinhalb Jahre waren nötig, um die Gleichgewichtssicherheit zu bekommen, daß ich ohne fremde Hilfe auf der Toilettenmuschel sitzen konnte. Der Winter war auch die Jahreszeit, in der ich ständig mit kalten Füßen zu kämpfen hatte. Durch Fußbäder, kalt und warm abwechselnd, konnten wir dieses Problem etwas entschärfen. Der Grund, warum ich ständig unter kalten Füßen zu leiden hatte, war wohl die mangelhafte Bewegung und die schlechte Durchblutung in den Beinen.

Nach einer Therapiepause von drei Monaten wurde ich wieder ambulant zur einwöchentlichen Therapie aufgenommen. Am Rande dieses Berichtes möchte ich auf die absolute Wichtigkeit dieser Physiotherapie hinweisen. Es ist für den Patienten nicht nur die Bewegung von großer Bedeutung, sondern das Gespräch mit dem Therapeuten bzw. der Therapeutin, selbst der eiserne Wille nützt nichts, wenn die Unterstützung von Fachleuten fehlt. Man kann zu Hause sehr vieles ausprobieren und üben, doch braucht man die Anweisung für die richtigen Bewegungen von Fachleuten. Nur wenn das Gespräch zwischen Therapeuten und Patienten parallel abgestimmt ist, dann kann man auf Fortschritte hoffen.

Dieser Winter verlief ohne weitere Zwischenfälle, ich freute mich, diese Zeit einigermaßen gut überstanden zu haben. Das herannahende Frühjahr hatte in mir immer ein ganz eigenartiges Gefühl erweckt, das gesamte Körperbild hatte eine bessere Ausstrahlung. Die trüben Wintertage, die mir ab und zu die Decke auf den Kopf fallen ließen, gehörten Gott sei Dank wieder mal der Vergangenheit an. Es war für mich ein echter Genuß, vom Balkon aus der rasanten Schneeschmelze zuzuschauen. Mein Schlaf paßte sich ganz automatisch dem Frühjahrstrieb an. Am Morgen aus dem Bett zu kommen, wurde mit viel mehr Elan gemacht. In aller Früh weckten mich die Vögel mit ihrem Gesang. Diesem natürlichen Energiestoß ließ ich den freien Lauf und nützte die Gunst der Stunde, um gezielt meinem Körper einen gewohnten Rhythmus aufzuzwingen. Ich ließ mich vom Bett heraus gleich auf die Toilette setzen. Zwei, drei Wochen lang, dann war mein Wunsch in Erfüllung gegangen. Ab diesem Zeitpunkt konnte ich aufstehen, anschließend regelmäßig auf die Toilette gehen und meinen täglichen Stuhlgang verrichten. Dieses so lebenswichtige Meisterstück freute mich ganz besonders, denn es war ein Beweis, daß man dem Körper sehr vieles aufzwingen konnte. Für meine Frau wurde die Arbeit in Sachen Pflege enorm leichter. Wenn ich meinen mittlerweile gewohnten Rhythmus in bezug auf Stuhlgang verlor, dann sind es nur bestimmte Speisen, wie zum Beispiel Sauerkraut oder Bohnenkaffee. Nicht nur im Kalender wurden aus den Frühlingstagen Sommertage, die Temperaturen kräftig ansteigen ließen. Im Garten, auf der Terrasse, wo immer es möglich war, versuchte ich auf einer Liege in Bauchlage solange es nur erträglich war, zu liegen. Im wahrsten Sinne des Wortes eine Horror-Aktion, die Dehnung der Schulterblätter sowie der Bauchmuskulatur. Die Sehnen im Bereich des Brustkorbes schienen vor Spannung zu reißen, die Schmerzen kann ich gar nicht beschreiben, dazu finde ich keine passenden Worte. Diese Übung war der Anfang, um die Wirbelsäule wieder in eine geradere Oberkörperhaltung zurückzubilden. Weiter, öfter und vor allem länger versuchten wir, die Arme in der Bauchlage über den Kopf zu bringen. Bei dieser Übung wurde mir bewußt, was noch alles auf mich zukommen wird.

Nicht einmal die geringste Bewegung war möglich, wenn ich zum Beispiel versuchte, in Bauchlage den Popo anzuheben. Die gesamte Muskulatur im Rücken und Rumpf war regungslos blockiert und abgeschwächt. Die Verspannung war so stark, daß ich sogar die Kopfhaut schmerzhaft empfand. Ich mußte mich schon nach kurzer Zeit wieder auf den Rücken drehen lassen. Zwei- bis dreimal pro Woche probierte ich, die Ausdauer in Bauchlage zu verlängern. Kleine Fortschritte waren der Lohn für die schmerzhafte Quälerei, die ich mir selbst auferlegt habe.

Dies sind alles Dinge, die der Patient durchstehen muß, wenn er irgendwelche Fortschritte erzielen will. Da ich ein Mensch bin, der sein Leben erleben will und nicht nur ableben möchte, bin ich bereit, immer und alles zu tun, um aus dieser Situation das Beste daraus zu mache. Ich bin der Meinung, man muß versuchen, die Gegenwart zu meistern und die Zukunft den Umständen angepaßt mit Weitblick planen. Nach drei Jahren war ich psychisch soweit, daß ich wußte, der Weg führt für mich nach oben wenn auch nur schleppend: „Immerhin". An Tagen, in denen ich meine Tiefs hatte, zog ich in Gedanken Bilanz und kam auf den einfachen Nenner: „Bei Null beginnen müssen, einen Körper aufzubauen, dies braucht Zeit und viel viel Geduld".

Es war dies ein schwacher Trost, aber es entspricht der Wirklichkeit und ein kranker, behinderter Mensch muß durch solche Phasen durch. Wenn ich Besuch hatte, waren oft Leute dabei die meinten: „So etwas würde ich niemals bewältigen können". Zu einer solchen Meinung möchte ich als Betroffener sagen, es gibt nur zwei Möglichkeiten, die einem in einer solchen Situation zur Auswahl stehen: entweder kämpft man mit allen Mitteln um sein Leben oder man gibt sich selbst auf und verliert sein Leben.

Die herrliche Sommerzeit war entronnen, die Herbsttage zogen mit hoher Luftfeuchtigkeit ins Land. Die Sonne verlor an Kraft und die Tage wurden kürzer. In meinem Gedächtnis war der Therapietermin schon fixer Bestandteil, der zu den Geschenken gehörte, die täglich mein Gehirn strapazierten. Aus verschiedenen Gründen hatte ich jährlich einmal vier Wochen lang stationäre Therapie. Da es mir ja ganz verständlich erschien, daß ich nur in größeren Zeitabständen erkennbare Fortschritte erzielen konnte, war ich über diese Terminabwicklung vollkommen zufrieden. Man soll auch als Patient in der Lage sein, auf andere Mitmenschen Rücksicht zu nehmen, denn als Betroffener weiß ich, daß Krankenhäuser als auch Therapiezentren aus allen Nähten platzen. Ich möchte an dieser Stelle zum Ausdruck bringen, daß ich fast immer in einer glücklichen Lage war und den nötigen Therapiebedarf genießen konnte. Es war bereits der vierte Therapietermin im selben Zentrum, zu meinen Gunsten bekam ich als Draufgabe denselben Therapeuten. Aus der Sicht des Patienten möchte ich betonen, daß dies von großer Bedeutung sein kann, wenn man den Therapeuten schon kennt und der Therapeut den Patienten kennt. Je nach Behinderung leidet ein Patient an Hemmungen und das bewirkt eine Verklemmung oder Verspannung durch die Aufregung. Wenn man aber einen Therapeuten hat, der das Krankheitsbild und die bestehende Körperbehinderung kennt, dann kann man mit Sicherheit besser zusammenarbeiten und größere Fortschritte erzielen. Gleich zu Beginn der Therapiekur merkte ich, daß ich wieder stabiler und widerstandsfähiger geworden war. Blasentraining sowie Schließmuskelkraft hatten sich wesentlich verbessert, eine für mich abnehmende Sorge macht mir das Leben leichter. Warum ich die immer von mir erhofften Fortschritte machte, sind wohl auf das ganze Umfeld zurückzuführen. Ich freute mich immer auf den Therapieaufenthalt, wahrscheinlich deshalb, weil ich mich in allen Phasen wohl fühlte. Ich war ein gut eingeschulter Patient. Krankenschwestern sowie Pfleger wußten meine bescheidenen Wünsche fast zur Gänze auswendig. Ich möchte betonen, daß dieses Verhältnis nicht vom Himmel gefallen ist, sondern durch die fabelhafte Ergänzung von Ärzten, Therapeuten, Pflegebediensteten und Patient zustande gekommen ist. Was ich zu Hause bemerkte und auch zaghaft zu spüren bekam, bestätigte mir mein Therapeut. Die mangelnde Bewegung, vor allem im Bereich vom Becken, begann bei der Therapie von Tag zu Tag mehr zu schmerzen. Diesen Schmerzen Abhilfe zu schaffen, machte mir großes Kopfzerbrechen. Denn wenn ich wieder zu Hause war, konnte ich meine Hüftgelenke wohl kaum genügend in Bewegung setzen, sodaß ich einer Gelenksverkalkung dagegen wirken konnte. Um der Therapie genügend Widerstand leisten zu können, bekam ich täglich Infusionen gegen Schmerzen. Nur auf diese Weise war es mir möglich, mein Therapieprogramm zu Ende zu führen. Die Frage, wie es wohl weitergehe, wenn ich zu Hause bin, machte mir ehrlich gesagt, einige schlaflose Nächte.

Als ich dann zu Hause war, sah ich täglich meine gewohnten und beliebten Fernsehsendungen an. Eines Tages im Winter sah ich ORF – Tirol heute. Dieser Schnappschuß auf dem Bildschirm veränderte strategisch meine Ausgangslage für die Zukunft. Eine Firma zeigte eine Neuheit für Körperbehinderte, ein Heilbehelfsgerät für die, die sich selbst nicht bewegen können. Es wurde ein Heimtrainer mit eingebautem

Elektromotor gezeigt. Für mich war dies auf den ersten Blick eine faszinierende Sache. Es wurden im Fernsehen verschiedene Anwendungen vorgeführt. So wurde unter anderem gezeigt, daß man dieses Gerät im Rollstuhl sitzend betätigen kann. Man konnte die Füße an den Trittpedalen mit Klettverschlußbändern fixieren und stufenlos die gewünschte Drehzahlgeschwindigkeit wählen. Sogar im Bett liegend konnte man dieses Gerät verwenden, auch erweitern konnte man es, sodaß man die Arme auch bewegen konnte. Na, alles war sehr vielversprechend, aber wie kam ich an dieses Gerät, denn die Sendezeit von ein paar Minuten war vergangen. Ich schrieb an den ORF einen Brief. Der Fernsehmoderator hatte auf meinen Brief prompt reagiert und gab mir die genaue Adresse dieser Firma bekannt. Nun wandte ich mich an diese Firma, die in Salzburg ihre Niederlassung hatte. Nach zirka einer Woche kam eine schriftliche Antwort, in der ein Termin angegeben war, an dem mich ein Verkaufsberater zu Hause besuchen und diesen Heimtrainer vorführen würde. Dieser Besuchstermin wurde telefonisch noch genau festgelegt. Es war am späten Nachmittag, als der Vertreter kam und mir dieses Gerät vorführte. Meine Gefühle im gesamten Körper waren aufgewühlt, meine Konzentration war so überfordert, daß mein ganzer Körper zu zittern begann. Er erklärte meiner Frau und mir die ganze Betriebsanleitung und fügte hinzu, daß er mir dieses Gerät für die Zeit von zwei Wochen zur Probe stehen ließe. Zwei bis dreimal täglich probierte ich ein paar Minuten lang zu radeln, denn länger wurde mir ja nicht empfohlen. Ich spürte, das ist das Gerät, das mir meine Hüftgelenksschmerzen verringern könnte. Die Durchblutung in den Beinen wurde aktiviert, der gesamte Körper wird durchbewegt. Nach den zwei Wochen Probezeit wußte ich, daß dieses Gerät für meine weitere Therapie einen hohen Stellenwert einnehmen wird. Der Verkaufsberater kam wie vereinbart am Abend zu mir nach Hause. Wir verhandelten über den Kaufpreis und über die Finanzierungsmöglichkeit. Er sicherte uns zu, daß die Versicherung einen Teilbetrag als Heilbehelfsmittel übernehmen würde. Für einen Teil der Kosten müßten wir selbst aufkommen. Wir beschlossen den Kauf dieses Therapiegerätes und unterzeichneten einen Kaufvertrag. Per Post wurde uns die Rechnung zugesandt, die eine dreißigtägige Zahlungsfrist beinhaltete. Die Ansuchsschreiben auf Mitfinanzierung seitens meiner Versicherung liefen auf Hochtouren. Einen Teil des Rechnungsbetrages übernahm die Versicherung und ein Teil wurde mir von Freunden finanziert, die sich als großartige Sponsoren entpuppten. Freunde, die sich in einer solchen Situation so großartig verhalten, sind als absolut wahre Freunde zu bewerten. Ein herzliches Vergelt's Gott an alle, die mir so spontan gezeigt haben, wie ehrlich und weich ihr Herz ist.

Die Angelegenheit der Finanzierung dieses Heimtrainers war somit gesichert. Eine neue Motivation, die ein gigantisches Ausmaß an Therapiewillen verursachte. Ich mußte mich äußerst konzentrieren, um der Körperverkrampfung den Kampf ansagen zu können. Durch die Bewegung im Sitzen wurde auch die Verkrampfung im Rumpf gelockert. Selbst für das Gesäß war es ein großes Training, denn das Sitzen wurde durch die Bewegung unruhig, der Popo fing an zu brennen und zu schmerzen. Wöchentlich versuchte ich mein persönliches Limit des Erträglichen zu erhöhen und erreichte nach zwei Jahren ein tägliches Heimtrainerfahren von zirka zwei Stunden. Die Gelenke der Beine und die Hüftgelenke, alles wurde geschmeidiger und schmerzfreier.

Meistens machte ich diese Übung am Abend, bevor ich ins Bett ging. Denn nach dieser Radltour war mein Körper müde, sodaß ich viel besser einschlafen konnte. Nun hatte ich eine Beschäftigung mehr, die mich konditionell und konzentrationsmäßig stärkte. Was für jeden Patienten ein wichtiges Spektrum ist, daß man sich selbst zu beschäftigen versucht und damit die Langeweile verdrängen kann. Noch einen wichtigen Hinweis zu dem Elektroheimtrainer: Gerade für Schlaganfallpatienten scheint mir dieses Gerät geeignet, weil man an Durchblutungsstörungen als auch an Konzentrationsschwächen leidet. Man kann versuchen, in Gedanken mitzutreten und wenn man spürt, daß sich der Spasmus bildet, dann versucht man, sich einfach locker zu entspannen. Wenn man aufgrund der Verkrampfung den Motor blockiert, so stoppt er automatisch und schaltet sich nach fünf Sekunden wieder rückwärtslaufend ein. Dadurch wird die Verkrampfung total unterbrochen und das ganze beginnt von vorne, ohne daß man irgendwas umschalten muß. Wer ein solches Gerät kennt und Bewegungsunterstützung braucht, der ist mit Sicherheit meiner Meinung, wenn ich sage, daß ich mir ein Fehlen dieses Gerätes kaum noch vorstellen kann. Noch ein ganz wichtiges Problem konnte ich durch diese Tätigkeit beeinflussen. Ich hatte immer an kalten Füßen gelitten, sie waren fast rund um die Uhr kalt und gegen Abend wurden sie fast immer geschwollen, nämlich so geschwollen, daß ich Schmerzen und da und dort Druckstellen bekam. Durch die tägliche Bewegung wurde die Durchblutung spürbar aktiviert und die Schmerzen stark vermindert.

Als ich im Herbst wieder zur Wiederholungstherapie kam, fiel meinem Therapeuten die fortgeschrittene Bewegungsfreiheit auf. Ich erzählte ihm, wie und was ich zu Hause an Therapie machte. Er begrüßte meine persönliche Einstellung und räumte ein, daß ein starker Wille des Patienten die Grundlage für eine körperliche Veränderung in bezug auf die Rückbildung der Lähmung sei. Ich persönlich spürte, daß ich mich bei der Therapie wesentlich besser konzentrieren konnte, die Verspannung in den Hüftgelenken war viel lockerer. Erstmals konnte ich wieder eine Dehnung der Leistensehnen ertragen. Des öfteren ließ ich mich nach dem Mittagessen ins Bett legen, auf dem Rücken gelagert und die Beine links und rechts vom Bett raushängend, so konnte ich längere Zeit liegen und die Leistensehnen dehnen. Manchmal ließ ich mir sogar einen Kopfpolster unters Kreuz einlegen, damit ich die verkrümmte Haltung im Becken etwas korrigieren konnte. Heute noch leide ich an der schlechten Haltung im Bereich Becken und Kreuz. Rückenmuskel sowie Bauchmuskel sind noch sehr schwach und die Kraft, die ich habe, kann ich nicht genügend kontrollieren und in die Tat umsetzen. Man versuchte mit Hippotherapie eine Stärkung der Becken-, Kreuz- und Rumpfmuskulatur zu erreichen. Sie mußte nach ersten Versuchen wieder abgebrochen werden, denn der ganze Körper verkrampfte sich und unerträgliche Gelenksschmerzen waren die Folge. In meiner langen Genesungszeit habe ich viele Schlaganfallpatienten kennengelernt und habe im Gespräch festgestellt, daß die Folgeschäden ganz verschieden sind. Manche leiden an Erschlaffung der Muskulatur und können sie nicht spannen, ich zum Beispiel leide wiederum an Verspannung und kann sie nicht lockern.

Als eine ganz unangenehme Folge meiner Krankheit kann wohl das Verschlucken genannt werden. Die Ursache dieser gefährlichen Plage kenne ich leider nicht, möchte aber ein Erlebnis schildern: Ich war eine Woche lang nach der Wiederholungstherapie zu Hause. Meine Frau, meine Tochter und ich waren gemeinsam beim Abendessen. Eine Burenwurst mit Brot war unser Abendessen. Meine Tochter saß hinter dem Tisch und sagte: „Magst Du einmal abbeißen?" Sie hielt mir die Wurst über den Tisch und ich biß ein großes Stück ab. Dabei war mein Kopf in den Nacken gedreht, sodaß mein Kehlkopf stark überstreckt war. Gleich nach dem Abbeißen merkte ich, daß das Stück Wurst schon ganz hinten im Mund war. Ich wollte zu kauen beginnen und spürte, daß dieses Wurststück schon im Hals steckte. In panikartiger Weise versuchte meine Frau auf meinen Rücken zu klopfen und so ein Erbrechen zu bewirken. Als dieser Versuch scheiterte, telefonierte meine Frau sofort den Hausarzt an, der zum Glück innerhalb von ein paar Minuten zur Stelle war. Dennoch, als der Arzt kam, war ich bereits bewußtlos. Man brachte mich gleich ins Krankenhaus, wo das Wurststück entfernt wurde. Zwei Tage lang wurde ich intensiv auf eventuelle Folgeschäden überwacht. Da den Ärzten mein vorhergehendes Krankheitsbild bekannt war, staunten sie nicht schlecht über meine körperliche Widerstandskraft. Sogar ich selbst war überrascht, daß sich mein Körper so schnell erholen konnte. Nach nur elf Tagen Krankenhausaufenthalt konnte ich wieder nach Hause, selbst erstaunt, wie man sich nach einem Herzstillstand so rasch erholen kann. Seit diesem Zwischenfall weiß ich, daß ich bei überstrecktem Kehlkopf extrem verschluckgefährdet bin. Den genaueren Grund dieses gefährlichen Verschluckens kenne ich leider nicht, mag sein, daß der Luftröhrenschnitt ein wesentlicher Grund ist.

Das Frühjahr rückte näher und näher. In meinem Gedächtnis machte sich der Wunsch nach einem Elektrorollstuhl breit. Routinemäßig kam mein Hausarzt Blutdruck messen sowie zu diversen Kontrollen. Ich erzählte ihm meine Zukunftswünsche, die er ganz normal und dringend notwendig fand. Zumal wohnte ich in einer Wohnsiedlung, die in einer Hanglage ist und meine Frau nicht in der körperlichen Lage war, mich in einem Rollstuhl auf und ab zu schieben. Also beantragte mein Hausarzt bei meinem Versicherungsträger einen Elektrorollstuhl. Innerhalb von zwei Wochen kam die Antwort mit dem Inhalt der Genehmigung für einen Elektrorollstuhl. Nun begann der nächste Schritt. Ein Sanitätshaus wurde von mir beauftragt, einen für mich geeigneten Rollstuhl zu besorgen. Da das letzte Stück der Zufahrt zu meinem Eigenheim eine 13 %ige Steigerung hat, brauchte ich einen Rollstuhl, der einen extra starken Motor hatte. Nach einer Lieferzeit von acht Wochen war es soweit. Ein Anruf des Sachbearbeiters des Sanitätshauses ließ mich sehr neugierig werden. An einem Donnerstag in der Nachmittagszeit war der Liefertermin ausgemacht. Er kam einige kurze Zeit früher als verabredet. Die Spannung war bei mir unbeschreiblich groß. Es war für mich eine neue Herausforderung, die meinem Körper Wechselbänder verursachte. Alleine schon der Größenunterschied war für mich verblüffend. Die Rückenlehne im Elektrorollstuhl war breit, hart, als auch schräg verstellbar. Der erste Eindruck war in bezug auf die Körperhaltung phantastisch. Nun konzentrierte ich mich auf die technischen Anweisungen des Fachmannes. Nervöse Emotionen stiegen in meinem Körper auf und ab, ein Kribbeln im Bauch, Stuhlgangreiz und vieles mehr waren die Begleiterscheinungen dieser Rollstuhlübernahme. Ich spürte, daß die Einhebeltechnik des Elektrorollstuhls für meine Konzentration über die Feinmotorik eine zu hohe Beanspruchung darstellte. Der Rollstuhltechniker mußte nur die Schaltung ganz auf die langsamste und schwächste Stufe stellen, sodaß ich nur im Schneckentempo fahren konnte. Monat für Monat wurde die Fahrgeschwindigkeit meinem Fahrkönnen angepaßt. Lange Zeit brauchte ich, um den körperlichen Herausforderungen gerecht zu werden, wenn ich mit meinem Fahrzeug bergab fahren wollte. Die Beinmuskulatur anspannen und über das Gefälle gleichzeitig abwärts fahren, löste bei mir lange Zeit durch das Angstgefühl Spasmen aus. Ich mußte dann einfach anhalten, den ganzen Körper durch Konzentration beruhigen und erst dann die Fahrt wieder fortsetzen. Die besten Übungsfahrten gelangen mir bergauf, denn da konnte ich mich ohne irgendeine Verspannung voll auf die Technik des Elektrorollstuhls konzentrieren. Durch die täglichen Übungsfahrten machte mein Körper eine ganz besonders positive Entwicklung. Der gesamte Organismus begann spürbar zu arbeiten. Ein ganz angenehmes Gefühl verspürte ich immer öfter in der Nacht, wenn ich wach wurde. Mein Körper, der schon seit Jahren durchgehend an Verspannung litt, wurde während des Schlafes völlig locker. Ich konnte in dieser Phase, in der ich völlig locker war, mit Füßen und Händen gezielte Bewegungen machen, zum Beispiel Beine beugen und wieder strecken, den Körper vom Rücken in die Seitenlage drehen und wieder zurück. Was ich leider nicht kann, die körperliche Entspannung bei Tag, wenn der Körper aktiv ist, aufrecht erhalten. Wenn mich meine Frau aus dem Bett in den Rollstuhl sitzt, setzt die Verspannung wieder ein. Hauptsächlich ist die linke Körperhälfte von dieser Verspannung betroffen, das Bein leidet unter Streckspasmen. Bereits ein paar Monate später, als ich den Elektrorollstuhl hatte, suchte ich in Gedanken nach einer neuen Alternative zur Weiterbildung meines Körpers. Nach und nach wurde mir klar, daß ich durch die steigende Stabilisierung der Konzentration mehr gezielte Bewegung frei machen konnte. Die Psyche verstärkte sich, der Weitblick für meine Zukunft veränderte sich in eine Richtung, die positiv gestimmt war. Ich spürte, wie sich der Körper einem gezielten normalen Tagesablauf annahm. Die Zeit, in der ich früher meinen Mittagsschlaf machte, überbrückte ich ganz einfach, indem ich mit meinem Rollstuhl spazieren fuhr. Ich verspürte, wie ich meine geistige Konzentration stärker und leistungsfähiger machen konnte.

Es war August, Bekannte kamen überraschend auf Besuch. Ich erzählte ihnen über meine geistige und körperliche Entwicklung. Ich fragte, wie ich am besten zu einem Computer käme, denn ich hatte ein großes Interesse. Denn zu diesem Zeitpunkt wußte ich bereits, daß ich auf einem Computergerät, das Konzentration beansprucht, sehr vieles erreichen könnte. Gesagt, getan. Herr W. begrüßte meine Zukunftspläne und versicherte mir, seinerseits jede machbare Unterstützung zu leisten.

Als ich im Herbst wieder routinemäßig zur Wiederholungstherapie kam, gab er mir auf seinem privaten Computergerät ein paar Grundkurse. Für mich war dies eine große Herausforderung, die mich auf das Limit der Leistungsfähigkeit brachte. Das Erlebnis war faszinierend, ich konnte am Monitor meine Sehkraft testen, die Konzentration mit der gesamten Anlage war für mich phantastisch. Ich wußte, daß mich ein solches Computergerät ein wesentliches Stück weiterbringen kann. Gemeinsam mit meiner Familie schaffte ich mir als Weihnachtsgeschenk einen Standard-Computer an. Was es mir tatsächlich bringen wird, kann ich noch nicht sagen; fest steht, für das geistige Training bringt es auf alle Fälle einiges. Für jeden Menschen, der an irgend einer Krankheit oder Körperbehinderung leidet, sind geistige Beschäftigungstherapien empfehlenswert. Man soll möglichst versuchen, sich selbst zu beschäftigen, denn dadurch gelingt es am besten, sich selbst vom eigentlichen Problem abzulenken. Gespräche mit bekannten Menschen, die ganz abseits des Krankheitsbildes geführt werden, sind ebenso wichtig, wie positive Zukunftspläne. Eines der wichtigsten Aspekte sind jene, wo man versucht, sich selbst zu erkennen, sich so zu akzeptieren, wie man eben ist. Es stärkt die Psyche, die ja angeblich die Hälfte des Lebensbestandteiles ist. Das Richtige tun, heißt für mich, das tun, was man selbst für richtig hält.

Die meiner Meinung nach wichtigsten Grundlagen für den Patienten sind:

1. Dem Leben die nötige Lebensfreude geben. Den Lebensstellenwert schätzen und nicht in den Abgrund eines Minderwertigkeitskomplexes verfallen.
2. Sich selbst akzeptieren und mit der Behinderung leben zu lernen.
3. Man soll, so gut es möglich ist, versuchen, die Gegenwart zu meistern und die Zukunft den Umständen angepaßt planen.
4. Die Erfahrung mit den wahren, ehrlichen Freunden und den Möchte-Gern-Freunden sollte man mit Genuß auskosten.
5. Jeder Mensch hat mit Sicherheit seine eigene Persönlichkeit und soll sich auch dessen bewußt sein. Hat er zu dieser Einstellung gefunden, kann er Ängste sowie Minderwertigkeitsgefühle lückenlos beseitigen.

6. Das Vertrauen den behandelnden Ärzten gegenüber ist für den Patienten sehr wichtig. Dennoch, der Schlüssel zum Erfolg führt zweifelsohne über die Beherrschung seiner Person.

7. Menschen, die auf der Suche nach dem großen Glück sind und ständig die materielle Ebene in den Vordergrund stellen, suchen mit Sicherheit ein ganzes Leben lang umsonst und verfallen in Habgier und Frust.

8. Mein ganz persönlicher Herzenswunsch: Ich wünsche Ärzten soviel Kraft, daß sie den Mut haben, auch dann Rede und Antwort zu geben, wenn es sich um einen ärztlichen Fehler handelt, und nicht nur von Fernsehstation zu Fernsehstation zu reisen, wenn sie glauben, eine medizinische Sensation geleistet und die persönliche Karrieresucht befriedigen zu müssen.

9. Der Großteil der Menschen kann eine ganze Reihe von Wünschen aufzählen, was er haben möchte. Jedoch kann man mit einem einzigen Wort sagen, was er haben sollte und das heißt „Zufriedenheit". Ich persönlich bin trotz meiner Krankheit deshalb zufrieden, weil ich das große Glück hatte und es mir gelungen ist, ein paar meiner Herzenswünsche zu erfüllen. Ich möchte sie kurz anführen:
Mir ist die Gründung einer Familie geglückt, in der ich mittlerweile auf zwei erwachsene Kinder stolz sein kann.
Mir ist mit Verstand und viel viel „ho ruck" der Bau eines Eigenheimes gelungen, auf das ich sehr stolz bin.
Im Garten unseres gemeinsamen Eigenheimes stehen ein paar Bäume, die von mir gepflanzt worden sind und den Sinn und Zweck haben, lebenswichtige Grundlagen für meine Familie zu schaffen.
Durch meine musikalische Begabung, die mir der Herrgott bereits in die Wiege gelegt hat, konnte ich nicht nur unzähligen Menschen viel Freude machen, sondern sie half auch mir persönlich, das Leid der schweren Schicksalsschläge zu lindern.

10. Was mir zum Abschluß dieses Berichtes noch ein ganz besonderes Anliegen ist, möchte ich tiefgreifend betonen: Ich möchte mich bei allen Menschen, die mir in irgend einer Weise geholfen haben, recht recht herzlich bedanken. Ohne der fachmännisch-medizinischen Versorgung und der unermüdlichen Pflege könnte ich schon lange nicht mehr den Genuß des Daseins auskosten. „Vergelt's Gott". Ich möchte diesen Bericht ganz alleine meiner Familie widmen, die stets mein bester Hinterhalt war und ist.

II. Wie kommt es zu einem Schlaganfall und wie kann man dem Schlaganfall vorbeugen?

Die Primärprävention hat zum Ziel, durch Behandlung der bekannten Risikofaktoren einen Schlaganfall (= ischämischen Hirninfarkt) zu verhindern.

Dies kann durch die konsequente Kontrolle vaskulärer Risikofaktoren und durch die Behandlung von potentiellen kardialen Emboliequellen geschehen.

Primärprävention ist nicht als kurzdauernde akut, sondern als langanhaltende Dauerintervention zu verstehen.

Die Arterienverkalkung
(Arteriosklerose)

Univ.-Doz. Dr. J. Willeit

Die Arterien führen das Blut mit Sauerstoff und Nährstoffen zu allen Organen, Geweben und Zellen unseres Organismus. Die Verengung einer Arterie (Stenose) verursacht eine Minderdurchblutung (Ischämie), der Verschluß (Thrombose oder Embolie) führt zum Absterben des nicht mehr durchbluteten Gewebes.

Definition der Arteriosklerose:
Verhärtung und Verdickung der Arterienwand mit Einengung der lichten Weite durch Ausbildung der typischen kalk- und cholesterinhaltigen Verkrustungen (= arteriosklerotische Plaques). Diese führen zu arteriellen Stenosen und Verschlüssen.

Man ist so jung wie seine Gefäße

Ursachen der Arteriosklerose
Mehrere Faktoren spielen bei der Entstehung der Arteriosklerose eine gesicherte Rolle:

- **Genetische Faktoren**
  Das männliche Geschlecht ist bis zum 6. Lebensjahrzehnt viel häufiger befallen; es scheint, daß die weiblichen Hormone bis zu den Wechseljahren eine Schutzwirkung ausüben. Eine familiäre Erkrankungsneigung ist bekannt. Ebenso die Häufung der Arteriosklerose mit zunehmendem Alter. Diese genetischen Faktoren sind weder vermeidbar noch beeinflußbar!

- **Hauptrisikofaktoren**
  1. Zigarettenrauch (Nikotin ist toxisch für die Innenschicht der Arterienwand)
  2. Bluthochdruck (belastet die Arterienwand desto mehr, je höher die Druckwerte sind und je länger hoher Blutdruck besteht)

3. Zuckerkrankheit (der zu hohe Blutzucker schädigt die Arterienwand)
4. Zu viel Cholesterin im Blut (lagert sich an der Arterienwand ab,
   desto frühzeitiger und stärker, je höher der Cholesterinwert im
   Blut ist)

- **Nebenrisikofaktoren**
  1. Übergewicht (öffnet Tür und Tor für andere Risikofaktoren)
  2. Bewegungsmangel (begünstigt Übergewicht, Zuckerkrankheit,
     Bluthochdruck)
  3. Alkoholmißbrauch (erhöht Blutfette und Blutdruck)
  4. Dauerstreß (bewirkt Blutdrucksteigerung und Mehrarbeit für das
     Herz)

Klinisches Erscheinungsbild

Die Beschwerden hängen vom betroffenen Organ (Herz, Gehirn, Auge,
Gliedmaßen) sowie von der Intensität der Durchblutungsstörung ab: Die
Stenose führt zur Funktionseinschränkung des Organs, der Gefäßverschluß zum Herzinfarkt, Gehirnschlag, Erblindung, oder Gangrän (Absterben einer Gliedmaße).

Behandlungsmöglichkeiten

- Konservative Therapie: gefäßerweiternde Mittel, Antikoagulantien,
  Thrombozytenfunktionshemmer
- Chirurgische Therapie, wenn möglich: Thrombektomie, Embolekto-
  mie, Bypass (Schaffung eines Umgehungskreislaufes)

Wissen hilft vorbeugen

Vorbeugung der Arteriosklerose

Abbau der Risikofaktoren!! Dies ist möglich, weil die meisten Risikofaktoren entweder vermeidbar oder behandelbar sind. Dazu bedarf es der
Aufklärung der Bevölkerung, der Aufrüttelung des Gesundheitsbewußt-
seins in der Familie, in der Schule, in der Gemeinde, um auf breiter
Basis eine gesundheitsfördernde Änderung des Lebensstils zu erreichen.

Risikofaktor Hochdruck

Unter Schlaganfall versteht man das unverhoffte, blitzartige Auftreten von Krankheitserscheinungen, die auf eine Durchblutungsstörung des Gehirns zurückzuführen sind. Handelt es sich um eine Unterbrechung der Blutzufuhr, spricht man von einem Hirninfarkt, ist ein Hirngefäß geplatzt, liegt eine Hirnblutung vor.

Wie können wir das Schlaganfallrisiko minimieren?

Die Antwort ist einfach, aber schwer durchführbar: Vorsorge! Diese besteht im Aufdecken und Behandeln der Risikofaktoren, die zum Schlaganfall führen. Risikofaktoren wie Bluthochdruck, Zuckerkrankheit, Nikotin, erhöhte Blutfette usw. begünstigen das Entstehen der Arteriosklerose (Gefäßverkalkung), aus deren Folge eine Verengung der Gefäße mit Minderung der Durchblutung resultiert. Im folgenden soll zunächst der Bluthochdruck (arterielle Hypertonie) – einer der wichtigsten Risikofaktoren der Hirngefäßerkrankungen – besprochen werden.

Beim Bluthochdruck gibt es einen oberen (systolischen) und einen unteren (diastolischen) Wert. In Anlehnung an die Klassifikation der Weltgesundheitsorganisation (WHO) gelten beim Erwachsenen dauernd erhöhte Blutdruckwerte von 160/95 mm Hg und darüber als gesicherte arterielle Hypertonie. Blutdruckwerte zwischen 140/90 und 160/95 mm Hg werden als Grenzwerthypertonie eingestuft. Als normaler Blutdruck oder Normotonie gelten Werte bis 140/90 mm Hg. Die Grenzen zwischen normalem Blutdruck und Bluthochdruck sind häufig fließend, zudem unterliegen die Blutdruckwerte tageszeitlichen Schwankungen. Vorübergehende Blutdrucksteigerungen bei seelischen Erregungen und körperlichen Belastungen zählen nicht zur Hochdruckkrankheit.

Bekanntlich macht der Bluthochdruck für lange Zeit keine besonderen Beschwerden, während bei längerem Bestehen Komplikationen zu erwarten sind. So erleiden Personen mit dauernd erhöhtem Blutdruck etwa 7 x häufiger einen Gehirnschlag, 3 x häufiger einen Herzinfarkt und 2 x häufiger Durchblutungsstörungen in den Beinen, als Personen mit normalen Druckwerten. Die Komplikationsrate wird beträchtlich gesteigert, wenn gleichzeitig andere Risikofaktoren wie erhöhte Blutfette, Zuckerkrankheit, Rauchen usw. vorliegen. Regelmäßige Blutdruckmessungen sind deshalb der einzige Weg, einen eventuellen Bluthochdruck frühzeitig zu entdecken. Es ist unbestritten, daß ein erhöhter Blutdruck rechtzeitig erkannt und behandelt werden muß. Jeder sollte deshalb seinen Blutdruckwert kennen.

Blutdruckmessen nicht vergessen.
Blutdruckmessen dauert 5 Minuten,
ein Schlaganfall ein Leben.

Hochdruckbehandlung

Nicht medikamentöse Maßnahmen

– Gewichtsreduktion durch Diät und körperliche Bewegung: Bereits durch eine Verminderung des Übergewichtes kann erhöhter Blutdruck abnehmen, sodaß Medikamente nicht oder nur in geringer Menge erforderlich sind (z. B. beim Grenzwerthypertonus).
– Einschränkung der Kochsalzzufuhr: Der blutdrucksenkende Effekt der Kochsalzrestriktion ist gesichert. Die tägliche Kochsalzmenge in der Nahrung sollte höchstens 4 – 8 g betragen. Diese Menge ist in einer normalen Kost enthalten, wenn bei ihrer Zubereitung und bei den Mahlzeiten selbst nicht zugesalzen wird und wenn gesalzene Nahrungsmittel vermieden werden. Zur Geschmacksverbesserung sind zugelassen: Gartengewürze, Zwiebeln, Knoblauch, Paprika und Pfeffer.
– Vermeiden von Alkohol- und Nikotinmißbrauch
– Anstreben einer körperlichen Entspannung und psychischen Ausgeglichenheit.

Medikamentöse Maßnahmen

Genügen die allgemeinen und diätetischen Behandlungsmaßnahmen nicht, so stehen uns heute moderne und äußerst wirksame blutdrucksenkende Medikamente zur Verfügung. Zum Erfolg führt aber nur die konsequente, meist lebenslange Einnahme bei regelmäßigen Blutdruckkontrollen. Der Patient soll sich dabei genau an die Verordnungen seines Arztes halten, mit der Möglichkeit, über eventuelle Nebenwirkungen mit seinem Arzt zu sprechen und seine individuelle Therapie zu erhalten.

Diätvorsorge unter Berücksichtigung eines zu hohen Blutdruckes

> Vorweg:
>
> Richtig Essen und Trinken bei bestehenden Risikofaktoren (erhöhtem Blutdruck, erhöhten Blutfettwerten, Diabetes, Übergewicht usw.) ist jeweils **keine** strenge Diät, sondern vielmehr eine vollwertige Kost unter Berücksichtigung einiger Lebensmittel.

Übergewicht, viel Fett, Kaffee und Kochsalz, regelmäßiger, hoher Alkoholkonsum sowie Rauchen, Bewegungsmangel und Streß begünstigen das Auftreten eines Hochdrucks. Durch eine Änderung dieser Eß- und Lebensgewohnheiten kann oft schon eine *blutdrucksenkende Wirkung* erzielt werden!

Bei vielen Patienten läßt sich ein Hochdruck allein schon durch eine *Verminderung der Kochsalzzufuhr* in den Griff bekommen. Es gibt aber auch einen von der Kochsalzzufuhr unabhängigen Bluthochdruck (dies muß mit dem Arzt abgeklärt werden).

Wir alle salzen bei der Zubereitung unserer Speisen zu viel. Unser an Salz gewöhnter Geschmackssinn stellt sich aber schon nach wenigen Tagen auf eine salzarme Zubereitung ein – dies umso mehr, je besser es gelingt, den Speisen durch Kräuter und Gewürze eine spezielle Note zu verleihen.

Sellerie-, Kräuter- und Meersalz sind dem Kochsalz gleichzusetzen, also keine Alternative. Auch besonders *salzreiche Lebensmittel* (siehe unten) sollten nur äußerst selten oder gar nicht am Speiseplan stehen.

> **besonders salzreiche Nahrungsmittel:**
> - Fleisch-, Fischkonserven und Wurstwaren
> - Gepökeltes, Geräuchertes (z.B. Speck)
> - Fertigprodukte
>   (Dosengerichte, Packerlsuppen, Fertigpizza, usw.)
> - Sauerkraut, Salzgurken
> - Käse (außer ungesalzener Frischkäse)
> - Gewürzmischungen (Streuwürzen, Suppenwürfel, Senf)
> - Salz-, Käsegebäck und sonstige Knabbereien
> - Sauer eingelegtes Gemüse (Sauerkraut, Salzgurken, usw.)

Hat der Arzt eine kochsalzarme Kost verordnet, so ist bei *Mineralwasser* auf dessen Natriumgehalt zu achten. Natriumarme Mineralwässer beinhalten weniger als 40 mg Natrium pro Liter. Die genaue Konzentration ist dem jeweiligen Etikett zu entnehmen.

Kaffee hat eine blutdrucksteigernde Wirkung, weshalb er durch koffeinfreien Kaffee ersetzt werden sollte. Auch *alkoholische Getränke* (Wein, Bier, Sekt usw.) beeinflussen den Blutdruck ungünstig.

Risikofaktor Übergewicht

Definition:

Normalgewicht (kg) = Körpergröße (cm) minus 100 (Toleranzbereich ± 10 %). So sollte eine Person, die 1,70 m mißt, ein Gewicht von 70 Kilogramm (± 7 kg) aufweisen. Werte darüber bedeuten Übergewicht. Überschreitet das Körpergewicht 20 % des errechneten Normalgewichtes spricht man von Fettsucht.

Normalgewicht	Übergewicht	Fettsucht
Körpergröße in cm minus 100	bis 20% über dem Normalgewicht	über 20 % des Normalgewichtes

Bedeutung:

Übergewicht ist ein eigenständiger Risikofaktor für Schlaganfall- und Herz-Kreislauferkrankungen und zudem Wegbereiter für Zuckerkrankheit, Bluthochdruck, erhöhte Blutfette.

Was können wir tun?

Grundsatz ist und bleibt weniger Kalorien aufnehmen, mehr Kalorien verbrauchen!

Wie kommen wir ans Ziel?

- Selbstkontrolle mit Waage und Spiegel: um das Übergewicht im Auge zu behalten.
- Reduktionsdiät und mehr Bewegung: *Mäßigung bei Tisch – Anstrengung zu Fuß.*
- Änderung der Ernährungs- und Eßgewohnheiten: um Dauererfolg zu sichern.

Häufigkeit des Übergewichtes (Ergebnis aus der Brunecker Studie):

In der Bevölkerung der 40- bis 80jährigen finden sich bei Männern wie auch bei Frauen bis 50 % übergewichtige Personen. Eine Ausnahme bildet die Gruppe der 40- bis 49jährigen Frauen, in der 77 % Normalgewicht aufweisen. Massives Übergewicht (= Fettsucht) ist bei Männern in bis zu 10 %, bei Frauen bis zu 13 % zu finden (höchste Inzidenz bei Männern zwischen 40–49 Jahren, bei Frauen zwischen 50–59 und 70–80 Jahren). Mit dem Übergewicht eng korrelierend und in Zusammenhang stehend sind erhöhte Cholesterinwerte, erhöhter Blutdruck und Zuckerkrankheit.

*** Weniger Kalorien aufnehmen ist erfolgreicher als mehr Kalorien verbrauchen! ***

Diätvorsorge unter Berücksichtigung von Übergewicht
Um überschüssige Kilos abzubauen, müssen die Eß- und Trinkgewohnheiten nicht radikal umgestellt werden – *langsame kleine und schrittweise Veränderungen* führen zum Ziel! Am besten gelingt dies in einer Gruppe Gleichgesinnter.

Der Wunsch, möglichst schnell abzunehmen – am liebsten einige Kilos pro Woche – ist verständlich. Doch ACHTUNG!! Mit *Blitzdiäten,* wie sie zu hunderten am Markt sind, erreicht man oft das Gegenteil. Der anfänglich schnelle Erfolg ist von kurzer Dauer. Die Tortur wochenlanger strengster Diätmaßnahmen gipfelt in der Sehnsucht nach der gewohnten Kost. Noch einige Tage und es ist geschafft. Doch was geschieht!? Trotz „normaler" Portionen nähert sich der Zeiger der Waage in kürzester Zeit wieder dem ursprünglichen Gewicht, ja er schießt oft sogar über dieses hinaus („Jo-Jo-Effekt") – alles umsonst!

Die einzige Möglichkeit, diesen „Jo-Jo-Effekt" auszuschalten ist ein Gewichtsverlust von maximal einem halben Kilogramm pro Woche. Täglich sollten nicht mehr als ca. 300 Kcal eingespart werden. Nur das garantiert einen langfristigen Erfolg und ist ohne Hungern erreichbar!

Natürlich, Patentrezepte oder Wundermittel gibt es nicht. Geduld, ein paar Kenntnisse über Lebensmittel und richtiges Eßverhalten sind nötig. Aber wer die allgemeinen Richtlinien genau liest, der wird vielleicht schon den einen oder anderen Punkt entdecken, bei dem er ansetzen kann. Bei allem Diätwillen muß die Freude und der Genuß am Essen erhalten bleiben. Nur das steigert automatisch auch das Wohlbefinden, die Leistungsbereitschaft und fördert somit auch die Gesundheit.

Risikofaktor Fehlernährung

Gesunde Ernährung – Vorbeugung gegen vaskuläre Risikofaktoren
Die Ernährungs- und Eßgewohnheiten haben sich in den vergangenen
30–40 Jahren infolge Industrialisierung und Wohlstand grundlegend verändert. Das heute überreiche Nahrungsmittelangebot führt:

- zu häufiger Überernährung, weil das Kalorienangebot den Bedarf
  überschreitet
- zu Überkonsum von tierischem Eiweiß und tierischen Fetten

Zum Mehrkonsum verleitet auch die Zubereitungsart der Nahrungsmittel, welche in verfeinerter (raffinierter) und mundfertiger (konfektionier-
ter) Form angeboten werden:

Zwischenmahlzeiten und Naschereien werden gefördert, der Appetit
durch Gewürz- und Aromazusatz angeregt.

Die gesunde Ernährung soll quantitativ und qualitativ den Anforderungen entsprechen:

- **quantitativ**
  Der tägliche Kalorienbedarf bei mäßiger körperlicher Belastung
  errechnet sich aus dem Normalgewicht einer Person multipliziert
  mit 25 für die Frau, und mit 30 für den Mann.

- **qualitativ**
  Die täglich erforderlichen Kalorien sollten folgendermaßen gedeckt
  werden:
  - ca. 50 % Kohlehydrate
  - ca. 30 % Fette
  - ca. 20 % Eiweiß

KOHLEHYDRATE (1 g = 4,1 Kalorien) stellen die *Brennstoffe* dar. Es gibt:
- **Einfachzucker** (Monosaccharide) = Glucose und Fructose
- **Zweifachzucker** (Disaccharide) = Saccharose, Laktose und Maltose
- **Mehrfachzucker** (Polysaccharide) = Stärke in Getreide und Kar-
  toffeln

Die Einfach- und Zweifachzucker werden sofort über den Darm in das Blut aufgenommen, was zu einem plötzlichen Anstieg des Blutzuckerspiegels führt; daher sind diese nur mit Maß zu genießen, für den Zuckerkranken sind sie verständlicherweise verboten!

Die Mehrfachzucker (enthalten in Weizen, Roggen, Gerste, Hafer, Hirse, Mais, Reis, Kartoffeln usw.) eignen sich besonders gut für die alltägliche Ernährung. Günstig ist der Verzehr von Getreide-Vollkornprodukten.

EIWEISS (1 g = 4 Kalorien): = Baustoffe für den Organismus. Man unterscheidet:
- **tierische Eiweiße** (Fleisch, Eier, Milch …)
- **pflanzliche Eiweiße** (Soja, Hülsenfrüchte …)

Heutzutage wird zu viel tierisches Eiweiß, jedoch zu wenig pflanzliches Eiweiß verzehrt.

FETTE (1 g = 9,0 Kalorien) = Depot-Reservestoffe des Organismus. Man unterscheidet:
- **tierische Fette** (Butter, Sahne, Eigelb, und *versteckte Fette* Fleisch …)
- **pflanzliche Fette** (verschiedene Pflanzenöle)

Die tierischen Fette enthalten vorwiegend gesättigte Fettsäuren und Cholesterin, die pflanzlichen Fette hingegen enthalten ungesättigte Fettsäuren, die für eine gesunde Ernährung erforderlich sind.

Im alltäglichen Diätplan sollen **Obst und Gemüse** nicht fehlen. Diese Nahrungsmittel sind reich an Vitaminen, lebenswichtigen Spuren- und Mengenelementen sowie an Pflanzenfasern, welche die Verdauung fördern und sättigend wirken.

Übermäßige Salzzufuhr ist zu vermeiden!

Unsere Nahrung enthält ca. die doppelte Menge des täglichen Salzbedarfes. Eine übermäßige Salzzufuhr überlastet die Nieren und führt zu hohem Blutdruck. Normalerweise enthalten die Speisen genügend Salz, sodaß ein Zusalzen bei Tisch überflüssig und schädlich ist.

> **Die sogenannte *Diätmerkregel* faßt die wohlgemeinten Empfehlungen kurz zusammen:**
> **1/3 weniger Kalorien, 1/3 weniger tierisches Fett, 1/3 weniger Fleisch, 1/3 weniger Zucker, 1/3 weniger Salz, 1/3 weniger kleiefreie Produkte, 1/3 mehr Vollkornprodukte.**

Risikofaktor Erhöhter Cholesterinspiegel

Definition:
Übersteigt der Gesamtcholesterinspiegel im Blut den Wert von 200 mg %
spricht man von Hypercholesterinämie. Man unterscheidet zwei Unter-
gruppen: Das LDL-Cholesterin (*schlechtes Cholesterin* – verantwortlich
für die Gefäßschädigung) und das HDL-Cholesterin (*gutes Cholesterin*
mit Schutzfunktion).

wünschenswerter Cholesterinspiegel	mäßig erhöhter Cholesterinspiegel	stark erhöhter Cholesterinspiegel
bis 200 mg %	**200–250 mg %**	**über 250 mg %**

Was ist Cholesterin?
Das Cholesterin ist ein wichtiger Fettbestandteil des Blutes und zahlreicher Gewebe. Unter anderem ist es die chemische Basis für die Bildung zahlreicher Hormone, die für den Menschen sehr wichtig sind.

Cholesterin ist an der Bildung von Gallensäurensalzen, einigen Vitaminen und Zellmembranen beteiligt.

Cholesterin wird einerseits in der Leber gebildet, andererseits wird
eine größere Menge mit anderen Fetten aufgenommen.

Cholesterin und Arteriosklerose
Nicht das Cholesterin an sich ist ein Gesundheitsrisiko, sondern sein
überschüssiges Vorkommen!

Überschreiten die Gesamtcholesterinwerte über Jahre hindurch die
empfohlene Höchstgrenze (siehe oben), so ist die Wahrscheinlichkeit
groß, an Arteriosklerose mit ihren Folgekrankheiten wie Herzinfarkt und
Schlaganfall zu erkranken. Cholesterin beginnt sich zunächst an den
Wänden der Arterien abzulagern, es kommt zur Verhärtung und Verdickung der Gefäßwand mit Einengung der lichten Weite durch Ausbildung von typischen cholesterin- und kalkhaltigen Verkrustungen (Arteriosklerose). Leider verläuft dieser Prozeß zunächst unbemerkt, der
Mensch nimmt die Krankheit erst dann wahr, wenn Beschwerden von

seiten der Herzkranzgefäße (Angina pectoris, Herzinfarkt) und der Hirngefäße (Schlaganfall) auftreten. Es ist nachgewiesen, daß Patienten mit Cholesterinwerten von über 300 mg % im Blut ein viermal größeres Risiko haben einen Herzinfarkt zu erleiden als Patienten mit Cholesterinwerten bei 200 mg %. Andererseits erniedrigt sich der Cholesterinspiegel um 1 %, erniedrigt sich das Risiko für Herz- und Hirngefäßerkrankungen um 2 %.

Merke:
Erhöhtes Cholesterin ist häufig vergesellschaftet mit anderen Gefäßrisikofaktoren (Übergewicht, Bewegungsmangel, Bluthochdruck, Diabetes, Alkohol und Nikotinmißbrauch).

Empfehlungen zur Vorbeugung und Therapie:
Wenn erhöhte Cholesterinwerte im Blut gemessen werden, ist es notwendig, Vorsichtsmaßnahmen zu beachten, um das Risiko eines Herzinfarktes oder Schlaganfalles zu vermeiden.

1. **Gesunde Ernährung:**
   Die Ernährungsweise sollte geändert werden, indem man cholesterinhaltige Speisen so viel wie möglich reduziert: es sollten nicht mehr als 300 mg Cholesterin am Tag eingenommen werden (siehe Tabelle über den Cholesteringehalt von Nahrungsmitteln). Die Aufnahme von tierischen Fetten (in Wurst, Fleisch, Butter, Käse usw.) muß eingeschränkt werden. Ziehen Sie pflanzliche Fette (Olivenöl, Keimöl, usw.), die reich an ungesättigten Fettsäuren sind, vor. Eine vermehrte Zufuhr von Pflanzenfasern, besonders Vollkornprodukte, Obst und Gemüse sind günstig.

2. **Bei Übergewicht muß Normalgewicht** angestrebt werden!

3. **Steigerung der körperlichen Aktivität**
   durch Ausübung von leichtem Sport, längeren Spaziergängen etc. (körperliche Aktivität senkt das *schlechte* LDL-Cholesterin, erhöht das *gute* HDL-Cholesterin).

4. **Wenig Alkohol! Rauchen einstellen!**

5. Wenn obige Maßnahmen nicht ausreichen, die erhöhten Cholesterinwerte zu senken, verschreibt der zu Rate gezogene Arzt **cholesterinsenkende Medikamente**, die im allgemeinen gut vertragen werden.

Cholesteringehalt der wichtigsten Nahrungsmittel

bezogen auf 100 g Nahrungsmittel

Nahrungsmittel	mg %	Nahrungsmittel	mg %
Fleisch, Geflügel, Innereien		**Fisch und Meeresfrüchte**	
Lamm	70	Languste	85
Ente	70	Hering	85
Rindfleisch (Bries)	280	Kaviar	300
Rind (Kaldaunen – Kutteln)	150	frischer Kabeljau	50
Kaninchen	120	Miesmuscheln	150
Schwein (mageres Fleisch)	70	Austern	50
Schwein (fettes Fleisch)	100	Lachs	35
Schwein (Leber)	420	Sardinen in Öl	120
Rind (halbfettes Fleisch)	120	Kuttelfisch/Tintenfisch	170
Rind (Hirn)	2.360	Makrelen	95
Rind (Leber)	320	Thunfisch	65
Gans	30	Forelle	55
Huhn	90		
Truthahn	10	**Milchprodukte**	
Kalb (Fleisch)	70	Entrahmte Kuhmilch	2
		Kuh-Vollmilch	14
Wurstwaren		Bel Paese	60
Lendenfleisch	100	Hartkäse	80
Bauchspeck	220	Camembert	140
gekochter Schinken (mit Fett)	60	Gorgonzola	70
Roher Schinken (mit Fett)	100	Emmentaler	2
Wurst	80	Mascarpone	100
Schweinswürstel der Saison	120	Büffel-Mozzarella	60
Würstl	50	Kuh-Mozzarella	75
Schweinshaxe	70	Parmesan	190
		Quark (Topfen)	80
Zutaten		**Eier**	
Butter	250	Eiweiß	0
pflanzliche Margarine	0	Eigelb	1.480
Schweineschmalz	100		
Mayonnaise	70	**Zucker und Süßigkeiten**	
Erdnußöl	0	Pulverkakao, Bitterschokolade	0
Sonnenblumenöl	0	Milchschokolade	13
Maisöl	0	Honig	0
Sojaöl	0		

Triglyceride:
Triglyceride kommen in tierischen und pflanzlichen Lebensmitteln vor und werden *aus Zucker bzw. Alkohol gebildet.* Häufig ist ein übermäßiger Zucker- und Süßigkeitenkonsum die Ursache eines erhöhten Triglyceridspiegels!

Für die triglyceridbewußte Kost gilt:
Sparsamer Umgang mit jeder Art von Fett, Einschränkung von Zucker und zuckerreichen Nahrungsmitteln sowie Alkohol und alkoholischen Getränken!

Vorsicht: Bei erhöhten Triglyceriden ist der *Alkoholkonsum* kritisch! Bei erhöhten Cholesterinwerten ist gegen ein Gläschen Wein zu besonderen Anlässen jedoch nichts einzuwenden.

Säuerliche Obstsorten sollten bevorzugt werden. Überreifes und sehr süßes Obst (z. B. Weintrauben, Kaki, Kirschen, Zwetschken) sowie Trockenfrüchte enthalten zu viel Fruchtzucker.

Bei *KOCH- UND STREICHFETTEN* ist in beiden Fällen auf einen hohen Anteil an *mehrfach ungesättigten Fettsäuren* zu achten; enthalten z. B. in guten Margarinen (mindestens 60 % mehrfach ungesättigte Fettsäuren) und in Keimölen (Sonnenblumen-, Maiskeim- und Distelöl)! Neben Keimölen kann durchaus auch einmal Olivenöl zum Einsatz kommen.

Butter oder Margarine?
Butter ist wie Schmalz ein tierisches Fett und liefert Cholesterin. Daher ist es kein Fehler, Butter durch eine gute Margarine zu ersetzen. Für viele ist aber der Verzicht aufs tägliche Frühstücksbutterbrot eine gravierende Einschränkung ihrer Lebensqualität. Im Sinne „Alles, was kränkt, macht krank!" kann ein dünn bestrichenes Butterbrot ohne schlechtes Gewissen genossen werden!

Achtung, Regel Nummer 1 lautet: „So wenig Fett wie möglich!" Daher auch mit einer guten Margarine und mit Keimölen sparsam umgehen!

Richtig Essen und Trinken
zur Erhaltung der Gesundheit

Dipl.-Diätassistentin A. Klausner, Dr. D. Zollner

Zuviel, aber auch zuwenig an bestimmten Inhaltsstoffen der Nahrung kann die Gesundheit belasten. Durch eine ausgewogene und abwechslungsreiche Kost bekommt der Körper alles was er benötigt, um leistungsfähig und fit zu bleiben.

Wie sieht aber nun ein ausgewogener Speiseplan aus? Ist er mit viel Umlernen und Arbeitsaufwand verbunden? Nein! Dies zeigt sehr anschaulich der Ernährungskreis. Er teilt die Lebensmittel in sieben Gruppen ein. Der Ernährungskreis ist sozusagen eine Checkliste für jeden Tag.

Die Lebensmittelauswahl nach dem Ernährungskreis:

Gruppe 1: Getreide, Getreideprodukte, Kartoffel

Diese Gruppe sollte den Hauptanteil des täglichen Speiseplans einnehmen. Leider werden Brot, Nudeln, Reis, Mehl und Kartoffeln in vielen Diäten immer noch als *Dickmacher* geführt. Das stimmt nicht!!! Ganz im Gegenteil: Fettarm zubereitet und bewußt mit Gemüse und Salaten kombiniert, gelten Getreideprodukte als gute „*Sattmacher*".

Versucht werden soll, vermehrt **Vollkornprodukte** (Vollkornbrot, -nudeln, -mehl, -reis, …) in den Menüplan aufzunehmen. Vollkorn (Weizen/Dinkel, Roggen, Gerste, Hafer, Mais, Hirse, Reis und Buchweizen) zeichnet sich durch seinen *hohen Ballaststoffgehalt* und seinen Vitamin- und Mineralstoffreichtum aus. Dadurch fühlt man sich schneller und länger satt. Die Gefahr überflüssiger Kilos sinkt. Ballaststoffe regen aber auch die Verdauung an und fördern so einen geregelten Stuhlgang.

Ein weiterer, besonders wichtiger Punkt: Ballaststoffen wird eine *cholesterinsenkende Wirkung* zugesprochen (siehe auch Punkt 3)!

Damit Ballaststoffe ihre Funktion erfüllen können, müssen sie im Darm quellen. Ausreichendes Trinken ist daher angezeigt (siehe Gruppe 4 – „Getränke").

Doch Achtung, wer Vollkorn noch nicht gewöhnt ist, sollte langsam mit der Umstellung beginnen, um unangenehmen Blähungen vorzubeugen. Es kann z. B. Brot aus fein vermahlenem Vollkornmehl ausgesucht, Auszugsmehl kann schrittweise mit Vollkornmehl vermischt werden usw.

Die **Kartoffel** sättigt ebenfalls gut. Sie ist preiswert, vielseitig zuzubereiten und liefert wichtige Vitamine, Mineralstoffe und Spurenelemente. Die Kartoffel stellt die Basis für hervorragende fleischlose Hauptgerichte dar.

Richtig essen heißt: mit ***Zucker und Süßigkeiten*** sparsam umgehen. Süßes beinhaltet neben Zucker zumeist auch noch viel Fett. Beide liefern schon in kleinsten Mengen sehr viel Energie (Kalorien). Weiters ist die Wirkung von Zucker als schneller Energielieferant trügerisch. Der Sättigungswert und die Leistungssteigerung sind nämlich nur von sehr kurzer Dauer!

Für Naschkatzen könnten folgende Richtlinien gelten:

1. Süßigkeiten so mäßig wie Genußmittel essen.
2. Darauf achten, *wie* Süßes gegessen wird. Wenn ein bis zwei Stück Schokolade bewußt genossen werden, so benötigt man nicht eine ganze Tafel, um den Süßhunger zu stillen.
3. Süßem einen fixen Platz einräumen – z. B. als Nachspeise – und nicht zwischendurch naschen.
4. Obst- und Obstgerichte sind eine ideale Möglichkeit, um den „kleinen Süßhunger" zu stillen (siehe Gruppe 3 – „Obst").

Gruppe 2 und 3: „Gemüse, Hülsenfrüchte und Obst"

Viele frische ***Salate und viel Gemüse*** essen. 1 Portion Gemüse und/oder Salat zu jeder Hauptmahlzeit (gefülltes Gemüse, überbackenes Gemüse, Aufläufe, …) oder als schmackhafte Beilage.

Der Kauf von der Jahreszeit entsprechenden Obst- und Gemüsesorten schützt am besten vor einem hohen Schadstoffgehalt (z. B. erhöhter Nitratgehalt in Glashaussalat).

Gemüse und Salate sind im allgemeinen sehr wasserreich und dadurch ***energiearm.*** Sie füllen den Magen und verdrängen den ersten Heißhunger! Wer regelmäßig Gemüse und Salate ißt, nimmt ganz automatisch weniger Fleisch und Fett zu sich! Ein guter Tip für alle, die mit hohen Blutfettwerten und Übergewicht kämpfen!

Die Auswahl von Gemüse im Haushalt beschränkt sich leider oft nur auf wenige Sorten. Steht frisches Gemüse nicht zur Verfügung, bietet sich Tiefkühlkost als guter Ersatz an.

Hülsenfrüchte (Bohnen, Erbsen, Linsen) sind aufgrund ihres hohen Stärkegehaltes energiereicher. Wie die Kartoffel stellen sie bei richtiger Zubereitung eine ideale Alternative zu Fleischgerichten dar.

Auch für *Obst* gibt es ein ZUVIEL! 1–2 Stück bzw. 100 g zur Jause sind genug.

Nüsse – bekannt als „Nervenstärkung" (aufgrund ihres Vitamingehalts) – sind fettreich! Wie bei vielem kommt es auch bei Nüssen auf die Menge an. Sind sie als Knabberei beim Fernsehen fehl am Platz, so können 2–3 Stück das Müsli durchaus aufwerten.

Gruppe 4: „Getränke"

Auch wenn sich kein Durstgefühl einstellt, sollten täglich eineinhalb bis zwei Liter zum Schutz der Nieren getrunken werden.

Geeignete Getränke sind: Leitungswasser, Sodawasser, Mineralwasser oder ungezuckerte Tees (Malven-, Hagebutten-, Pfefferminztee, …).

Kaffee und Schwarztee zählen zu den Genußmitteln, daher nicht mehr als zwei Tassen pro Tag trinken.

„Kalorienbomben" sind gezuckerte Limonaden, Fruchtsirup und alkoholische Getränke. HINWEIS: bereits 1 Liter Limonade beinhaltet 36 Stück Würfelzucker!!

Auch ein übermäßiger Genuß von *Light-Getränken* (= mit künstlichem Süßstoff gesüßte Limonaden) ist aus zwei Gründen nicht empfehlenswert. Erstens können Light-Getränke unter Umständen den Hunger auf Süßes fördern, zweitens ist die Unbedenklichkeit eines übermäßigen Genusses von künstlichen Süßungsmitteln (Saccharin, Cyclamat, Aspartam) immer noch umstritten.

Alkoholische Getränke (Wein, Bier, Sekt usw.) zählen zu den Genußmitteln. Neben den gesundheitlichen Risiken eines hohen Alkoholkonsums muß noch erwähnt werden, daß Alkohol in seinem Energiegehalt dem Fett gleichzusetzen ist. Also aufgepaßt! Das tägliche „Glaserl Bier" endet leicht in einem Bierbauch.

Gruppe 5: „Milch und Milchprodukte"

Milch und Milchprodukte sind hervorragende *Eiweiß- und Kalziumlieferanten.* Eiweiß wird für die Neubildung von Körperzellen benötigt, während der Mineralstoff Kalzium für einen gesunden Knochenaufbau wichtig ist. Eine ausreichende Kalziumzufuhr schützt vor Osteoporose (Knochenbrüchigkeit). Milch und Milchprodukte sollten daher täglich auf dem Speiseplan stehen.

Neben diesen Vorteilen kann in Milch, Joghurt, Topfen und Käse aber auch VIEL TIERISCHES FETT „VERSTECKT" sein. Und wo viel tierisches Fett ist, da ist immer auch viel *Cholesterin!* Vor allem *Käse* ist mitunter sehr fett- und cholesterinreich! Man muß auf den geliebten Camembert oder Gorgonzola aber nicht ganz verzichten. Wie auch fettere Käse ohne große Gefahr im Speiseplan Platz finden, ist bei Gruppe 7 – „Fette" nachzulesen.

Eine gute Alternative sind die zahlreichen *fettarmen Milchprodukte* (fettreduzierte Milch – Magermilch, Leichtmilch, fettarmes Joghurt, Buttermilch, Magertopfen – 10 % F. i. Tr. und Käsesorten unter 35 % F. i. Tr.).

Mit Joghurt, Buttermilch und Obst lassen sich schmackhafte Mixgetränke und Desserts zubereiten. Topfen kann außerdem zu phantasievollen Brotaufstrichen verarbeitet werden.

HINWEIS: Milch- und Milchprodukte müssen als vollwertige Lebensmittel eingesetzt werden (z. B. ein Glas fettreduzierte Milch als Jause) – und nicht in unbedachten Mengen als durstlöschendes Getränk!

Gruppe 6: „Fleisch, Geflügel, Fisch und Ei"

Wir alle essen mehr Fleisch als eigentlich nötig. Zudem essen wir zuviel fettes Fleisch. Sehr oft wird auch das VERSTECKTE FETT übersehen, das im Fleisch und in den Würsten steckt. Abgesehen vom sichtbaren Fettrand sind z. B. in 100 g magerem Schinken noch ca. 10 g (1 Eßlöffel) reines Fett enthalten.

„Richtig essen" heißt also für ALLE, den *Fleischkonsum zu reduzieren.* Wer viel Fleisch und Wurst verzehrt, ißt ganz automatisch auch viel Fett – und viel Fett heißt viel Cholesterin!

Zahlreichen Erkrankungen könnte durch weniger Fleisch und Wurst, dafür durch mehr Salate, Gemüse und Vollkornbeilagen vorgebeugt werden.

Ideal, wenn Fleisch nicht öfters als *zwei- bis dreimal pro Woche* auf dem Speiseplan steht. Die Fleischportionen klein halten (100–120 g), dafür die Gemüse- und Vollkornbeilage größer. Magere Fleischsorten vom Rind, Kalb, Lamm oder Geflügel (Pute, Huhn) sollen bevorzugt werden.

Eine Fleischmahlzeit kann durchaus einmal durch ein *fettarmes Fischgericht* ersetzt werden. Magerer und fettarm zubereiteter Fisch (Scholle, Dorsch, Forelle, Kabeljau, …) ist besonders leicht verdaulich und reich an wertvollen Inhaltsstoffen (Eiweiß, Jod)!

Von *Innereien* (Hirn, Leber, Nieren, Milz, usw.) ist in der modernen Kost abzuraten. Dafür spricht nicht nur ihr hoher Cholesteringehalt, sondern auch die mögliche Schadstoffbelastung.

Zur Zubereitung möglichst wenig Fett verwenden, dafür frische Kräuter, Knoblauch, Zwiebel und Gewürze. *Fettarme Zubereitungsarten* sind Kochen, Dünsten, Grillen, Garen im Römertopf oder in der Brat- bzw. Alufolie.

Der richtige Umgang mit Eiern:

Ein *Eidotter* liefert die Cholesterinmenge, die pro Tag nicht überschritten werden soll. Eiweiß enthält kein Cholesterin! Wer daher in bezug auf Cholesterin sicher gehen will, für den lautet die Empfehlung: *Nicht mehr als 2–3 Eier pro Woche.* Eier sollten ausschließlich zum Kochen (Teige, Aufläufe usw.) und nicht als Rührei, hartes Ei, Spiegelei oder weiches Ei verwendet werden! Letztere schon nicht wegen der Möglichkeit einer Salmonellenverseuchung.

Gruppe 7: „Fette"

Fett ist ein guter Aromaträger – fette Speisen schmecken schon aus diesem Grund oft recht gut. Dennoch ist es wichtig zu wissen, daß zuviel Fett auf Dauer mit gesundheitlichen Folgen gekoppelt ist.

SICHTBARES UND VERSTECKTES FETT

Wer ständig zuviel an *sichtbarem* (Öle, Butter, Margarine) wie auch *verstecktem* Fett (Wurst, Käse, Vollmilch, Schokolade, Torten, Kuchen, Eiscreme) verzehrt, wird sein Körpergewicht schwer unter Kontrolle halten können. Fett liefert schon in kleinster Menge extrem viel Energie (Kalorien). Man hat noch gar nicht das Gefühl, viel gegessen zu haben, ist eigentlich noch gar nicht satt, und dennoch ist man schon über das tägliche Plansoll hinaus.

Vergleich:

1 Portion	(20 g) Frühstücksbutter beinhaltet	16 g Fett
1 Portion	(60 g) Käse 45% beinhaltet	18 g Fett
1 Tafel	(100 g) Schokolade beinhaltet	31 g Fett

KOCH- UND STREICHFETT

Bei Koch- und Streichfetten ist der Anteil an **_mehrfach ungesättigten
Fettsäuren_** zu beachten. Es empfiehlt sich der Kauf einer guten Margarine (mindestens 60% mehrfach ungesättigte Fettsäuren) und eines Keim-
öles (Sonnenblumen-, Maiskeim- und Distelöl). Neben Keimölen kann
durchaus auch einmal Olivenöl zum Einsatz kommen.

Kaltgepreßte Öle eignen sich nur für die kalte Küche. Sie sollten auf-
grund ihres Gehaltes an freien Fettsäuren nicht zum Kochen verwendet
werden!

Butter oder Margarine?

Die Frage Butter oder Margarine wird am besten so gelöst: Butter als
Brotaufstrich, gute Öle (Keimöle, Olivenöl) und Margarinen zum
Kochen, Backen und für Salate.

Achtung: Regel Nummer 1 lautet: So wenig Fett wie möglich!
Daher auch mit einer guten Margarine und mit Keimölen sparsam umgehen!

Auf dem Markt befinden sich neuerdings **_Halbfettmargarinen_** bzw. Fette mit der Bezeichnung „_LIGHT_". Diese sind aufgrund ihres hohen Was-
sergehaltes nicht zum Kochen geeignet.
Weitere Gründe, die gegen ihren Kauf sprechen:
1. sie enthalten mehr Wasser und sind oft trotzdem teurer als her-
   kömmliche Fette;
2. ihnen fehlen häufig die so wichtigen mehrfach ungesättigten Fettsäuren;
3. sie verleiten zu übermäßigem Gebrauch, da sie ja so „light" sind.

Hier einige Tips, wie Fett eingespart werden kann:
1. Bei einem mit Käse oder Wurst belegten Brot sollte die **_Brotscheibe
   mindestens doppelt so dick_** sein wie der Belag.
   Das Wurstbrot lieber mit weniger Wurst belegen, dafür zusätzlich
   mit Essiggurkerl, Paprikastreifen, Tomatenscheiben, Gurkenschei-
   ben usw.

2. Beim Einkauf hauptsächlich *magere Wurst-* (z. B. Schinken oder Krakauer) *und Käsewaren* kaufen.
    Eine gute Lösung ist es, die Käseplatte mit mageren und fetten Käsesorten zu variieren und mit einem schmackhaften Topfenaufstrich zu ergänzen.

3. Es wird automatisch weniger Wurst und Käse (versteckte Fette) gegessen, wenn das bei uns so *beliebte „kalte" Abendessen* durch eine Rohkostplatte bzw. eine Salatschüssel erweitert wird.

4. Ein Tip zur *sparsamen Verwendung:* 2 Teelöffel Öl pro Mahlzeit pro Person.

5. Das *„In-Fett-Schwenken"* von gekochtem Gemüse, Kartoffeln, Nudeln, Spätzle usw. ist überflüssig – es belastet den Organismus nur durch zusätzliche Kalorien.

6. *Fettarme Zubereitungen sind:* Grillen, Dünsten, Kochen, Garen in der Alufolie, im Römertopf, in der Bratfolie

7. Damit fettarm zubereitete Speisen weiterhin schmecken, ist es besonders wichtig, den Gerichten mit *Kräutern und Gewürzen* eine raffinierte Note zu verleihen.

ABSCHLIESSENDE TIPS FÜR DIE PRAXIS

- **Gemüse und Salate dürfen bei keiner Hauptmahlzeit fehlen!**
- **Öfters Vollkornbrot, Naturreis und Vollkornnudeln essen – den Effekt eines hohen Ballaststoffgehaltes ausnutzen!**
- **Täglich 5–6 kleinere Mahlzeiten einplanen, um Heißhungerattacken vorzubeugen!**
- **1 1/2 bis 2 Liter (Wasser, Mineralwasser, Tees) trinken!**
- **Salz sparsam einsetzen (den Salzstreuer vom Tisch entfernen)! Durch verschiedene Kräuter und Gewürze mehr Geschmack ins Essen bringen!**
- **Ausdauersport unterstützt die Gesundheit und fördert das Wohlbefinden.**

Risikofaktor Diabetes Mellitus – Zuckerkrankheit

Univ.-Doz. Dr. J. Willeit

Neben Hochdruck und Rauchen zählt die **Zuckerkrankheit zu den wichtigsten Risikofaktoren des Schlaganfalles.** Der Diabetes mellitus tritt in der Bevölkerung Mitteleuropas mit einer Häufigkeit von etwa 34 % auf und ist damit eine der häufigsten chronischen Erkrankungen.

Definition:
Von Zuckerkrankheit oder manifestem Diabetes mellitus sprechen wir, **wenn der Nüchternblutzucker bei zweimaliger Messung über 140 mg/dl liegt.** Beim Gesunden liegen die Werte zwischen 70–110 mg/dl. Nüchternblutzuckerwerte zwischen 120–140mg/dl weisen auf eine verminderte Glucosetoleranz hin (latenter Diabetes mellitus).

Man unterscheidet:
1. **Diabetes Typ I** – jugendlicher Diabetes: insulinabhängig.
2. **Diabetes Typ II** – Alterdiabetes: Meist nicht insulinabhängig.
Typ II Diabetiker sind oft übergewichtig, haben häufig hohen Blutdruck und erhöhte Blutfette. Sie neigen damit besonders dazu, eine frühzeitige Arteriosklerose der Herz- und Hirngefäße zu entwickeln.

Risikogruppen:
- Personen mit zuckerkranken Familienangehörigen
- Personen mit > 20 %igem Übergewicht
- Personen mit latentem Diabetes
- Mütter, deren Kinder ein Geburtsgewicht von über 4 kg aufweisen
- Personen, die ein Geburtsgewicht von über 4 kg aufgewiesen haben.

Bedeutung:
Überhöhte Blutzuckerwerte schädigen Gewebe und Organe. Bei Zuckerkranken können sich akute Komplikationen (Überzuckerung oder Unterzuckerung mit Bewußseinsstörung) sowie langfristig Folgekrankheiten (Arteriosklerose der kleinen und großen Gefäße mit ihren Folgen) einstellen. Der **schlecht eingestellte Diabetes** ist somit ein Hauptrisiko-

faktor für den Schlaganfall, der **gut eingestellte Diabetes** erlaubt normale Lebensqualität und Lebenserwartung.

Beschwerdebild und Diagnostik:
Zuckerkrankheit macht sich durch allgemeine Schwäche, vermehrtes Durstgefühl und Polyurie (Harnflut) bemerkbar. Die Diagnose wird durch Bestimmung des Nüchternblutzuckers und des Harnzuckers, im Zweifelsfall durch eine Zuckerbelastungsprobe gestellt.

Therapie:
Wichtig ist die enge Zusammenarbeit zwischen Patient, Arzt, Diätassistenten und Angehörigen. Jeder Diabetiker muß individuell behandelt werden und soll unter Anleitung seines Arztes zur Selbstkontrolle geschult werden (Diabetikerschulung!).

1. **Hygienisch-diätetische Maßnahmen:**
   - Normalisierung des Körpergewichtes (Maßnahme 1. Wahl)
   - Vermeidung von Zucker, Süßigkeiten und Alkohol
   - Anpassung der Nahrungsmittelzufuhr dem täglichen Kalorienbedarf (50 % Kohlehydrate, 30 % Fette, 20 % Eiweiß).
   - Einschränkung der tierischen zugunsten der pflanzlichen Fette
   - Vermehrte Zufuhr von Pflanzenfasern
   - Häufige und kleine Mahlzeiten, 5–6 täglich, um Blutzuckerspitzen zu vermeiden
   - Vermehrte körperliche Aktivität

   Mit diesen Maßnahmen könnten bis zu 70 % aller Typ II-Diabetiker ausreichend behandelt werden!

2. **Medikamentöse Maßnahmen:**
   Wenn obige Maßnahmen nicht ausreichen, dann stehen orale Antidiabetika (blutzuckersenkende Tabletten), oder das Hormon Insulin (Spritzenform) zur Verfügung.

Prävention: Die Risikogruppen sollen dieselben hygienischen-diätetischen Maßnahmen wie Diabetiker beachten und periodische Blutzuckerkontrollen durchführen.

Diätvorsorge unter Berücksichtigung zu hoher Blutzuckerwerte (Diabetes)

Zu viel Zucker im Blut muß behandelt werden. Neben einer medikamentösen Behandlung durch den Arzt ist die ernährungsmedizinische

Beraterin bei der Umstellung der Kost gerne behilflich. **Oft genügt allein schon die Ernährungstherapie:** einige Kilos weniger, weniger Fett und konzentrierten Zucker, mehr Vollkornprodukte, Gemüse und Obst – und die Blutzuckerwerte normalisieren sich. Ob eine alleinige Ernährungstherapie ausreicht, entscheidet der Arzt!

In erster Linie sollen durch die Behandlung gefährliche Stoffwechselentgleisungen (Diabetisches Koma) durch **Über- bzw. Unterzucker** vermieden werden. Ständig zu hohe Blutzuckerwerte erhöhen zudem das Risiko für Spätfolgen (z.B. Schädigung der Blutgefäße, Sehstörungen, Nierenschädigung, Ekzeme usw.).

Normalwerte für den Blutzuckerspiegel:

nüchtern: 80 bis 110 mg/dl, nach dem Essen: über 160 mg/dl

Strenge Verbote gibt es bei dieser Kost nur in bezug auf stark gesüßte und sehr fette Speisen. Beim Genuß stark gesüßter Speisen kommt es zu einem sprunghaften Anstieg des Blutzuckerspiegels. Wie bereits erwähnt ist dies eine große Belastung für den Organismus! Zu viel Fett belastet ebenfalls den Organismus. Man weiß neuerdings, daß hoher Fettkonsum und hohe Blutzuckerwerte in einem engen Zusammenhang stehen!

Getreide (Weizen, Roggen, Gerste, Hafer, Mais, Reis, Hirse) und **Getreideerzeugnisse** (Mehl, Grieß, Brot, Nudeln, Spätzle) sowie die Kartoffel zählen wie der Zucker zur Gruppe der Kohlehydrate. Sie werden im Zuge der Verdauung zu Zucker abgebaut.

Ziel der Ernährungstherapie ist ein möglichst langsames Ansteigen und Konstanthalten des Blutzuckerspiegels. Verhindert werden müssen Blutzuckerspitzen!

Gerade **Vollkornprodukte** (Vollkornbrot, -nudeln, -mehl und -reis) eignen sich durch ihren **hohen Ballaststoffanteil** hervorragend, den Blutzucker langsam und stetig ansteigen zu lassen.

Vollkornbrot (gut):   Kuchen (schlecht):

Süßen – aber wie?
Haushaltszucker, Traubenzucker und Honig zählen ebenfalls zur Gruppe der Kohlenhydrate. **Zucker und Honig** gelangen aber sehr rasch in die Blutbahn und verursachen die sogenannten Blutzuckerspitzen. Es versteht sich daher von selbst, daß Zucker, Honig und alle stark zuckerhaltigen Speisen am besten vom Speiseplan gestrichen werden.

Für Naschkatzen gibt es einige Alternativen zum herkömmlichen Zucker. Das sind die **Süßstoffe** (Saccharin, Cyclamat und Aspartam) und die **Zuckeraustauschstoffe** (z. B. Sorbit, Isomalt, Xylit und Mannit).

Einige Punkte gibt es aber dabei zu beachten:
1. Energiegehalt: Süßstoffe liefern im Gegensatz zu Zuckeraustauschstoffen KEINE Energie (Kalorien).
2. Zuckeraustauschstoffe haben eine abführende Wirkung: Man muß selbst herausfinden, in welchem Maße Zuckeraustauschstoffe in dieser Hinsicht verträglich sind.
3. Zuckeraustauschstoffe können wegen ihres Energiegehaltes nicht in Unmengen eingesetzt werden. Genauso wie herkömmlicher Zucker sollten auch die Zuckeraustauschstoffe mäßig wie Genußmittel verwendet werden.

Hülsenfrüchte (Bohnen, Erbsen, Linsen) sind aufgrund ihres hohen Stärkegehaltes energiereicher. Sie sind wie die Kartoffel einzusetzen und bei richtiger Zubereitung eine ideale Alternative zu Fleischgerichten. Leider findet dieses hervorragende Nahrungsmittel in der österreichischen Küche viel zuwenig Beachtung.

Überreifes und sehr süßes Obst (z. B. Weintrauben, Kaki, Kirschen, Zwetschken) sowie **Trockenfrüchte** sollten nur in geringen Mengen gegessen werden. Ihr hoher Fruchtzuckergehalt bewirkt einen raschen Blutzuckeranstieg. Aber auch alle **anderen Obstsorten** (selbst eine saure Grapefruit) enthalten Fruchtzucker. Obst sollte von Diabetikern daher nicht in beliebiger Menge gegessen werden. 1–2 Stück bzw. 100 g zur Jause sind genug.

Kompotte können mit Süßstoff am besten selbst hergestellt werden. Beim Kauf von Obstkonserven ist auf „speziell für Diabetiker" geeignete Produkte zu achten.

Alkoholische Getränke (Wein, Bier, Sekt usw.) enthalten je nach Sorte mehr oder weniger Restzucker oder Stärke (Malz). Gegen ein Glaserl gut ausgegorenen (herben) Wein zu besonderen Anlässen ist nichts einzuwenden. Im weiteren sollte aber der Genuß von Alkohol mit dem Arzt besprochen werden. Keinesfalls Alkohol auf nüchternen Magen trinken, da der Blutzucker dadurch stark ins Schwanken geraten kann.

Gezuckerte Limonaden, Fruchtsirup und Fruchtsäfte sind nicht geeignet. Vorsicht auch bei Fruchtsäften mit der Aufschrift „ohne Zucker" – der natürliche Zuckergehalt der Früchte ist in diesen Säften immer noch enthalten!

Risikofaktor Nikotin

Raucher riskieren viel

Rauchen zählt zu den wichtigsten **vermeidbaren** Risikofaktoren des Schlaganfalles. Leider steigt der Anteil der Raucher in der Bevölkerung immer noch an: Der Zigarettenverbrauch, als Mittelwert für die ganze Bevölkerung errechnet, liegt derzeit bei ca. 2000 Stück pro Kopf und Jahr. Laut rezenter Studienergebnisse ist auch die Problematik des Passiv-Rauchens keineswegs zu vernachlässigen.

Die Schadstoffe imTabakrauch

Die Zigarette wird aus getrockneten Blättern der Tabakpflanze hergestellt. Wird sie entzündet, werden mehr als 3000 verschiedene chemische Substanzen freigesetzt.

Vor allem **Kohlenmonoxyd und Nikotin** werden als Verursacher der Hirngefäßerkrankungen eingestuft. Andere Stoffe, wie z. B. Formaldehyd, chlorierte Kohlenwasserstoffe und Nitrosamine sind als Krebsauslöser bekannt.

Der durchschnittliche Kohlenmonoxydgehalt des Rauches beträgt 4 bis 5 %. Kohlenmonoxyd geht von der Lunge in das Blut über und behindert den Sauerstofftransport. Außerdem führt es zu einer negativen Beeinflussung des Fettstoffwechsels mit Erhöhung des Cholesterinspiegels. Nikotin hat vielfältige Wirkungen auf den Organismus: Die Blutgefäße werden verengt, die Herzfrequenz wird gesteigert, der Blutdruck wird erhöht, Nikotin fördert die Verkalkung der Gefäße, verändert die Fließfähigkeit des Blutes mit erhöhter Gefahr der Gerinnselbildung.

Tatsachen, an denen leider nicht zu rütteln ist

Ein Raucher hat ein deutlich erhöhtes Risiko, einen Schlaganfall zu bekommen als ein Nichtraucher. Liegen zusätzlich andere Risikofaktoren, wie Bluthochdruck oder Zuckerkrankheit etc. vor, so erhöht sich das Risiko um ein Vielfaches. Auch der Zusammenhang zwischen Rauchen und der Gefahr, an Lungenkrebs zu erkranken, ist gesichert. Unter 100 Lungenkrebspatienten finden sich 98 Raucher. Weitere Spätschäden sind chronische Bronchitis und das sogenannte Raucherbein. Zahlreiche Untersuchungen weisen darauf hin, daß die Lebenserwartung eines Rauchers um ca. 8 bis 10 Jahre geringer ist als bei einem Nichtraucher.

Es ist nie zu spät, das Rauchen aufzugeben!

Die negativen Auswirkungen des Rauchens sind grundsätzlich als reversibel anzusehen. Innerhalb von 5 bis 8 Jahren nach der Entwöhnung sinkt das Risiko signifikant ab und erreicht später das Niveau von Nichtrauchern. Deshalb lohnt es sich, *auszusteigen;* ein Umsteigen auf leichtere Zigaretten ist eine Selbsttäuschung, da man dazu neigt, stärker zu inhalieren und eine größere Zahl von Zigaretten zu konsumieren.

Nichtrauchen bzw. Rauchen aufgeben bedeutet mehr Gesundheit

Risikofaktor Alkohol

Alkoholeffekte

In der Beurteilung des Alkohols als möglicher Risikofaktor für das Auftreten eines Schlaganfalles dürfen natürlich nicht die negativen Auswirkungen auf verschiedene Organe des Körpers bei chronischem Alkoholmißbrauch außer Acht gelassen werden: Exzessiver Alkoholkonsum führt zur Leberschädigung bis Leberzirrhose, Bauchspeicheldrüsenentzündung und Gastritis, erhöht das Risiko für die Entstehung einer Krebserkrankung in Mund-, Schlund- und Speiseröhre und bei Konsum in der Schwangerschaft werden häufig Schädigungen des Neugeborenen beobachtet. Weiters sind toxische Wirkungen auf die Nervenzellen mit Denkstörungen, Koordinationsstörungen und Nervenschmerzen bekannt, nicht selten werden auch Herzschwäche und Herzrhythmusstörungen, sowie eine Erhöhung des Blutdruckes durch chronischen Alkoholkonsum hervorgerufen.

Effekt des Alkohols auf Gefäße und Blutfluß

Die Wechselwirkungen zwischen Alkohol und Blutgerinnungsfaktoren sowie Gefäßsystem sind sehr komplex, nicht restlos geklärt und zum Teil abhängig von der Art und Menge des Alkoholkonsums. Alkohol kann zu Gefäßverkrampfungen im Gehirn führen, die die Gerinnselbildung mit Verklumpung der Blutplättchen fördern und dadurch zu Durchblutungsstörungen führen. Andererseits ist bekannt, daß auch günstige Effekte auf die Gefäßwand möglich sind: Alkohol kann in geringen Mengen konsumiert den Fettstoffwechsel beeinflussen und zur vermehrten Bildung des Cholesterinanteils (HDL-Cholesterin) beitragen sowie eine Erniedrigung des Fibrinogen bewirken.

Alkohol und Schlaganfall

Aufgrund zahlreicher Veröffentlichungen der letzten Jahre kann als gesichert angenommen werden, daß Alkohol-Exzesse – vor allem auch bei jüngeren Menschen – Auslöser und Ursache von Schlaganfällen, besonders von Hirnblutungen, sein können. Die Frage, ob chronischer Alkoholkonsum das Auftreten von Schlaganfällen begünstigt, wird noch kontroversiell beurteilt. Wahrscheinlich hat die täglich genossene Menge des Alkohols hierfür eine entscheidende Bedeutung: Alkohol, in niedrigen Mengen konsumiert, scheint das Risiko für die Manifestation des Schlaganfalles wie auch der Gefäßverkalkung insgesamt zu reduzieren. In größerer Menge konsumiert, führt die chronische Einnahme von Alkohol zu vermehrter Gefäßsklerose und häufiger zu Hirninfarkt und Gehirnblutungen.

Schlußfolgerungen

Alkohol ist ein potentielles Suchtmittel und hat viele, zum Teil schwerwiegende Effekte auf die verschiedenen Organe unseres Körpers. Bezüglich des Schlaganfalles sind dosisabhängige günstige und ungünstige Wirkungen bekannt. Im Gegensatz zu Bluthochdruck, Nikotinkonsum, erhöhte Blutfette etc. gilt Alkohol nicht als ein Hauptrisikofaktor für die Manifestation eines Schlaganfalles. Die Reduktion und Einschränkung von Alkoholkonsum ist jedoch auch aus dieser Sicht unbedingt notwendig.

Risikofaktor Streß

Unter Streß versteht man aus medizinischer Sicht die Versetzung des Organismus in eine Alarmbereitschaft, welche ihn befähigt, bei außergewöhnlichen Belastungen eine Höchstleistung zu erbringen. Während einer Streßsituation findet man im Blut erhöhte Katecholaminwerte (Adrenalin und Noradrenalin), Hormone, die einen Anstieg des Blutdruckes, des Herzschlages, des Blutzuckers und des Cholesterins bewirken und den Organismus in die Lage versetzen, der Bedrohung zu begegnen.

Ursprünglich war Streß eine notwendige Reaktion, die dem Überlebenskampf diente. Heute hingegen wird Streß vorwiegend von psychosozialen Umständen geprägt. Früher waren also die Stressoren vorwiegend kurzdauernde körperliche Notfallsituationen, heute überwiegend oft langwährende seelische Konfliktsituationen, die zum schädlichen Dauerstreß führen.

Klinische Aspekte des Streß

Streß kann beleben (EU-Streß), und Streß kann schaden (Dys-Streß). Dauerstreß (Dys-Streß) begünstigt verschiedene Krankheiten, wie Magen- und Zwölffingerdarmgeschwür, Bluthochdruck, Gefäßsklerose mit ihren möglichen Folgen, Herzinfarkt und Schlaganfall.

Geeignete Maßnahmen zur Streßbewältigung

- körperliche Aktivität (Sport, Turnen, Wandern)
- Kneipp-Kuren, Kaltwasser-Anwendungen, Wechselbäder, Massagen
- Freizeitentspannung mit guten Freunden, Hobbies usw.
- Aggression mit Mitgefühl überwinden
- Seelische Ausgeglichenheit anstreben (durch Meditation, Gebet, gute Lektüre, Yoga, autogenes Training usw.)

Untaugliche Methoden der Streßbewältigung

- Mißbrauch von Beruhigungsmitteln und Drogen
- Kettenrauchen
- *Lösen* der Probleme mit Alkohol
- Regression und Isolation

Entspannung – die beste Medizin gegen Streß

Risikofaktor Fibrinogen

OA Dr. K. Berek

Fibrinogen ist ein Glykoprotein mit einem Molekulargewicht von 340.000 Dalton, welches als sogenannter Faktor I des Gerinnungssystems eine entscheidende Rolle bei der Blutstillung, der Hämostase, spielt. Weiters gehört es zu den sogenannten *Akut-Phase-Proteinen*, das sind Eiweißkörper, die bei akuten Erkrankungen der verschiedensten Art, wie zum Beispiel Entzündungen, Operationen, aber auch Schlaganfall und Herzinfarkt oft über längere Zeit deutlich erhöht sind. Daneben stellt das Fibrinogen aber auch einen wichtigen Risikofaktor für das Auftreten von Herz- und Kreislauferkrankungen dar.

Fibrinogen		
Blutgerinnung	Akut-Phase-Protein	Risikofaktor

Durch welche Mechanismen wird das kardiovaskuläre Risiko des Fibrinogens vermittelt?

Schlaganfall und Herzinfarkt werden in den meisten Fällen entweder durch eine lokale Gerinnselbildung (Thrombose) oder die Verschleppung eines Blutgerinnsels (Embolie) ausgelöst. Wie bereits erwähnt, ist Fibrinogen ein wichtiger Gerinnungsfaktor, wodurch eine gesteigerte Thromboseneigung bei erhöhten Fibrinogenspiegeln erklärt werden kann.

Fibrinogen wirkt sich weiters auf die Fließeigenschaften des Blutes aus. Aufgrund seiner Molekülgröße erhöht es die Plasmaviskosität, außerdem werden durch die Molekülstruktur Aggregationsphänomene zwischen den Erythrozyten gefördert, wodurch eine Strömungsverlangsamung des Blutes entsteht und Durchblutungsstörungen begünstigt werden, die einen Schlaganfall oder Herzinfarkt auslösen können.

Klinisch, epidemiologische Untersuchungen

Mit Hilfe mehrerer großer epidemiologischer Untersuchungen konnte das Fibrinogen als unabhängiger Risikofaktor für Schlaganfall und Myokardinfarkt identifiziert werden, wobei seine prädiktive Kraft in etwa dem des Cholesterins entspricht. Fibrinogen stellt für beide Geschlechter gleichermaßen einen Risikofaktor dar, wenngleich einige Studien zeigen, daß Frauen höhere Spiegel als Männer aufweisen. Ein Vergleich von Schlaganfall-Patienten, die weitere kardiovaskuläre Ereignisse durchmachten, mit solchen, bei denen dieses nicht der Fall war, konnte die Bedeutung des Fibrinogens als sekundärer Schlaganfallrisikofaktor eindrucksvoll untermauern.

Interessant ist auch die Korrelation zwischen dem Schweregrad einer koronaren Herzkrankheit (Angina pectoris) und dem Fibrinogenspiegel – je mehr Herzkranzgefäße betroffen sind desto höhere Fibrinogenwerte werden registriert.

Normalwert des Fibrinogens

Derzeit werden die Normalwerte des Fibrinogens in Abhängigkeit vom jeweiligen Labor noch in einem Bereich zwischen 150 – 500 mg/dl (1,5 – 5,0 g/l) angegeben, wobei diese Richtwerte jedoch eher in Zusammenhang mit der Funktion des Fibrinogens im Gerinnungssystem beziehungsweise als Akut-Phase-Protein zu sehen sind.

Wodurch wird der Fibrinogenspiegel beeinflußt?

1. Nikotinkonsum
2. Orale Kontrazeptiva (Pille)
3. Körperliche Inaktivität
4. Psychischer Streß
5. Genetische Komponente (erblich)
6. Lebensalter
7. Hypertonie (Hochdruck)
8. Diabetes mellitus (Zuckerkrankheit)
10. Kalte Jahreszeit

Während diätetische Einflüsse wahrscheinlich nur von geringer Bedeutung für den Fibrinogenspiegel sind, führt Nikotinkonsum zu einer deutlichen Erhöhung, Nikotinabstinenz zu einer eindeutigen Reduktion des Fibrinogenspiegels.

Von ganz entscheidender praktischer Bedeutung ist die Tatsache, daß die Einnahme von oralen Kontrazeptiva innerhalb von ein bis drei Monaten zu einem signifikanten Anstieg des Fibrinogens führt, wobei dieser Effekt bei hohen Östrogenkonzentrationen am stärksten ausgeprägt ist. Leider sind wir immer wieder bei unserer ärztlichen Tätigkeit mit jungen Frauen konfrontiert, bei denen gerade die Kombination von Zigarettenrauchen und Pilleneinnahme zu einem Schlaganfall mit massiven neurologischen Ausfällen geführt hat.

Ein weiterer wichtiger Punkt ist die körperliche Aktivität. Regelmäßiges Training kann den Fibrinogenspiegel senken, wogegen körperliche Inaktivität mit hohen Spiegeln assoziiert ist. Zu empfehlen sind aus sportmedizinischer Sicht in erster Linie Sportarten wie Laufen, Radfahren, Schwimmen und Langlaufen, für die ein protektiver Effekt gegen Herz-Kreislauferkrankungen als erwiesen gilt.

Weitere Faktoren, die mit erhöhten Fibrinogenwerten einhergehen, sind psychischer Streß, eine genetische Komponente, möglicherweise höheres Lebensalter und natürlich lang bekannte Risikofaktoren wie Bluthochdruck, Diabetes mellitus und Übergewicht.

In einer kürzlich erschienen Publikation im Lancet wird weiters auf eine jahreszeitliche Abhängigkeit des Fibrinogenspiegels hingewiesen, die speziell für ältere Menschen das Risiko im Winter an einem Schlaganfall oder Herzinfarkt zu erkranken, eindeutig erhöht.

Eine geringfügige Senkung des Fibrinogenspiegels wird bei regelmäßigem, aber mäßigem Alkoholkonsum beobachtet, bei akuten Alkoholexzessen und auch bei chronischem Alkoholkonsum über 300 g pro Woche wird dagegen eine Zunahme der Schlaganfallhäufigkeit beobachtet.

Medikamentöse Beeinflussung des Fibrinogenspiegels
Bevor man eine medikamentöse Behandlung eines erhöhten Fibrinogenspiegels einleitet, sollte in erster Linie eine entsprechende Modifikation von Risikofaktoren, die durch einfache Maßnahmen beeinflußbar sind, angestrebt werden. Nachdem jedoch eine Risikofaktorenmodifikation aus praktischen Gründen häufig nicht von Erfolg gekrönt ist, kann gelegentlich auch eine medikamentöse Senkung des Fibrinogenspiegels in Erwägung gezogen werden.

Es gibt derzeit noch keine oralen Medikamente, die selektiv den Fibrinogenspiegel senken. Eine kombinierte Senkung der Lipide und des Fibrinogens gelingt mit der Gruppe der Fibrate, die in diesem Zusammenhang in erster Linie erwähnt werden muß, daneben wurde eine Fibrinogensenkung aber auch bei verschiedenen anderen Medikamenten beobachtet.

Zusammenfassung
Fibrinogen ist ein wichtiger Risikofaktor für das Auftreten eines Schlaganfalles und Herzinfarktes. Die diesbezügliche Bedeutung ist mit der des Cholesterins zu vergleichen. Regelmäßige körperliche Aktivität und Nikotinabstinenz wirken sich positiv auf eine Senkung des Fibrinogenspiegel aus, daneben kann ein erhöhter Fibrinogenspiegel aber auch medikamentös, zum Beispiel durch die sogenannten Fibrate günstig beeinflußt werden.

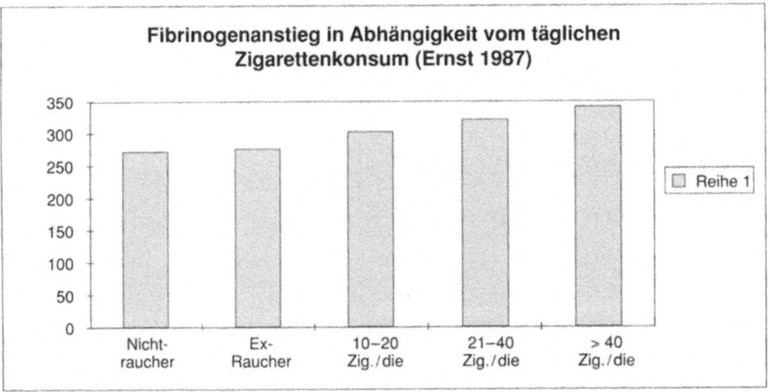

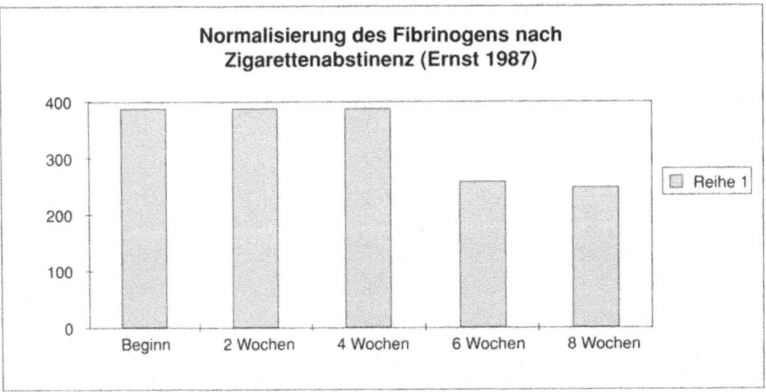

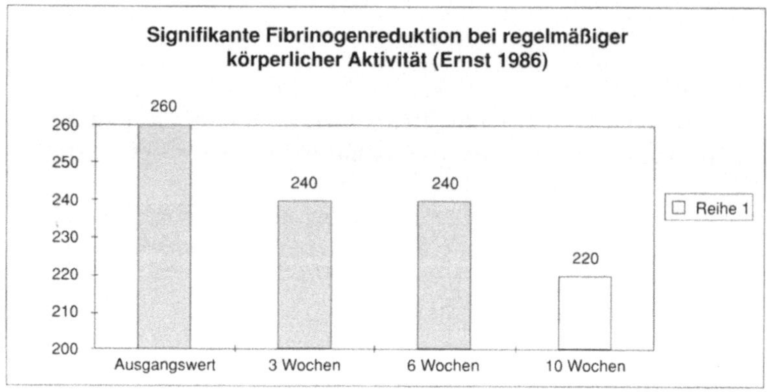

Signifikante Fibrinogenreduktion bei regelmäßiger
körperlicher Aktivität (Ernst 1986)
260
240
240
220
260
250
240
230
220
210
200
Reihe 1
Ausgangswert
3 Wochen
6 Wochen
10 Wochen

Risikofaktor Antibaby-Pille

Dr. S. Bösch

Schlaganfälle sind bei Frauen zwar seltener als bei Männern, führen jedoch oft zu schwereren Behinderungen als bei Männern. Es sterben auch mehr Frauen in der Folge nach Schlaganfällen.

Warum?

Ein Grund dafür scheint darin zu liegen, daß Frauen mehr Gehirnblutungen erleiden. Diese führen zum einen direkt zum Tod von Gehirnzellen, zum anderen wird auch die Blutzufuhr zu weiteren Zentren gestört. Die Ursachen dafür sind letztendlich noch ungeklärt.

Risikofaktoren

Frauen teilen zwar die bekannten Risikofaktoren für Schlaganfälle mit Männern. Dennoch zeigt sich in großen Studien, daß Übergewicht und Diabetes für Frauen ein höheres Schlaganfallrisiko darstellen als bei Männern.

Risikofaktoren für Frauen

- In der Schwangerschaft haben junge Frauen ein 13 x höheres Risiko als gleichaltrige Nichtschwangere. Dies einerseits deshalb, weil der Blutdruck in der Schwangerschaft ansteigt, andererseits verändern sich bei Schwangeren die Gerinnungseigenschaften des Blutes.

- Warum gerade bei Frauen auch ein Mangel im System der roten Blutkörperchen zu erhöhtem Schlaganfallrisiko führt, ist derzeit ungeklärt.

- Die Anti-Baby-Pille erhöht bei jungen Frauen den Blutdruck und verändert die Blutviskosität. Insbesondere die Kombination von Pille und Nikotin vervielfacht das Risiko. Auch Pille und eine bestehende Migräne erhöhen das Schlaganfallrisiko. Hormone, die im Wechsel zum Beispiel gegen Osteoporose verabreicht werden, scheinen nebenbei auch vor Schlaganfällen zu schützen.

Schutz vor Schlaganfall

Schutz vor Schlaganfall bietet Frauen die Reduktion aller oben beschriebenen, vor allem für Frauen geltenden Risikofaktoren. Auch eine milde *Blutverdünnung* kann hilfreich sein.

Insgesamt sind Frauen über lange Zeit durch eine meist später eintretende Arteriosklerose vor Schlaganfällen geschützt. Daher sollte dieser *natürliche* Vorteil gemeinsam mit der Verminderung von Risikofaktoren und regelmäßiger Kontrolle sowohl Häufigkeit wie auch den Schweregrad von Schlaganfällen bei Frauen herabsetzen können.

Risikofaktor Migräne

Ass.-Prof. Dr. J. Rainer

Kopfschmerz ist ein sehr weitverbreitetes Leiden und fast jeder Mensch leidet im Laufe seines Lebens wenigstens gelegentlich daran. Der Begriff Migräne ist ebenfalls den meisten Menschen bekannt, allerdings ist nicht unbedingt jeder schwere Kopfschmerz eine Migräne. Gelegentlich ist es auch für den erfahrenen Arzt schwierig, eine genaue Diagnose zu erstellen. Die Internationale Kopfschmerzgesellschaft hat die Migräne eingeteilt in Migräne ohne Aura (neurologische Begleiterscheinungen) und eine Migräne mit Aura. Die Migräne wird als eine Erkankung definiert mit immer **wieder auftretenden Kopfschmerzattacken und meist verbunden mit vegetativen Begleiterscheinungen.**

Bei der sogenannten einfachen Migräne (Migräne ohne Aura) leidet der Patient an wiederkehrenden, teils heftigsten Kopfschmerzattacken, die zwischen 4 und 72 Stunden anhalten. In mehr als der Hälfte ist der Schmerz halbseitig, pulsierend, meist mittlerer oder starker Intensität, der sich bei körperlicher Anstrengung verstärkt. Als typische Begleiterscheinungen werden Übelkeit, Erbrechen, ausgeprägte Licht- und Lärmempfindlichkeit beschrieben.

Bei der Migräne mit Aura bestehen klassische Begleiterscheinungen mit Gefühlsstörungen, fleckförmigen Gesichtsfeldausfällen, Halbseitenblindheit, Sprachstörungen, gelegentlich auch mit Schwindel und Gangstörungen. **Diese Ausfallserscheinungen können sich über einen Zeitraum von 5 bis 20 Minuten langsam entwickeln** und erst nach einer Stunde wieder vollständig abklingen. Anschließend tritt dann die typische Kopfschmerzsymptomatik auf mit den oben beschriebenen Begleiterscheinungen. Von einer komplizierten Migräneattacke spricht man dann, wenn die neurologischen Ausfälle 7 Tage nach einem Migräneanfall noch immer bestehen.

Bei der Migräne kommt es zu Verengungen von Blutgefäßen im Gehirn, dadurch zu einer Minderdurchblutung und in der Folge davon zu neurologischen Ausfällen. Anschließend an diese Phase kommt es zu einer reaktiven Erweiterung der betroffenen Gefäße und damit zu einer Reizung von sensiblen Nerven im Bereich der Hirngefäße, die dem

Patienten letztlich den Schmerz der Migräne verursachen. Man sieht also eine entfernte Ähnlichkeit beider Mechanismen und kann sich somit wohl vorstellen, daß **im Rahmen von schweren Migräneattacken sich unter Umständen ein Schlaganfall daraus entwickeln kann.**

Für den Patienten, der an Migräne leidet, ist es wichtig, eine genaue Diagnose zu erhalten, um eine entsprechende Therapie einzuleiten. Der behandelnde Arzt hat in erster Linie durch entsprechende diagnostische Schritte eine Fehlbildung von Hirngefäßen zu erkennen, die unter Umständen operiert werden könnten und somit die Gefahr einer Gehirnblutung mit Schlaganfall zu verhindern. Ganz besonders wichtig ist es, daß der Patient auf die Gefahr durch zusätzliche Risikofaktoren aufmerksam gemacht wird. Einer dieser Risikofaktoren kann unter Umständen die Behandlung mit einem klassischen und schon lange erprobten Migränemittel, nämlich dem Ergotamin (ein Mittel gewonnen aus dem Mutterkorn) sein. Dieses Medikament wirkt gegen die Migräne in erster Linie durch Verengung der in der Kopfschmerzphase der Migräne erweiterten Hirngefäße. Das Medikament, das meistens sehr gut gegen die Migräne wirkt, wird oft von den Patienten recht unkontrolliert eingenommen, was nach einer langen Einnahmezeit und hohen Dosen zu einer chronischen Verengung von Gefäßen führen kann, was, wie man weiß, eine der Voraussetzungen für den Schlaganfall in späterern Jahren sein kann.

Bei all diesen vorerwähnten Risikofaktoren kommt es zur Ausbildung von Gefäßschäden, die im späteren Leben im Zusammenhang mit einer Migränekrankheit vermehrt zu Schlaganfällen führen kann.

Ziel dieses Artikels ist nicht, Patienten mit Migräne Angst zu machen, daß sie später an einem Schlaganfall erkranken, sondern darauf hinzuweisen, daß es sehr wichtig ist, besonders bei Migräne mit neurologischen Ausfallserscheinungen eine entsprechend genaue Durchuntersuchung anzustreben, um eventuell neben der Migräne bestehende, oder auch diese auslösende Veränderungen im Gehirn auszuschließen.

Weiters ist es sehr wichtig, die Migräne nicht nach Belieben zu behandeln, sondern die Therapie entsprechend ärztlich überwachen zu lassen, sodaß nicht durch die Behandlung ein zusätzliches Risiko entsteht. Besonders Frauen mit Migräne, die die Pille nehmen, müssen entsprechend davor gewarnt werden, daß die chronische Östrogen-Einnahme ein ernstzunehmender Risikofaktor zur Ausbildung eines Schlaganfalles sein kann.

Desgleichen ist eine medikamentös gute Einstellung von Bluthochdruck und Zuckerkrankheit unabdingbar, um das Risiko eines Schlaganfalles zu vermeiden. Was ganz allgemein für ältere Patienten gilt, nämlich, daß regelmäßige Blutfett- und Cholesterinkontrollen, sowie Herz-/Kreislaufkrankheiten entsprechend kontrolliert und therapiert werden, gilt ganz besonders für den Patienten mit Migräne. **Wenn diese Vorsichtsmaßnahmen entsprechend eingehalten werden, ist das Risiko für den Migränepatienten, einen Schlaganfall zu erleiden, nicht sehr viel höher als für den Durchschnitt der Bevölkerung.**

Risikofaktor Herzerkrankungen

OA Dr. K. Berek

In den westlichen Industriestaaten rangiert der Schlaganfall hinter den Herzerkrankungen und den bösartigen Tumoren an der dritten Stelle der Todesursachen, wobei es mit zunehmendem Lebensalter zu einer exponentiellen Steigerung kommt.

Männer sind etwas häufiger betroffen als Frauen, Schlaganfall und Herzerkrankungen sind eng miteinander verbunden, wobei einerseits Herzerkrankungen einen anerkannten Risikofaktor für das Auftreten eines Schlaganfalles darstellen, andererseits bei allen Formen von Durchblutungsstörungen des Gehirns Herzinfarkt und plötzlicher Herztod als mögliche Komplikationen auftreten können.

Der Hauptgrund für die enge Beziehung zwischen Durchblutungsstörungen von Herz und Gehirn ist die Arteriosklerose, die die Blutgefäße im gesamten Körper befallen kann, wobei viele Gefäße, wie zum Beispiel die Herzkranzgefäße und die Halsschlagadern, aber auch kleinere Blutgefäße, die sogenannten Arteriolen, sehr empfindlich für arteriosklerotische Veränderungen sind. Trotzdem gibt es einige Unterschiede, was das Auftreten von Herzinfarkt und Schlaganfall betrifft. Während sich der Herzinfarkt meistens als Folge eines lokalen Verschlusses im Bereich eines Herzkranzgefäßes entwickelt, stellt die Verstopfung von Blutgefäßen im Gehirn durch kleine Blutgerinnsel, die entweder aus dem Herzen stammen oder die sich von arteriosklerotischen Wandveränderungen im Bereich der Halsschlagader ablösen können, eine häufige Ursache des Schlaganfalles dar.

Herzerkrankungen als Risikofaktor für das Auftreten eines Schlaganfalles
Die wichtigsten Herzkrankheiten, die zum Auftreten eines Schlaganfalles führen können, sind in **Tabelle 1** angeführt.

Die Bedeutung der Herzerkrankungen als Risikofaktor für das Auftreten eines Schlaganfalles wird durch verschiedene internationale Studien belegt. Die Ursache der engen Verknüpfungen von Schlaganfall und Herzerkrankungen beruht in erster Linie auf gemeinsamen prädisponierenden Faktoren der Arteriosklerose, wenngleich gewisse Unterschiede bestehen. So stellen der Bluthochdruck, die Zuckerkrankheit und das Zigarettenrauchen die Hauptrisikofaktoren für das Auftreten eines Schlaganfalles dar, wogegen bei der koronaren Herzkrankheit die erhöhten Blutfette neben dem Zigarettenrauchen im Vordergrund stehen.

Eine Übersicht über die wichtigsten Risikofaktoren für den Schlaganfall in Europa und Amerika ist in **Tabelle 2** angeführt.

Neben den gemeinsamen Risikofaktoren spielen für das Auftreten eines Schlaganfalles vor allem pathologische Veränderungen im Rahmen verschiedener Herzkrankheiten eine Rolle, wie zum Beispiel der unregelmäßige Herzschlag mit der potentiellen Gefahr der Blutgerinnselbildung und Verschleppung dieser in Hirngefäße, oder auch die verminderte Hirndurchblutung bei plötzlichem Abfall des Herzauswurfes infolge einer akuten Herzschwäche oder eines Herzinfarktes.

Prävention und Therapie

In Hinblick auf die Tatsache, daß sich das gemeinsame Auftreten von Durchblutungsstörungen des Gehirns und von Herzerkrankungen sehr verhängnisvoll auswirken kann, kommt präventiven und therapeutischen Maßnahmen eine ganz entscheidende Bedeutung zu. Was die Prävention anbelangt, ist bereits in jungen Jahren eine Erfassung der bestehenden Risikofaktoren unbedingt anzuraten, da dadurch frühzeitige Behandlungsstrategien entworfen werden können.

Nikotinabstinenz, regelmäßige körperliche Aktivität im Sinne eines Ausdauertrainings, im Bedarfsfall diätetische Maßnahmen und vor allem regelmäßige Blutdruckkontrollen sind in diesem Zusammenhang unbedingt zu erwähnen.

Therapeutisch stehen bei den angeführten Herzerkrankungen verschiedene Maßnahmen zur Verfügung, die wiederum von einer Vermeidung der verantwortlichen Risikofaktoren über medikamentöse Maßnahmen bis hin zu einer heute sehr hochentwickelten Herzchirurgie reichen. Als therapeutische Maßnahme, die sich sowohl auf viele Herzerkrankungen als auch auf Durchblutungsstörungen des Gehirns günstig auswirkt, ist die Einnahme von Aspirin zu empfehlen, welches sich günstig auf die Verklebung und Verklumpung von Blutplättchen und damit die Entstehung von Blutgerinnseln auswirkt.

Zusammenfassung
Durchblutungsstörungen des Gehirns und des Herzens gehören zu den häufigsten Erkrankungen in Europa und Amerika. Gemeinsame Risikofaktoren sollten frühzeitig erfaßt werden und eine konsequente neurologische und internistische Betreuung ist nach Möglichkeit bereits vor dem Auftreten eines Schlaganfalles oder Herzinfarktes anzustreben.

Tabelle 1. Herzerkrankungen – Risikofaktor Schlaganfall

• Koronare Herzkrankheit = Durchblutungsstörung der Herzkranzgefäße • Herzinfarkt • Linksherzhypertrophie = Vergrößerung des linken Ventrikels • Herzinsuffizienz = Herzschwäche	• Herzrhythmusstörungen = unregelmäßiger Herzschlag • Herzklappenfehler • entzündliche Herzerkrankungen • Herzoperationen • Mitralklappenprolaps

Tabelle 2. Risikofaktoren für Durchblutungsstörungen des Gehirns

Risikofaktor	Europa	Nordamerika
Bluthochdruck	+	+
Zuckerkrankheit	+	+
Herzkrankheiten	+	+
Passagere Durchblutungsstörungen des Gehirns	+	+
Übergewicht	0	±
Blutplättchenaggregation	±	±
Alkoholismus	+	±
Zigarettenrauchen	±	+
Erhöhte Blutfette	0	±
Erhöhte Harnsäurewerte	0	±
Infektionen	0	–
Genetische Faktoren	–	+
Migräne	+	0
Kontrazeptiva	+	+
Sozioökonomischer Status	±	0
Hämatokrit	±	±
Kochsalzzufuhr	±	0

+ = ja
± = möglich
– = nein
0 = ungenügende Daten

III. Wie beuge ich nach einem Schlaganfall vor? Sekundärprävention

Die Sekundärprävention umfaßt Maßnahmen zur Verhinderung eines Schlaganfalles, nachdem zuvor bereits ein flüchtiger, leichter oder vollendeter Schlaganfall abgelaufen ist. Das Spektrum der möglichen Therapieprinzipien umfaßt alle bei der Primärprävention genannten Maßnahmen. Da die Patienten mit Gefäßerkrankungen des Gehirns und drohendem Schlaganfall fast regelhaft an einer generalisierten Verschlußkrankheit mehrerer Gefäßprovinzen leiden, beugen die genannten Maßnahmen der Primär- und Sekundärprävention des Schlaganfalles gleichzeitig auch dem Myokardinfarkt, der arteriellen Durchblutungsstörung der Beine und dem vaskulären Tod vor.

Warnsignale für einen Schlaganfall

Univ.-Prof. Dr. F. Aichner

Wenngleich der Schlaganfall eine häufige und plötzliche Erkrankung des Gehirns darstellt, ist er doch vielfach nicht ein unvorhersehbares Ereignis, sondern das Ergebnis einer meist jahrzehntelangen Entwicklung. Verschiedene Einflüsse und Faktoren, wie insbesondere die Risikofaktoren der Arteriosklerose, sind die meist unbeachteten Wegbereiter zu der endgültigen Katastrophe eines Schlaganfalles. Die Chance, die Arteriosklerose, und damit den Schlaganfall zu bekämpfen, liegt in der frühzeitigen, aktiven Vorbeugung. Die beste Vorbeugung besteht in der Änderung des Risikoverhaltens.

Dem Schlaganfall gehen häufig Störungen voraus. Das *Schlagerl,* in der Sprache der Medizin *Transiente ischämische Attacke (TIA),* ist der klassische Vorbote des Schlaganfalles. Dabei kommt es zu sehr kurzen Störungen von ein bis zwei Minuten max. für 24 Stunden.

Schlaganfallwarnsignale (= Schlagerl) sind:

- Plötzliche, minutendauernde, vorübergehende, meist einseitige Schwäche, Taubheit im Gesicht, Arm oder Bein: Flüchtige Halbseitenlähmungen sind meist armbetont und betreffen nur selten das Bein. Der Schweregrad ist variabel und reicht von leichtem Schweregefühl bis zu deutlich feststellbaren Lähmungen. Recht charakteristisch ist das plötzliche Entfallen von Gegenständen, z.B. des Federhalters, der Zigarette, oder der Kaffeetasse (Abb 1).

- Plötzliche, minutendauernde, vorübergehende, meist einseitige Taubheit im Gesicht, Arm oder Bein: Diese Patienten berichten über ein plötzlich einsetzendes Taubheitsgefühl im Arm, manchmal auch im Gesichtsbereich, Mundbereich halbseitig. Derartige Störungen werden oft als Durchblutungsstörungen des Armes verkannt.

- Passagere Störungen der Sprache: Sprachstörungen äußern sich in motorischen Sprachstörungen, *kein Wort mehr herausbringen,* Wortfindungsstörungen und der Unfähigkeit, Sprache zu verstehen. Sie werden oft mit Verwirrtheitszuständen verwechselt oder als Ausdruck von Übermüdung bagatellisiert.

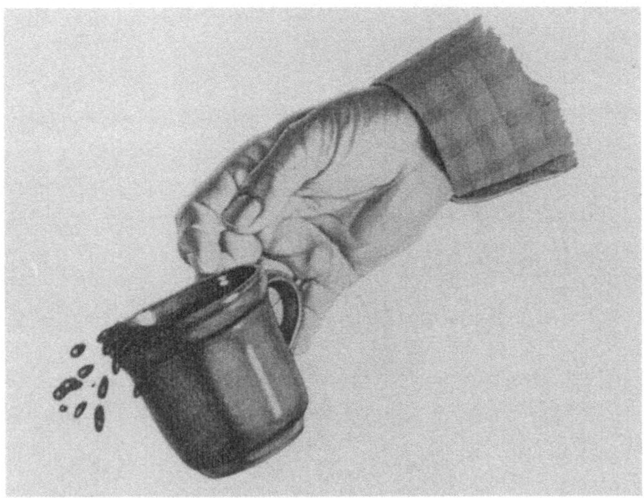

Abb. 1

- Flüchtige Gesichtsfelddefekte sind manchmal für den Patienten schwer von einem kompletten Sehverlust eines Auges abzugrenzen. Typischerweise rennen solche Patienten Türpfosten an, nehmen rechts oder links im Blickfeld liegende Gegenstände nicht wahr. Gelegentlich werden auch beidseitige Gesichtsfeldtrübungen und verschiedene Sehsensationen beobachtet (Abb. 2).

- Die *Amaurosis fugax* ist eine kurzfristige, meist nur Sekunden bis zu wenigen Minuten anhaltende Sehstörung auf einem Auge. Der Grad der Sehstörung kann von leichter Verdunkelung und Verschwommensehen bis zur kompletten Blindheit reichen. Die Episoden der *Amaurosis fugax* können sich mehrfach wiederholen und schließlich zu einem bleibenden Sehverlust führen.

- Oftmals verkannte Symptome sind Sturzattacken, bei denen die Patienten aus vollem Wohlbefinden plötzlich infolge eines Tonusverlustes der unteren Extremität zusammenstürzen. Die Kranken verlieren dabei das Bewußtsein nicht oder höchstens für den Moment des Hinstürzens. Überlicherweise können die Kranken unmittelbar nach dem Sturz wieder aufstehen, nur selten hält der Tonusverlust längere Zeit an.

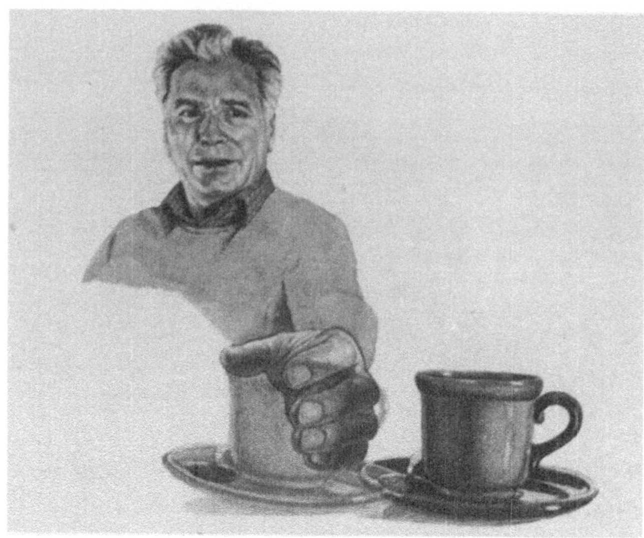

Abb. 2

- Auch plötzlich auftretende passagere Doppelbilder weisen auf eine Mangeldurchblutung im Hirnstamm hin, sie können isoliert oder mit Übelkeit, Brechreiz, Erbrechen oder aber auch Kopfschmerzen einhergehen (Abb. 3).

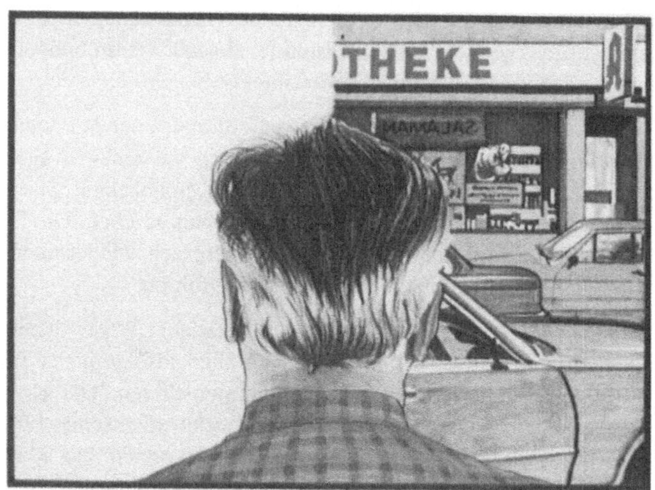

Abb. 3

- Passagere Dysarthrien beruhen auf ischämischen Störungen der die Sprech- und Kaumuskulatur versorgenden Hirnnervenkerne. Sie äußern sich in plötzlich einsetzender Heiserkeit, verwaschener Sprache sowie durch Schwierigkeiten beim Schlucken.

- Ein häufig eruierendes Symptom ist der Dreh- oder Schwankschwindel, der oft spontan eintritt und auf eine Mangeldurchblutung des Gehirns hinweist. Er geht mit Übelkeit, Brechreiz, Erbrechen und ruckartigen Augenbewegungen einher (Nystagmus).

- Begleitsymptome von Schlaganfall-Warnsignalen sind gelegentlich Kopfschmerzen, unbestimmtes Schwindelgefühl und Bewußtseinsstörungen. Kopfschmerzen sind nur gering oder mäßig ausgeprägt, sie projezieren sich gewöhnlich in das homolaterale Auge und in die Frontalregion, seltener in die Temporalregion. Bei Durchblutungsstörungen im hinteren Kreislauf des Gehirns kommt es zu Kopfschmerzen im Nacken- und Hinterkopfbereich. Es können auch diffuse Kopfschmerzen bestehen, dies wird insbesondere von Kranken mit gesteigertem Blutdruck berichtet. Ein unbestimmtes Schwindelgefühl wird häufig angegeben, wie das Gefühl der Benommenheit oder der Trunkenheit oder der drohenden Ohnmacht. Dieses Symptomenbild kann jedoch viele Ursachen haben.

Was bedeutet es nun, wenn bei einem Menschen derartige Störungen auftreten?

Wissenschaftliche Arbeiten aus den letzten Jahren haben eindeutig belegt, daß Patienten mit Schlaganfall-Warnsignalen ein zehnfach höheres Risiko aufweisen, einen Schlaganfall zu bekommen, als eine vergleichbare Gruppe ohne derartige Warnsignale. In etwa der Hälfte der Fälle, wo ein *Schlagerl* aufgetreten ist, kommt es innerhalb eines Jahres zum Auftreten eines definitiven Schlaganfalles, sogar bei 20 % ist der Schlaganfall innerhalb eines Monats zu erwarten.

Aus diesen Zahlen ergibt sich die unabdingbare Dringlichkeit, ein *Schlagerl* ernst zu nehmen, rasch einer Diagnose zuzuführen, um dann die entsprechenden Therapiemaßnahmen einzuleiten. Es gilt, diese Störungen (= Warnsignale) zu erkennen, dem Arzt zu berichten, um dann gezielte Untersuchungen mit modernen, nicht belastenden Methoden durchzuführen. Dazu zählt ganz besonders die Ultraschalluntersuchung der hirnversorgenden Arterien, bei der man arteriosklerotische Veränderungen, Geschwüre und Engstellen sowie Verschlüsse feststellen kann. Besonders Patienten mit Veränderungen an den Halsschlagadern haben vielerlei Möglichkeiten der Vorbeugung. Auch eine Computertomographie des Gehirns, die kleine Substanzschäden feststellen kann, sowie Untersuchungen des Herzens und des Blutes sind notwendig. Erst wenn der Nachweis der Ursachen für das *Schlagerl* erbracht ist, können gezielte therapeutische Maßnahmen eingesetzt werden. So ist erwiesen, daß in 30 bis 50 % der Fälle ein drohender Schlaganfall verhindert werden kann. Dies wird erreicht durch eine Beeinflussung der Risikofaktoren, wie z. B. Hochdruck, durch medikamentöse Maßnahmen, z. B. Aspirin, Dipyridamol, Ticlopidin, und gefäßchirurgische Eingriffe, bei denen die Halsschlagader eröffnet und die arteriosklerotischen Veränderungen beseitigt werden.

Unter dem Gesichtspunkt, daß der Schlaganfall eine potentiell tödliche Erkrankung ist und, wenn sie überlebt wird, zu bleibenden, schweren, körperlichen Behinderungen führt, ist Vorsorge und **Vorbeugung notwendiges Gebot der Stunde. Das *Schlagerl* ist oft das letzte Warnsignal vor dem endgültigen Schlaganfall. Das Erkennen und die Klärung der Ursache führt zu gezielten Maßnahmen zur Verhinderung eines drohenden Schlaganfalles. Alle, Patienten wie Ärzte, sind aufgerufen, dieses Problem den weiten Kreisen der Bevölkerung bewußt zu machen. Nur eine vorausschauende Medizin kann das Problem des Schlaganfalles in der Zukunft in den Griff bekommen.**

Ultraschalldiagnostik der Hals- und Hirngefäße – Neurosonologie

OA Dr. Ch. Schmidauer

Unter dem Begriff *Neurosonologie* bezeichnet man eine moderne risikofreie Untersuchungsmethode, bei der mit Hilfe von Ultraschall die hirnversorgenden Arterien untersucht werden können. Mit dieser Methode gelingt der Nachweis von Strömungsbehinderungen und *Wandveränderungen* in den lebensnotwendigen Gefäßen am Hals. Dieser Bereich ist besonders gefährdet für Gefäßwandveränderungen, die als *Arteriosklerose* bezeichnet werden. Dadurch kann es zu einer Verminderung oder sogar Unterbrechung der *Blutzufuhr zum Gehirn* kommen, wodurch die Gefahr, einen *Schlaganfall* zu erleiden, steigt. Aus Untersuchungen ist bekannt, daß bei ca. 30 bis 40 % aller an Schlaganfall Erkrankten die Ursache ihrer Beschwerden im Bereich der Halsarterien zu finden ist.

Wie funktioniert der Hirnkreislauf?
Im wesentlichen wird die Blutversorgung des Gehirns durch zwei Kreisläufe aufrecht erhalten. Wir unterscheiden einen vorderen und einen hinteren Kreislauf. Zum vorderen Kreislauf gehören jeweils auf beiden Seiten des Halses ein Hauptgefäß mit dem Namen *Arteria carotis communis*. Diese Arteria entspringt aus der großen Körperschlagader (Aorta) und teilt sich in der Mitte des Halses in eine äußere *(Arteria carotis externa)* und in eine innere *(Arteria carotis interna)* Schlagader. Die Arteria carotis externa ist hauptsächlich für den Gesichtsbereich zuständig. Im Bereich des hinteren Kreislaufes haben wir ebenfalls zwei Gefäße, die *Vertebralarterien* genannt werden. Insgesamt sind für die Aufrechterhaltung der Blutzufuhr zum Gehirn daher vier Hauptgefäße verantwortlich.

Wie funktioniert die Neurosonologie?
Bei der *Ultraschalluntersuchung* verwendet man mechanische Schallwellen, die außerhalb des menschlichen Hörvermögens liegen. Diese werden von verschiedenen Strukturen (Blutplättchen, Gefäßwand usw.) unterschiedlich reflektiert. Die Reflexionen (Echos) werden dann zu Bildern durch Computer weiterverarbeitet und sichtbar gemacht. Diese

Untersuchung erfolgt nichtinvasiv und unblutig, das heißt ohne Punktion eines Gefäßes oder Verabreichung eines Kontrastmittels. Daher ist diese Untersuchung vollkommen *ungefährlich*, hat *keine Nebenwirkungen,* ist daher beliebig oft durchführbar.

Bei der neurosonographischen Untersuchung können in einem Untersuchungsgang zwei Befunde erhoben werden: die *Flußgeschwindigkeit des Blutes* und eine Darstellung der Gefäßwand mit eventuellen Ablagerungen (Abb. 4).

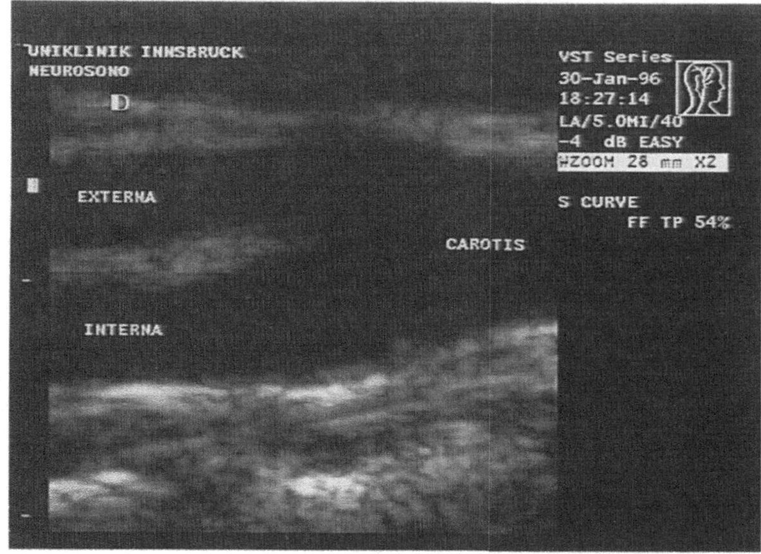

Abb. 4

Wie ist der Untersuchungsablauf?

Die Dauer der Untersuchung beträgt ca. 15 Minuten. Nach Auftragen eines Ultraschall-Kontaktgels werden mit einem *Schallkopf* entlang der Halsseite die einzelnen Gefäße beschallt (Abb. 5) und *Bilder* bzw. Fließgeschwindigkeiten der hirnversorgenden Arterien dargestellt. Bei der Messung der Flußgeschwindigkeit entstehen typische Geräusche, die jeder Patient kennt, bei dem die Untersuchung bereits durchgeführt worden ist. Bei ausreichender Erfahrung wird relativ schnell und schmerzlos ein Befund der Gefäßsituation erstellt, und die dem Schlaganfall häufig zugrunde liegende Arteriosklerose wird dadurch frühzeitig erkannt.

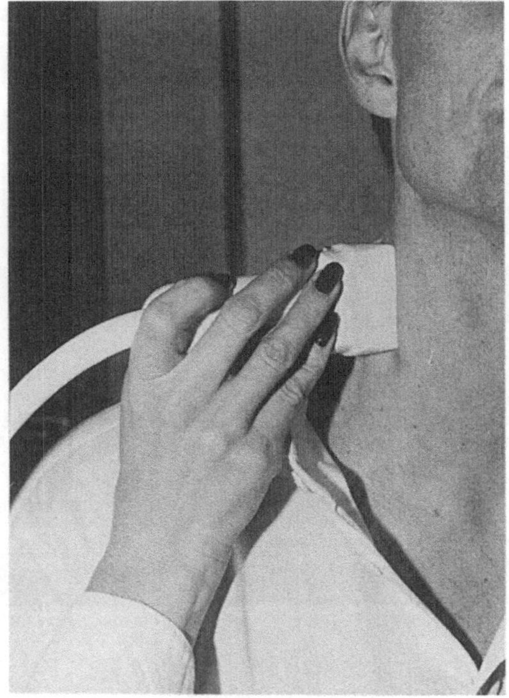

Abb. 5

Wann wird die Neurosonologie durchgeführt?
In der Frühphase der Gefäßverkalkung sind lediglich Wandauflagerungen zu erkennen. Diese beeinflussen den Blutstrom nicht. Kommt es nun zu einer weiteren Zunahme der Veränderungen, entsteht eine *Gefäß-einengung* (Abb. 6) mit einer möglichen *Minderdurchblutung*. Das Blut kann dann nur mehr mit hohem Druck und in vielen Fällen unzureichend in das Hirn gelangen. Mit der Dopplersonographie wird der *Einengungs-grad* berechnet. Die Veränderungen können soweit zunehmen, daß es zu einem kompletten *Gefäßverschluß* kommt. Wie schon vorher erwähnt, erfolgt die Blutzufuhr über insgesamt vier Gefäße. Bei einem Gefäßver-schluß (Abb. 7) besteht aber nun die Möglichkeit, daß andere Gefäße zusätzlich mithelfen, die Blutversorgung aufrecht zu erhalten, in dem von einer Seite auf die andere das Blut fließt. Auch diese *Umgehungskreisläufe* werden mit der Ultraschallmethode nachgewiesen und untersucht, ob noch eine ausreichende Blutversorgung des Gehirns vorhanden ist.

KLINIK INNSBRUCK
NEUROSONO
070114
CCA
15-Oct-91
12:33:55
LA/7.5/40
-8 dB
50 mm X 2.00
63 fps
S CURVE
FF TP 46%
ECA
BIF.
ICA
+D 8.0 mm
PAD:DGC TB:AP KB:FM

Abb. 6

UNIKLINIK INNSBRUCK
NEUROSONO
PROSIC
04-Jul-94
13:10:12
LA/5.0MI/40
-4 dB EASY
WZOOM 28 mm
S CURVE
FF TP 46%
ACI RECHTS

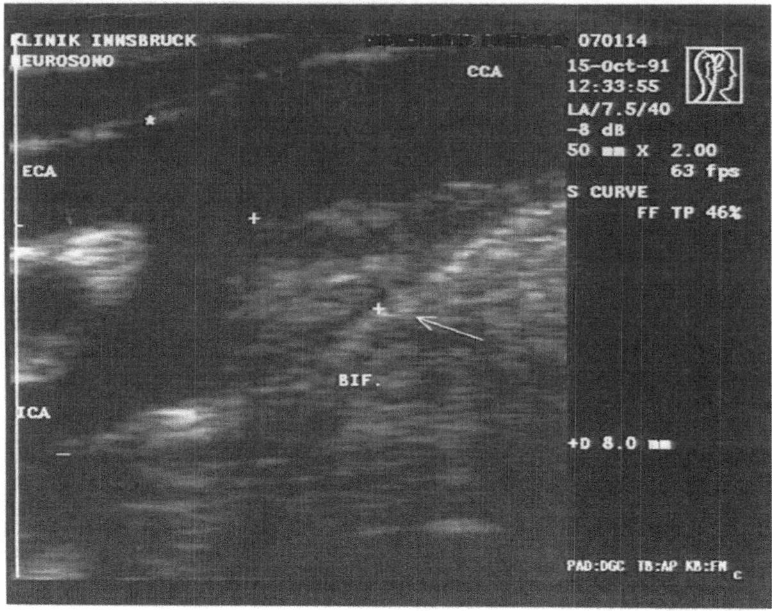

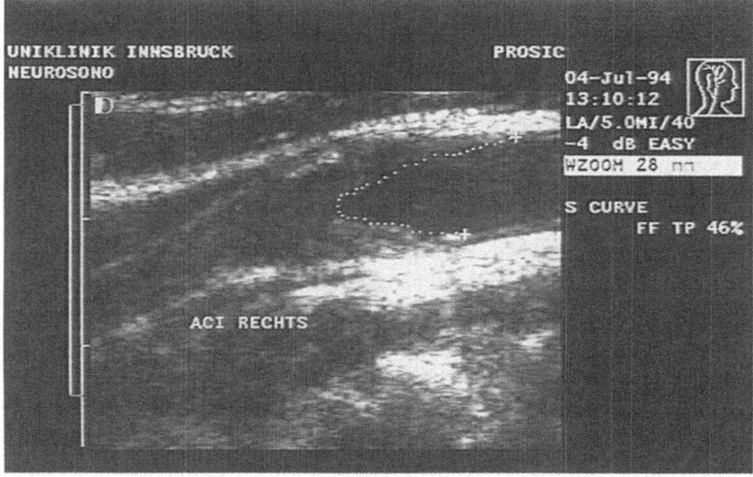

Abb. 7

Wer soll untersucht werden?

Risikogruppen:

Frauen und Männer ab dem 50. Lebensjahr; bei positiver Familiengeschichte bezüglich Gefäßerkrankungen; mit Bluthochdruck; Diabetes; Fettstoffwechselstörungen; Nikotinmißbrauch usw.

Patienten bei denen ein *Schlagerl* oder bereits ein Schlaganfall aufgetreten ist; Patienten vor einer Karotisoperation.

Wie kommt jemand zu einer neurosonologischen Untersuchung?

Der erste Ansprechpartner ist der Hausarzt. Dieser überweist Sie an den zuständigen Spezialisten.

Welche Konsequenzen ergeben sich aus dem Ultraschallbefund?

Durch die Möglichkeit, Gefäßsklerose zu erkennen, werden Risikopatienten erkannt und im Verlauf beurteilt. Durch regelmäßige Kontrolluntersuchungen kann eine eventuelle Verschleppung frühzeitig erkannt werden.

Bei bekannten Gefäßrisikopatienten, das sind Patienten mit Bluthochdruck, Diabetes oder Fettstoffwechselstörungen, kann neben der Erfassung des Ausmaßes der Arteriosklerose auch der Erfolg der medikamentösen Therapie, aber auch einer eventuellen Diät beurteilt werden. Gerade für diese Patientengruppe ist daher die Neurosonographie unerläßlich.

Sollte sich aus einer Wandveränderung trotz Therapie eine zunehmende Gefäßeinengung entwickeln, sodaß die Blutzufuhr nicht mehr gewährleistet ist, so erkennt der Untersucher frühzeitig, bevor es zum Eintreten eines Schlaganfalles kommt, diese Verschlechterung und überweist den Patienten zu einer Gefäßoperation.

Nach einer Operation kann frühzeitig und ohne Gefahr der Erfolg überprüft werden. Den Patienten steht eine ungefährliche, leicht wiederholbare Untersuchungsmethode zur Verfügung, die in der Vorbeugung eines Schlaganfalles bzw. in der Erkennung von Risikopatienten unerläßlich ist.

Magnetresonanz-Tomographie und Angiographie

Univ.-Doz. Dr. G. Birbamer

Gefäßdarstellung ohne Kontrastmittel durch Magnetfeld und Computer

Durch die Einführung der Magnetresonanztomographie (MRI bzw. MRT) konnte ein wesentlicher Fortschritt in der Darstellung der anatomischen Strukturen und Erkrankungen des menschlichen Körpers und insbesondere des zentralen Nervensystems erreicht werden. Neben einer Darstellungsqualität der Hirnstrukturen, die der eines anatomischen Atlas nahezu gleichkommt, können durch Anwendung moderner Computertechnik sogar dreidimensionale Abbildungen erreicht werden. Der hohe Weichteilkontrast dieser Methode bietet daher entscheidende Vorteile bei der Erfassung durchblutungsbedingter Erkrankungen, sodaß ein frühzeitiges Erkennen einer Minderdurchblutung und eine exaktere Therapiekontrolle möglich ist. Durch eine neue Aufnahmetechnik, die speziell Bewegungen im Gewebe erfaßt, kann nun auch der Blutfluß in den Gefäßen direkt dargestellt werden. Dabei liegt der Patient in bequemer Rückenlage im Untersuchungsgerät, eine Punktion von Gefäßen oder eine Kontrastmittelgabe ist nicht notwendig. Es werden 1 bis 2 mm dünne Schichten des Kopfes und des Halses angefertigt, wobei die Gefäße hell zur Darstellung kommen und sich gut vom umliegenden Gewebe abgrenzen lassen. Durch ein spezielles Computerprogramm werden diese Gefäßstrukturen dreidimensional zu einem kompletten Gefäßbaum zusammengesetzt, der von dem Untersucher aus allen beliebigen Raumorientierungen betrachtet werden kann (Abb. 8, 9, 10).

Neben Gefäßverengungen und Gefäßverschlüssen können auch Gefäßmißbildungen und größere Gefäßausbuchtungen (Aneurysmen) dargestellt werden. Die Darstellung des Gehirns beträgt je nach Fragestellung zwischen 20 und 30 Minuten, die MR-Angiographie bedarf zusätzlich einer Meßzeit von 8 Minuten. Das Verfahren, das auf die Anwendung von Magnetfeldern und Radiowellen beruht, ist für den Menschen völlig gefahrlos.

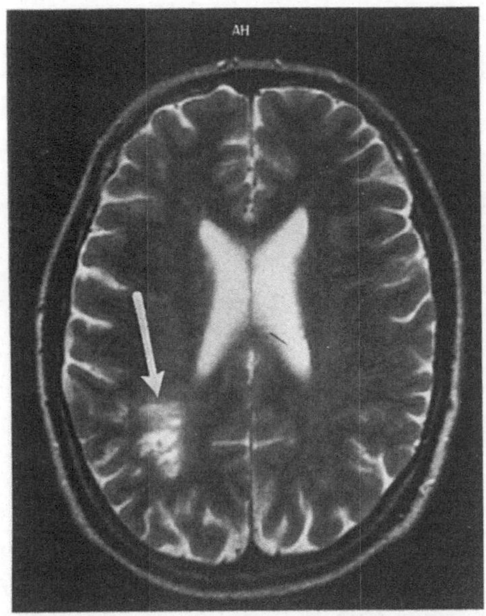

Abb. 8

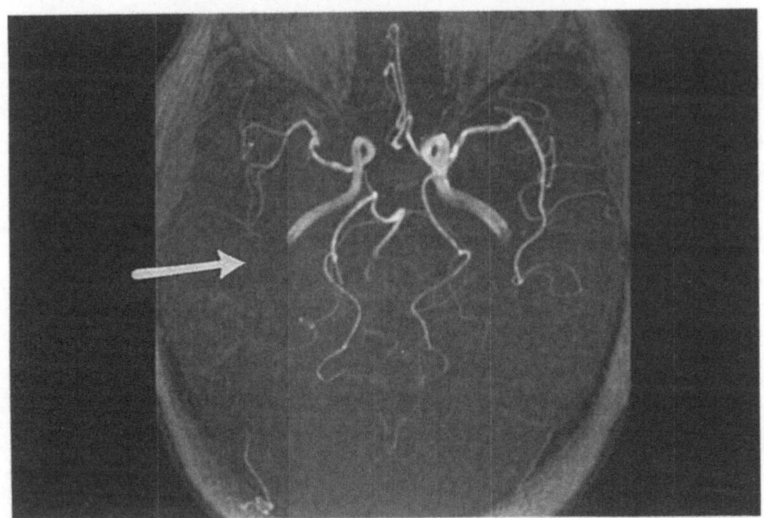

Abb. 9

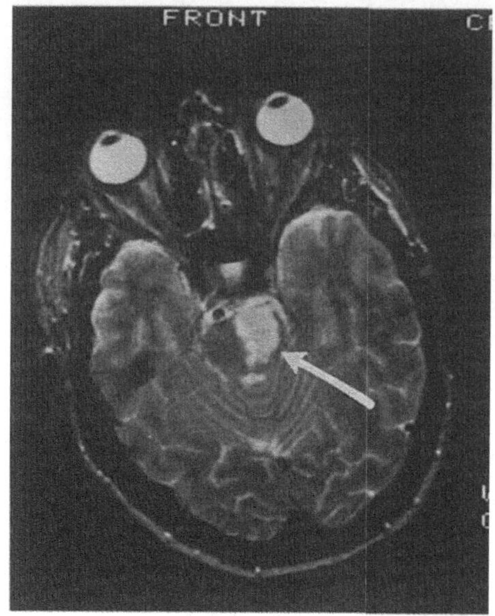

Abb. 10

Speziell Schlaganfallpatienten oder Patienten mit vaskulären Risikofaktoren kann durch die Erfassung oder Früherkennung der zugrundeliegenden Gefäßerkrankung geholfen werden. Die Untersuchung wird
meist ambulant und ohne jegliche Vorbereitung durchgeführt. Ausgeschlossen werden müssen jedoch aufgrund der Untersuchung in einem
hohen Magnetfeld Patienten mit Herzschrittmachern, magnetisierbaren
Metallimplantaten und Aneurysmaclips.

Untersuchungsablauf des Gefäßsystems
bei Durchblutungsstörungen des Gehirnes

Patient mit hohem Schlaganfallrisiko
Patient mit Symptomen
|
Hausarzt
|
Facharzt für Neurologie
|
Neurosonographie
|
MR-Angiographie
|
Röntgenkontrastmittelangiographie
(in seltenen Fällen)

Aspirin: Herzinfarkt- und Schlaganfall-Prophylaktikum

Univ.-Prof. Dr. F. Aichner

Am 6. März 1899 wurde das Salicylsäurepräparat *Aspirin* vom kaiserlichen Patentamt in Berlin als Warenzeichen angenommen. Während in den ersten Jahrzehnten dieses Jahrhunderts diese Substanz als Fieber-, Schmerz- und Rheumamittel Verwendung gefunden hat, hat man in den sechziger Jahren die Wirkung der Substanz als Prophylaktikum gegen Herz- und Hirninfarkt erkannt.

Zwei Studien haben Aspirin bei gesunden, asymptomatischen Individuen untersucht. In der USA-Studie wurden 22.000 Ärzte eingeschlossen und man hat dabei Aspirin 325 mg gegen Placebo untersucht und herausgefunden, daß Aspirin zur Reduktion von Myokardinfarkten geführt hat. Der Effekt für die Schlaganfallprävention war in dieser Untersuchung nicht zu beurteilen, da eine kleine Anzahl von Schlaganfällen (in beiden Gruppen etwa 1 %) vorhanden war. Dies ist auch deshalb zu erklären, weil Schlaganfallpatienten im Schnitt etwa 10 Jahre älter als Herzinfarktpatienten sind und deshalb in diesen Untersuchungen unterrepräsentiert waren.

In der Primärprävention des Schlaganfalles wird deshalb Aspirin derzeit nicht empfohlen. Auch bei Patienten, die eine asymptomatische (symptomfreie) Karotiserkrankung haben, hat Aspirin keinen Nutzen in der Verminderung eines „Schlagerls" oder Schlaganfalles.

In den letzten Jahren wurden zahlreiche multizentrische Studien zur Sekundär-Prophylaxe des Hirninfarktes an nun mehr als 100.000 Menschen durchgeführt. Dabei hat sich gezeigt, daß diese Substanz in der Lage ist, eine Risikoreduktion für Schlaganfall- und Schlaganfalltod von 30 % herbeizuführen. Es hat sich herausgestellt, daß alle Menschen, die ein hohes Schlaganfallrisiko haben und bereits einmal eine transiente ischämische Attacke (= *Schlagerl*) gehabt haben, mit dieser oder einer ähnlichen Substanz präventiv behandelt werden müssen und zwar für die Zeit ihres Lebens. Die Kombination von Aspirin und Dipyridamol erhöht den vorbeugenden Effekt. Aspirin hat den gleichen Nutzen für unterschiedliches Alter, Geschlecht und für Patienten unterschiedlichen Risikoprofiles. Die bekannteste Nebenwirkung ist die Magenunverträglichkeit, die dosisabhängig ist. Je höher die Aspirindosis, umso höher die Nebenwirkungen von seiten des Magen-Darm-Traktes. Auch Magenblutungen sind unter Aspirin-Medikation beobachtet worden. Für solche Patienten müssen andere Substanzen empfohlen werden.

In der Sekundärprävention, also nach einem „Schlagerl", ist Aspirin das Mittel der Wahl. Die dafür empfohlene Dosis liegt zwischen 100 und 300 mg täglich.

Ticlopidin – eine neue Möglichkeit in der Schlaganfall-Vorbeugung

OA Dr. Ch. Schmidauer

Wirksame Schlaganfallprophylaxe kann durch verschiedene Medikamente erreicht werden: wie Aspirin, Ticlopidin und Dipyridamol.

ASS-Präparate (Aspirin, Colfarit, Thrombo-ASS) werden seit der Entdeckung des günstigen Einflusses auf die Blutplättchenverklebung seit Ende der sechziger Jahre für die Prophylaxe des Schlaganfalles verwendet. Diese Substanz hat in vielen klinischen Studien eine Wirksamkeit bei der Verhinderung von *Schlagerln,* Herzinfarkt oder anderen Durchblutungsstörungen gezeigt.

Seit April 1995 steht in der Sekundärprävention des Schlaganfalles eine weitere Möglichkeit mit Ticlopidin (Tiklid) zur Verfügung. Auch diese Substanz gehört zu den Thrombozytenaggregationshemmern, die ein Verklumpen der Thrombozyten verhindern.

Die Wirksamkeit von Ticlopidin wurde in zwei großen Studien untersucht. Es zeigt sich in beiden Studien eine sehr gute Wirkung: einerseits in der Verhinderung von erneuten Schlaganfällen (ca. doppelt so gut wie Aspirin im ersten Behandlungsjahr), wenn schon einmal ein „Schlagerl" aufgetreten ist. Ticlopidin wirkt aber auch dann noch, wenn schon ein Schlaganfall aufgetreten ist: Dann verringert Ticlopidin mit ca. 30 % das Risiko eines erneuten Schlaganfalles.

Ticlopidin wird im allgemeinen gut vertragen. Es gibt jedoch drei wesentliche Nachteile gegenüber dem Aspirin. Während der ersten drei Behandlungsmonate können in seltenen Fällen Blutbildveränderungen auftreten, daher muß in 14tägigen Abständen über drei Monate eine Blutbildkontrolle durchgeführt werden. Des weiteren müssen im Vergleich zu anderen Substanzen pro Tag zwei Tabletten eingenommen werden und zusätzlich der deutlich höhere Preis verglichen mit Aspirin.

Die derzeitige Hauptindikation für die Verschreibung von Ticlopidin sind Patienten mit komplettem Schlaganfall, Patienten, die nicht auf eine Therapie mit Aspirin ansprechen (neuerlicher Schlaganfall), Hoch-Risikopatienten mit ausgeprägten Gefäßverkalkungen und Patienten mit

Aspirinunverträglichkeit (z. B. bei bestehenden oder früheren Magengeschwüren).

In manchen Ländern, wie z. B. in Japan, ist diese Substanz nun schon Nummer 1 in der Prophylaxe von Gehirndurchblutungsstörungen.

Zusammenfassend ist zu sagen, daß uns mit dieser neuen Substanz ab 1995 eine zusätzliche Möglichkeit der medikamentösen Verhinderung von Gehirndurchblutungsstörungen zur Verfügung steht, eine Substanz, die jedoch nur nach genauer Indikationsstellung eingesetzt werden soll. Ticlopidin kann helfen, die Katastrophe Schlaganfall in einem höheren Prozentsatz zu verhindern als die derzeit zur Vefügung stehenden Substanzen.

Chirurgische Vorbeugung des Schlaganfalles

Univ.-Prof. Dr. S. Weimann

Schlaganfälle können durch arteriosklerotische Veränderungen – meist Engstellen – an der Halsschlagader verursacht sein. Hochgradige Engstellen machen sich meistens durch Geräusche bemerkbar, die unbedingt einer weiteren Abklärung durch den Spezialisten erfordern.

Bei rechtzeitiger Erkennung einer solchen Engstelle, kann diese – je nach Wachstumstendenz und Symptomatik – ebenfalls rechtzeitig operiert werden.

Nur eine Operation vor dem Eintreten des Schlaganfalles ist sinnvoll und nützlich. Im Stadium des frischen Schlaganfalles kann die Operation keine Besserung mehr bringen.

Im allgemeinen machen sich Engstellen an der Halsschlagader klinisch in Form ganz diskreter, kurzzeitiger neurologischer Störungen bemerkbar, die den Patienten spätestens dann zum Arzt führen, sie können aber auch ohne *Vorwarnung* direkt in einen schweren Hirnschlag münden.

Im Gegensatz zu früher ist heute die Gefäßdarstellung mit dem Kontrastmittel – die sogenannte Angiographie – vor Durchführung der Operation nur mehr in Ausnahmefällen nötig. Im allgemeinen liefert die Ultraschalluntersuchung für den Gefäßchirurgen genügend Information, um die Operation risikolos vornehmen zu können.

Die Ultraschalldiagnostik eignet sich aber auch hervorragend für die Verlaufskontrolle einer Engstelle – sei es nun daß sie noch nicht operiert werden muß, sei es in der Zeit nach der Operation – und sollte in regelmäßigen Abständen mindestens jedoch einmal jährlich vorgenommen werden.

Die Operation an der Halsschlagader wird unter Allgemeinanästhesie vorgenommen und dauert ca. eine Stunde.

Die Technik des Eingriffes besteht darin, die hochgradige arteriosklerotische Engstelle auszuschälen und die Stelle, wo das Gefäß eröffnet wurde, mit einem kleinen Kunststoffreifen zu erweitern. Der erfolgreich operierte Patient kann am zweiten Tag aufstehen und zwischen dem fünften und siebten Tag die Klinik verlassen. Eine Dauerbehandlung mit einem gerinnungshemmenden Medikament ist sinnvoll.

Die Chirurgie der Halsschlagader stellt heute zusammen mit der medikamentösen Therapie und der Kontrolle der Risikofaktoren die Hauptwaffe im Kampf gegen den Schlaganfall dar. Welche Therapieform bei welchem Patienten die größtmögliche Sicherheit bietet, ihn vom Risiko des Gehirnschlages zu bewahren, muß jedoch individuell entschieden werden. Gefäßchirurg und Neurologe sind dabei zu enger Zusammenarbeit aufgefordert.

Die beste Zeit, ein Problem anzupacken, ist die Zeit vor seiner Entstehung

Landessanitätsdirektor Hofrat Dr. Ch. Neuner

Der Apoplektische Insult hat in letzter Zeit auch unsere Verwandten und Bekannten nicht verschont: Die Lieblingstante mit über 90 – sie ist daran verstorben –, eine 60jährige Frau – sie führt inzwischen wieder den Haushalt und sorgt sich um ihr Enkelkind –, eine unter 30jährige Mutter von 2 Kindern – Restsymptome sind geblieben –, einen 60jährigen Beamten – seine Halsschlagadern wurden operiert, es geht ihm wieder gut –, einen ca. 40jährigen Arzt, er hat leider nicht überlebt. Die Reihe ließe sich noch fortsetzen. Ca. 15 Prozent der Todesfälle gehen, bei Mann und Frau etwa gleich verteilt, auf einen Insult zurück. Das Durchschnittsalter der von der Krankheit Betroffenen ist unter 50 Jahre.

Das Wort *Insult* stammt aus dem Lateinischen und heißt soviel wie *auf etwas springen, Apoplexie* aus dem Griechischen *(Schlagfuß)*. Wir haben es also mit etwas Plötzlichem, Spontanem, einem Schlag zu tun, der Körper, Geist, Seele und Leben von einer Sekunde auf die andere völlig verändert.

Es liegt an uns, diese schwere Krankheit durch gesunden Lebensstil und sinnvolles Verhalten zu vermeiden. Die fragwürdigen *Vorbereitungen* zum Schlaganfall erfolgen langfristig, über Jahrzehnte, von Kindheit an. Die Risifofaktoren sind bekannt: Bewegungsmangel, übermäßiger Alkoholgenuß, Nikotin, Übergewicht, hohe Blutfettwerte, Zuckerkrankheit und Stoffwechselerkrankungen, Arteriosklerose, Herzinsuffizienz und Herzkrankheiten, Mangeldurchblutung, hoher Blutdruck, Alterskategorie. Kombinationen erhöhen die Wahrscheinlichkeit.

Der Insult ist die Spitze des Eisberges, bekämpfen sollten wir die Bildung desselben.

Im Krankheitsfall unserer lieben Tante ergaben sich viele Probleme, vor allem sie nach dem Krankenhausaufenthalt in einem Pflegeheim unterzubringen. Dies kommt einem Spießrutenlauf gleich. Woher bekommen wir eine Physiotherapeutin, eine Ergotherapeutin, eine Logopädin? Was geschieht über das Wochenende? Steht qualifiziertes Personal zur Verfügung? Hat die Patientin eine schöne Bleibe und fühlt sie sich dort wohl? Können wir sie laufend besuchen?

Wir hatten großes Glück mit allem. Ein Blick hinter die Kulissen zeigt auf, wieviel Arbeit, Sorgfalt, Herzenswärme von den verschiedensten Gesundheitsberufen hervorgebracht wird. Wir müssen allen Verwaltern, Sanitätshilfsdiensten, diplomierten Krankenpflegepersonen, Ärzten, geistlichen Personen, Betreuern, verschiedenster Art dankbar sein dafür, daß sie nicht reden, sondern tun.

Zur Diagnose stehen heute modernste Techniken zur Verfügung. **Auch die Therapie hat sich gewandelt, sie muß rasch und konsequent durchgeführt werden.** Hier ist ein flächendeckendes Konzept für ganz Österreich notwendig und zu begrüßen. Verbesserungswürdig ist der Umgang der Angehörigen, der Freunde, der Öffentlichkeit, mit dem Phänomen *Schlaganfall* und dessen Folgen. Er muß wie Beinbruch und Herzinfarkt *gesellschaftsfähig* werden. Ein Abschieben in das *heimliche Eck,* wie dies vielfach mit *Kopfkrankheiten* geschieht, ist abzulehnen. Der Fortschritt der Herzen kann mit dem der Technik noch nicht Schritt halten. Wichtig ist die richtige Therapie nach dem Schlaganfall für die Betroffenen, der richtige Lebensstil zuvor für die Gesunden. Die beste Zeit, ein Problem anzupacken, ist die Zeit vor seiner Entstehung!

In ihrer Ausbildung zum Pflegehelfer hat eine Teilnehmerin ihre schriftliche Arbeit zum Thema *Insult* mit folgender Sentenz eingeleitet:

> **Gott gebe mir die Gelassenheit,**
> **die Dinge hinzunehmen,**
> **die ich nicht ändern kann;**
> **den Mut, die Dinge zu ändern,**
> **die ich ändern kann;**
> **und die Weisheit, das eine**
> **von dem anderen zu unterscheiden.**

IV. Management des akuten Schlaganfalls

Unter Schlaganfall versteht man heute im wesentlichen drei große Krankheitsbilder, nämlich:

- den ischämische Hirninfarkt   (ca. 80 % der Fälle)
- die Hirnblutung (intracerebrales Hämatom)   (ca. 15 % der Fälle)
- die Subarachnoidalblutung   (ca. 5 % der Fälle)

Der ischämische Hirninfarkt: Ursachen, Diagnostik und Therapie

OA Dr. Ch. Schmidauer

Der Schlaganfall ist in den Industrienationen die dritthäufigste Todesursache nach den Herzerkrankungen und dem Krebs. Doch während viele von uns wissen, wie sie sich vor Herzinfarkt oder einem Krebsleiden schützen können – in dem sie aufhören zu Rauchen, Streß vermeiden, auf ihr Gewicht achten oder sich vitamin- und ballaststoffreich ernähren –, wird ein Schlaganfall von den meisten als schicksalsgegeben hingenommen. Doch das ist falsch! Auch die Entstehung des Schlaganfalles läßt sich vorbeugen! Und es gibt Warnzeichen in denen sie erkennen können, ob sie gefährdet sind.

Der Schlaganfall stößt trotz verbesserter Diagnostik, Therapie und Prophylaxe sehr oft noch auf Unverständnis. Da der Schlaganfall zu erheblichen neurologischen und psychischen Defekten führt, ist man des öfteren sogar mit Ablehnung konfrontiert.

Dies muß sich dringend ändern, wenn man bedenkt, daß unter 100.000 Einwohnern jährlich ca. 200 bis 400 Menschen an einem Schlaganfall erkranken. Das Risiko einen Schlaganfall zu erleiden, steigt mit zunehmendem Alter. Im Vergleich mit 60 und 70jährigen hat ein über 75jähriger ein dreimal häufigeres Risiko an einem Schlaganfall zu erkranken.

Im folgenden werden ganz allgemein die Symptome des Schlaganfalls beschrieben, wie er zustande kommt und ob und wie er vermeidbar ist.

Was ist ein Schlaganfall?

Ein Schlaganfall ist Folge einer plötzlichen Durchblutungsstörung im Gehirn, dies kann verursacht sein durch:

Eine **Mangeldurchblutung** (Ischämie, klassischer Hirnschlag) weil ein zum Gehirn führendes Blutgefäß plötzlich verstopft wird, oder eine Blutung durch den plötzlichen Riß eines Blutgefäßes.

Durch diese Vorgänge erhalten die Nervenzellen im Gehirn zuwenig Sauerstoff und Nährstoffe, sodaß sie zugrundegehen.

80 % der Schlaganfälle werden durch eine *Durchblutungsstörung* aufgrund einer Arteriosklerose der hirnzuführenden Arterien, die das sauerstoffreiche Blut transportieren, verursacht. Die Mediziner nennen dies eine *Thrombose,* dabei verschließt sich eine Arterie durch eine Blutpfropf, einen Thrombus, der sich einem größeren oder kleineren Blutgefäß des Gehirns gebildet hat. Solche Gefäßverschlüsse entstehen meist nicht in gesunden Hirngefäßen, sondern in solchen, deren Wand durch eine Arteriosklerose, d. h. durch Kalk- und Fettablagerungen bereits vorgeschädigt ist.

Die zweite Möglichkeit ist eine *Embolie,* Bildung eines Blutgerinnsels, Ausgangspunkt sind Blutgerinnsel, die sich im Herzen oder in den großen, zum Hirn führenden Gefäßen gebildet haben. Von einem solchen Blutgerinnsel können sich Teile lösen, die durch den Blutstrom in das Gehirn gelangen und dort ein wichtiges Blutgefäß verschließen.

Durch das *Platzen eines Blutgefäßes* entstehen etwa 15 % der Schlaganfälle, dabei kommt es zum Austritt von Blut aus den Gefäßen in das Hirngewebe.

Für beide Faktoren – Ischämie und Blutung – ist der Hauptrisikofaktor, die *arterielle Hypertonie,* der Bluthochdruck.

Die Arteriosklerose und ihre Folgeerkrankungen wie Herzinfarkt, Durchblutungsstörung der Beine und Schlaganfall ist in Österreich für mehr als 50 % der Todesfälle verantwortlich. Die genaue Ursache der Gefäßwanderkrankung (Arteriosklerose) ist mit letzter Sicherheit noch nicht geklärt. Neben dem Alter und dem Geschlecht spielen erbliche Faktoren eine wichtige Rolle.

Begünstigt und beschleunigt werden die Gefäßwandveränderungen durch eine Fülle von Faktoren, die unterschiedlich zu werten sind, den sogenannten **Risikofaktoren.**

Der *Bluthochdruck* ist der wichtigste prognostische Faktor, der das Auftreten eines Schlaganfalles begünstigt. Mit jedem zusätzlichen Risikofaktor erhöht sich die Gefahr einer Gefäßerkrankung und dessen Folgen um ein Vielfaches. Bei mehreren Risikofaktoren kommt es nicht zu einer Addition, sondern einer Vervielfachung des Risikos. Zudem sind die einzelnen Risikofaktoren eng miteinander verbunden, so kann z. B. Übergewicht und Bewegungsmangel Zuckerkrankheit provozieren, aber auch Übergewicht, Rauchen und Streß Bluthochdruck.

Warnsymptome, die oft schon Jahre vor einem Schlaganfall auftreten. Hirnblutungen führen meist zu mehr oder weniger schweren Ausfallserscheinungen des Nervensystems wie Lähmungen oder Sprachstörungen. Bei Mangeldurchblutung sind die Krankheitssymptome nicht immer anhaltend, sondern manchmal nur flüchtig. Dann dauern sie oft nur Sekunden bis Minuten. In diesen Fällen hat ein kleines Blutgerinnsel nur vorübergehend ein wichtiges Blutgefäß verschlossen und sich dann wieder aufgelöst, sodaß die Durchblutung wieder hergestellt wurde. Diese flüchtigen Durchblutungsstörungen des Gehirns nennt man *transiente ischämische Attacke (TIA)*. Im Volksmund werden diese Symptome als *Schlagerl streifen* bezeichnet. In ca. der Hälfte der Fälle tritt vor der endgültigen Katastrophe Schlaganfall ein Schlagerl auf. Der Schlaganfall folgt in den meisten Fällen innerhalb eines Monats, etwa ein Drittel der Patienten erleidet innerhalb der nächsten fünf Jahre einen Schlaganfall mit bleibenden Folgen.

Die *flüchtigen Symptome* können sich z. B. als *halbseitige Lähmung, Ungeschicklichkeit, einer Sprachstörung, einer halbseitigen Sehstörung oder auch einer Gefühlsstörung* präsentieren.

Diese Warnsymptome dürfen nicht bagatellisiert werden – auch nicht von Ärzten –, denn nur die Klärung der Ursache für das *Schlagerl* ist die Voraussetzung für gezielte Maßnahmen zur Verhinderung eines drohenden Schlaganfalls.

Welche Untersuchungen sind notwendig, wenn Warnzeichen aufgetreten sind?

Zunächst muß geklärt werden, welche Risikofaktoren für die Entstehung eines Schlaganfalls vorliegen. Die Behandlung dieser Risikofaktoren ist Voraussetzung für die effektive Vorbeugung. Eine konsequente medikamentöse Behandlung eines erhöhten Blutdrucks senkt das Schlaganfallrisiko zum Beispiel um 40 %.

Eine *neurologische Untersuchung* wird zeigen, ob bei Ihnen bereits Ausfallserscheinungen des Gehirns mit bleibenden Schäden vorhanden sind.

Eine *internistische Untersuchung* inklusive Laboruntersuchung wird Herzerkrankungen oder auch Stoffwechselstörungen wie Zuckerkrankheit erkennen können.

Die wichtigste apparative Untersuchungsmethode bei der Abklärung der transienten Durchblutungsstörung ist die *Ultraschalluntersuchung* der Blutgefäße des Gehirns. Damit läßt sich gefahrlos und schmerzfrei der Zustand der Gefäße untersuchen.

Mit einer *Elektrokardiographie (EKG)* kann das Herz hinsichtlich eventueller Herzrhythmusstörungen untersucht werden.

Eine *Computertomographie (CT)* mit Schichtaufnahmen des Gehirns kann ebenfalls manchmal notwendig sein.

Wie kann man einen drohenden Schlaganfall nach TIA verhindern?

Die Verordnung eines Thrombozytenfunktionshemmers, der das Aneinanderkleben und so die Verklumpung von Blutplättchen verhindert, kann bei regelmäßiger Einnahme das Schlaganfallrisiko um 20 bis 30 % mindern. Der bekannteste Thrombozytenfunktionshemmer ist die Azetyl-Salizyl-Säure (z.B. Aspirin). Da Aspirin Magengeschwüre mit Blutungen hervorrufen kann (die Gefahr in der verschriebenen Dosis von 100 bis 250 mg ist sehr gering) können Patienten mit Magen-Darmgeschwüren kein Aspirin verschrieben bekommen.

Zur Verhinderung eines Schlaganfalles nach TIA steht aber auch ein neues Medikament – Ticlopidin – zur Verfügung. Ticlopidin ist wirksamer als Aspirin, bei diesem Medikament muß jedoch in den ersten drei Monaten regelmäßig das Blutbild alle zwei Wochen kontrolliert werden. Nach TIA muß Ticlopidin nach genauer Indikationsstellung verordnet werden.

Für Patienten mit einer bestimmten Form von Herz-Rhythmus-Störungen oder Gefäßveränderungen kann auch eine Blutverdünnung durch gerinnungshemmende Substanzen (z.B. Cumarine) vorgenommen werden. Diese Behandlung ist jedoch eine risikoreiche und erfordert eine intensive Überwachung durch den Arzt.

Bei manchen Patienten besteht eine hochgradige Einengung der Halsschlagader als Ursache der flüchtigen Durchblutungsstörungen im Gehirn, in diesen Fällen kann eine Operation der Halsschlagader den Schlaganfall verhindern.

Was ist beim akuten Schlaganfall zu tun?

Das Entscheidende ist, den frischen Schlaganfall als solchen zu erkennen.

Die charakteristischen Symptome sind:

- Plötzlich einsetzende ausgeprägte Lähmung einer Körperseite, die sich meist mehr im Arm als im Bein auswirkt.
- Dabei hängt auch häufig der Mundwinkel herunter.
- Die entsprechende Körperseite kann sich taub anfühlen.
- Es kann eine Sprachstörung, sowohl eine Sprachverständnisstörung wie Wortfindungsstörung, auftreten.
- Sehstörungen werden auch häufig bei Schlaganfällen beobachtet.
- Bei einer Gruppe von Patienten kommt es zu einem plötzlich einsetzenden, heftigen Schwindelgefühl. Sie sind unfähig zu sitzen oder

zu stehen, meist verbunden mit Gefühlsstörungen im Gesicht und Doppeltsehen.

Wann immer der Verdacht auf einen frischen Schlaganfall besteht, ist dies als lebensbedrohlicher Notfall – wie ein frischer Herzinfarkt – anzusehen. Selbst wenn es sich um vorübergehende Ausfallserscheinungen handelt, muß der Patient so schnell wie möglich in das nächste Krankenhaus gebracht werden, das zur Untersuchung und Behandlung von akuten Schlaganfällen eingerichtet ist.

Für den Schlaganfall gilt: Je früher desto besser!

Gesichert ist, daß eine Behandlung des Schlaganfalls umso wirksamer ist, je früher sie einsetzt, dadurch können die Ausfälle verringert werden und die Überlebenschance steigt.

Die Überweisung sollte, soweit möglich, in eine Fachabteilung erfolgen, da für die weitere Abklärung und Behandlung der klinisch-neurologische Befund und die exakte Einschätzung des klinischen Befunds von eminenter Wichtigkeit sind.

Des weiteren muß die Abteilung über eine Untersuchungseinheit der extra- und intracran. Hirngefäße verfügen und ein Computertomogramm muß 24 Stunden für Schlaganfall-Patienten zugänglich sein. Nur durch die akut durchgeführte Computertomographie kann geklärt werden, ob es sich um eine Durchblutungsstörung oder um eine Blutung handelt. Die Behandlung ist nämlich jeweils ganz unterschiedlich (Abb. 11).

Um eine kardial bedingte Ursache eines Schlaganfalls zu erfassen, muß eine Echokardiographie (Ultraschalluntersuchung des Herzens) sowie ein EKG zur Verfügung stehen. Insbesondere auch für jüngere Schlaganfälle bedarf es eines speziellen Labors, um auch seltenere Ursachen für Schlaganfälle zu erfassen.

Nach exakter Klassifikation des Schlaganfalles und Erfassung der möglichen Ursache kann dann sofort eine gezielte Schlaganfallbehandlung in die Wege geleitet werden. Neben speziellen Therapiemaßnahmen müssen Blutdruck, Blutzuckerwerte, Körpertemperatur, Herzfunktion und Flüssigkeitshaushalt überwacht werden. Notfalls muß der Patient, wenn es zu Atemstörungen kommt, auch vorübergehend intensivmedizinisch behandelt werden.

Das Ziel einer Akutbehandlung des Schlaganfalls ist es, für jeden einzelnen Patienten das optimale Therapiemanagement zu finden. Es bedeutet, daß Schlaganfallpatienten nicht gleiche, sondern individuell unterschiedliche Behandlungsformen benötigen.

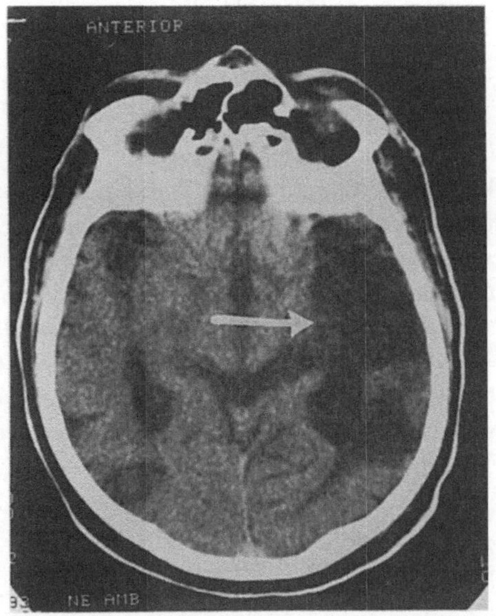

Abb. 11

Rehabilitation des Schlaganfalles

Wichtig für die weitere Rehabilitation ist der frühe Beginn der gezielten Krankengymnastik und, wenn Sprachstörungen vorliegen, der Sprachtherapie. Der erste Schritt ist, den Kranken so rasch wie möglich aus dem Bett zu bringen und auch eine orale Nahrungsaufnahme zu ermöglichen.

Rehabilitation ist immer Aufgabe eines Teams, d.h. Ärzte, Pflegepersonal, spezielle Therapeuten und auch die Familie und Freunde des Betroffenen müssen über einen langen Zeitraum von Beginn an zusammenarbeiten. Prinzipiell gilt: Je früher die Rehabilitation beginnt, umso besser.

Der jugendliche Schlaganfall

Dr. S. Bösch

Nur 3–4 % aller Schlaganfälle treten vor dem 45. Lebensjahr auf. Daher gibt es wenig klinische Erfahrung in der Aufklärung und in der Behandlung von Schlaganfällen bei Patienten unter 45 Jahren. Ein gründliches und weitreichendes diagnostisches Programm an einer spezialisierten Abteilung zur Aufklärung der Ursachen ist aus diesem Grund unerläßlich. Das Aufdecken möglicher Ursachen kann den Schlaganfall-Patienten vor einem Wiederauftreten eines Insults bewahren. Während bei älteren Patienten die Arteriosklerose als Ursache für einen Schlaganfall weit vor allen anderen steht, gibt es bei Patienten unter 45 Jahren eine große Vielfalt möglicher Ursachen.

I. **Arteriosklerose (20 %)**

II. **Embolie (20–30 %)**
   a) cardiale Embolie
   b) paradoxe Embolie (Lungen(gefäß)erkrankungen)
   c) Andere (Fettembolie u.a.)

III. **Gefäßerkrankungen (10 %)**
   a) entzündliche (SLE, Churg-Strauss, Takayasu u.v.a.)
   b) nicht entzündliche (Dissektion, Mb Fabry u.a.)

IV. **Gefäßspasmen bei Migräne, Subarachnoidalblutungen, hyperintensiver Encephalopathie (1–5 %)**

V. **Hämatologische Erkrankungen und Erkrankungen des Gerinnungssystems (10 %)**
   a) Hyperviskosität (Polycythämie, Dysproteinämie)
   b) Koagulopathien (Thrombocythämie, nephrot. Syndrom)
   c) Andere (AT3 Mangel, akute Alkoholintoxikation u.v.a.)

VI. **Andere Ursachen (5 – 10 %)**
   a) Trauma
   b) Mechanisch (Manipulationen an der Halswirbelsäule)
   c) Systemische Hypotension
   d) Iatrogen (z.B. perioperativ, Luftembolie)
   e) Sinusvenenthrombose

Auch seltenere Ursachen von Schlaganfällen sollten gerade in der Altersgruppe zwischen 15 und 45 Jahren beachtet werden. **Arteriosklerose** und eine oft damit verbundene allgemeine Gefäßerkrankung ist nahezu nur bei *Hoch-Risiko-Patienten* bezüglich vaskulärer Risiken wie starkem Rauchen, hohen Blutfetten, unbehandeltem Bluthochdruck und jugendlichem Diabetes zu finden. Männer an der oberen Altersgrenze sind deutlich häufiger als Frauen in dieser Gruppe vertreten.

Eine **Embolie** ist in etwa einem Drittel aller Patienten Ursache des Schlaganfalls. Bei einer Embolie werden Gewebsteilchen im Blutstrom solange mitgerissen bis sie ein Gefäß mit zu kleinem Durchmesser verstopfen. Damit wird die Blutzufuhr in nachfolgendes Gewebe unterbunden und es geht zugrunde. In 75 % aller Embolien kann ein Gefäßabbruch bei einer cerebralen Gefäßdarstellung kurz nach dem Ereignis nachgewiesen, in manchen Fällen sogar aufgelöst werden.

Bei Patienten, die unter einer Entzündungskrankheit der Hirngefäße leiden, kann es zu einem Schlaganfall kommen, wenn Gefäße durch Entzündungszellen verlegt oder eingeengt werden. Bestehen den gesamten Körper betreffend **Entzündungskrankheiten,** sogenannte Systemerkrankungen, so können zwar selten Schlaganfälle auftreten, diese sind zumeist jedoch nicht das erste Krankheitszeichen.

Störungen im Blutgerinnungssystem können in seltenen Fällen ebenfalls zu einem Schlaganfall führen. Die Rolle häufiger Herzklappen-Erkrankungen (Mitralklappenprolaps) beim Insult ist heute nicht endgültig geklärt. Pille und Rauchen führen einzeln, aber vor allem in Kombination zu einem deutlich erhöhten Risiko bei Frauen. Auch eine stumpfe **Halsverletzung** kann eine Ursache für eine Gefäßverletzung darstellen, die in weiterer Folge durch die Verlegung des Gefäßes einen Schlaganfall verursacht.

Die Behandlung eines **Patienten** mit Schlaganfall und die Herabsetzung des Wiederholungsrisikos ist aber von der Aufdeckung der wahrscheinlichsten Ursache abhängig. Zum jetzigen Zeitpunkt kann in etwa 70 % aller jugendlichen Schlaganfälle eine Ursache gefunden werden. Darauf fußend ist eine sinnvolle und erfolgversprechende Behandlung möglich. Auch bei schweren Schlaganfällen gelingt es in weiterer Folge durch eine konsequente physikalische Therapie große Erfolge zu erzielen. Es liegt an der Genauigkeit der Prüfung aller Faktoren, die zu einem Schlaganfall geführt haben könnten und am richtigen Einsatz aller Zusatzuntersuchungen, die noch immer zu große Zahl unaufgeklärter Fälle zu verkleinern.

Die Schlaganfallstation:
Wo und wie sollen Schlaganfallpatienten behandelt werden?

Univ.-Prof. Dr. F. Aichner

Stroke Units sind stationäre Einrichtungen, auf denen ausschließlich Schlaganfall-Patienten von einem Team, bestehend aus Ärzten, Schwestern und Therapeuten behandelt werden. Es geht dabei im wesentlichen um die geographische Konzentration von Pflege- und Therapieressourcen.

Ein hoher Ausbildungsstandard von Ärzten, Pflege- und Therapiepersonal sowie die Verbindung von akuter medizinischer Betreuung mit Frühmobilisation und Frührehabilitation sind die Pfeiler einer spezifischen Schlaganfallstation (Stroke Unit). In die Teamstruktur der *Stroke Unit* sind die Familie des Patienten und seine Angehörigen miteingeschlossen.

Das Management von Schlaganfallpatienten in der Akutphase weist verschiedene Kritikpunkte und Schwachstellen auf: Mißverständnis und Rivalität zwischen verschiedenen Berufsgruppen, Desinteresse, mangelnde Kommunikation, lange Zeitphasen, in denen der hospitalisierte Patient unbeschäftigt ist, Delegieren von Pflege an nicht entsprechend qualifiziertes Personal, Mangel an Überwachung und Beurteilung von Therapieplänen, mangelnde Dokumentation des Krankheitsverlaufes, schlecht vorbereitete, plötzliche und oft nicht geplante Entlassung aus dem Krankenhaus.

Es wurde Anfang der sechziger Jahre vermutet, daß ein Weg zur Verbesserung der Schlaganfallbehandlung in der Schaffung einer speziellen Schlaganfallstation liegen könnte. Warum sollten aber Schlaganfall-Patienten von übrigen Patienten herausgenommen und ihnen diese besondere Pflege und Aufmerksamkeit entgegengebracht werden?

Dafür lassen sich folgende Gründe anführen:

1. *Allgemeine Schwierigkeiten im Anbot einer hochqualifizierten Pflege auf Allgemeinstationen,*
2. *die Komplexität neurologischer Defizite, z.B. Aphasie, Hemianopsie, Raumorientierungsstörungen, motorische Störungen, Sensibilitätsstörungen,*

3.   *das psychologische Problem des Schlaganfall-Patienten, verursacht durch den plötzlichen Beginn und die Notwendigkeit, den Schlaganfall-Patienten auf eine zukünftige, lebenslange Behinderung vorzubereiten,*

4.   *die Tatsache, daß behinderte Schlaganfall-Patienten für viele Wochen im Krankenhaus verbleiben und*

5.   *daß viele Schlaganfall-Patienten schwerbehindert sind und beträchtliche Hilfe für Mobilität und alltägliche Verrichtungen benötigen.*

Eine effektive Schlaganfallbehandlung erfordert ein hochqualifiziertes und sympathisches Personal, einen sauber organisierten Rehabilitationsplan, der nach Entlassung des Patienten aus dem Krankenhaus fortgesetzt werden kann.

Es ist von vornherein schwer, Patienten mit Schlaganfall auf einer allgemeinen Station Behandlung mit höchster Qualität zu garantieren. Man kann annehmen, daß es genügend Gründe für die Behandlung von Schlaganfall-Patienten auf einer Schlaganfallstation durch ein Schlaganfall-Team gibt, dennoch muß die Frage erlaubt sein, an welchen Kriterien die Effektivität einer solchen Station und Behandlung gemessen wird und ob die Resultate eine spezielle Schlaganfall-Abteilung/-Station rechtfertigen.

Folgende Fragen sind in dieser Hinsicht zu klären: Die Kosten, die Todesrate, die Dauer der Rückbildung, das Ausmaß der Rückbildung der neurologischen Defizite, die langfristige Lebensqualität, die Anzahl der Patienten, die auf eine Langzeitrehabilitation verlegt werden und letztendlich die Zufriedenheit der Patienten und des Personals.

Um diese Fragestellung zu beantworten, wurden im Laufe der letzten drei Jahrzehnte viele zum Teil kontrollierte Studien durchgeführt. Eine Gesamtauswertung von 10 Studien (Lancet 1993) hat ergeben, daß **Schlaganfallstationen allein durch die Behandlung eines multidisziplinären Teams von Spezialisten die Mortalität für den Schlaganfall-Patienten senken.**

Einzelstudien haben wiederum gezeigt, daß die **Dauer des stationären Aufenthaltes verkürzt werden kann und die Funktionalität des Schlaganfall-Patienten dadurch verbessert wird.**

Hinsichtlich der Kosten ist festzustellen, daß es sich bei den genannten spezifischen Abteilungen um nicht-intensive Schlaganfallstationen handelt, sodaß anzunehmen ist, daß das Kosten-/Nutzen-

Verhältnis für die nicht-intensive Schlaganfallstation spricht. Exakte Berechnungen darüber liegen aber nicht im Detail vor. Bezüglich der Zufriedenheit der Patienten und des Personals herrscht allgemeine Übereinstimmung, daß die Zufriedenheit auf einer Schlaganfallstation beim Patienten, aber auch beim Personal, höher liegt, als auf einer Allgemeinstation.

Eine gute, allgemeine Schlaganfallbehandlung hat folgende Punkte zu berücksichtigen:

1. *Alle Patienten sollten nach Standard-Untersuchungsprotokollen hinsichtlich ihrer neurologischen Ausfälle in regelmäßigen Abständen dokumentiert werden. Dafür sind verschiedene Tests, wie Minimental-State, Beurteilung der Kommunikation und Sprache, Beurteilung der Aufnahmefähigkeiten, der Armfunktion, der Mobilität, der Geschwindigkeit beim Gehen, Fähigkeiten bei täglichen Verrichtungen, zu inkludieren.*
2. *Entscheidungen sollen vom Patienten wie von den Betreuenden gemeinsam getroffen werden.*
3. *Das Pflegepersonal muß speziell ausgebildet sein und mit neurologischen Defiziten eines Schlaganfall-Patienten voll vertraut sein.*
4. *Für jeden Schlaganfall-Patienten muß ein geeignetes Programm erstellt werden, sodaß er/sie genau weiß, welche Behandlung für die nächsten Wochen geplant ist. Auch Aktivitäten für den Abend oder die Wochenenden sollten in die Planung aufgenommen werden. Nichts tun wirkt schwer demoralisierend.*
5. *Die Entlassung aus dem Spital muß auf das sorgfältigste vorbereitet und durchgeführt werden.*
6. *Nachdem Studien gezeigt haben, daß Schlaganfall-Patienten auch drei bis vier Jahre nach dem Schlaganfall mit ihren Problemen nicht zurechtkommen, ist eine Langzeit-Nachsorge zwingend notwendig.*

Es herrscht heute weltweit Konsensus darüber, daß der akute Schlaganfall möglichst rasch in einem Krankenhaus behandelt werden soll. Der größte Anteil der Kosten ist durch die Aufnahme des Schlaganfall-Patienten in das Krankenhaus bedingt. Die Realität zeigt, daß teilweise große Unzufriedenheit darüber herrscht, wie Schlaganfall-Patienten heute auf Stationen betreut werden. Die Schlaganfallstation ist eine bewiesenermaßen geeignete Möglichkeit, die Schlaganfallbehandlung effizienter und menschlicher zu machen. Jede Institution, die Schlaganfälle versorgen muß, sollte ihre eigene Schlaganfallpolitik entwickeln. Ich glaube, daß die Etablierung einer Schlaganfallstation in großen Krankenhäusern, betreut von einem erfahrenen Schlaganfall-Team, die besten Bedingungen für die Behandlungen eines Schlaganfall-Patienten schaffen. **Die Schlaganfall-Rehabilitationsstation ist eine weitere, wichtige Komponente für die Schlaganfallversorgung einer Region.** Jede Region sollte einen Schlaganfallveranwortlichen zur Verfügung haben, der für ein zusammenhängendes, hochstehendes Schlaganfallservice zuständig ist und auch in regelmäßigen Abständen darüber einen Bericht abzugeben hat.

Patientenmanagement auf einer Schlaganfallstation

OA Dr. K. Berek

Sowohl die Inzidenz, Prävalenz und Mortalität, als auch vor allem die große Anzahl derjenigen Patienten, die an den Folgeerscheinungen eines Schlaganfalles leidet und neben den neurolgischen Ausfallserscheinungen mit großen sozialen Problemen zu kämpfen hat, stellen eine Aufforderung für alle im medizinischen und gesundheitspolitischen Bereich Tätigen dar, nach neuen Behandlungsstrategien und Therapieformen bei der Schlaganfallbehandlung zu suchen. Während in den letzten Jahren viele neue medikamentöse Behandlungsverfahren entwickelt wurden, die teilweise auch schon Eingang in die Routinebehandlung des Schlaganfalles gefunden haben, fehlen gerade bei uns noch spezielle Abteilungen, die sich intensiv und ausschließlich mit der Behandlung und Betreuung von Schlaganfallpatienten von der Akutphase bis zur Entlassung nach Hause beschäftigten und darüber hinaus auch die weitere Betreung nach der Entlassung planen beziehungsweise koordinieren. Solche Schlaganfalleinheiten oder *stroke units* bestehen zum Teil schon vor allem in den angloamerikanischen und skandinavischen Ländern, wo sie gut funktionieren und zu einer eindeutigen Verbesserung der Langzeitergebnisse geführt haben.

Teamgeist
Die Voraussetzung, daß eine solche *stroke unit* funktionieren kann, ist neben räumlichen, apparativen und finanziellen Bedingungen in erster Linie ein Team, das absolut motiviert ist und in dessen Mitte der Patient zu stehen hat. Arzt, Therapeut, Krankenschwester, Sozialarbeiter und Angehörige müssen gemeinsam ein therapeutisches Netz aufbauen, von dem der Patient als Betroffener getragen wird und das dem Patienten gleichzeitig als Sprungbrett in den Alltag dienen kann.

Akuttherapie
Auf die Notwendigkeit einer ausgewogenen allgemeinmedizinischen Therapie hinzuweisen. Zwar gibt es heute viele praktische und theore-

tische Ansätze zur Optimierung der Therapie des Schlaganfalles, trotzdem stellt eine gute Allgemeintherapie die Grundlage und Voraussetzung für die Anwendung und den Erfolg weiterer spezieller Behandlungsverfahren dar.

Internistische Begleiterkrankungen

Obwohl bei den meisten Schlaganfällen die aktuelle neurologische Symptomatik im Vordergrund steht, wird die Prognose durch häufig vorliegende internistische Begleiterkrankungen wesentlich beeinflußt. Aus diesem Grund müssen Erkrankungen von Herz und Lunge, Niere, Stoffwechsel- und Gerinnungsstörungen frühzeitig erkannt und einer entsprechenden Therapie zugeführt werden. Die Anwendung verschiedener spezifischer Therapiemaßnahmen, wie zum Beispiel Hämodilutions- und Lysetherapie, ist erst nach Ausschluß entsprechender Vorerkrankungen möglich.

Atmung

Die Voraussetzung für eine ausreichende Sauerstoffversorgung des Gehirns ist eine suffiziente Atmung. Pathologische Atemmuster müssen erkannt und entsprechend behandelt werden.

Herz

Eine absolute Notwendigkeit in der Schlaganfalltherapie stellt die Diagnose und Therapie von begleitenden Herzerkrankungen dar. Neben dem klinischen Befund ist die Durchführung eines EKG zum Zeitpunkt der Aufnahme unbedingt erforderlich, daneben sollte auf einer *stroke unit* auch nach Möglichkeit eine Monitorisierung der Herztätigkeit angestrebt werden. Auszuschließen sind in erster Linie ein begleitender Myokardinfarkt und schwerwiegende tachykarde oder bradykarde Herzrhythmusstörungen, die sehr häufig als Auslöser einer zerebralen Durchblutungsstörung in Frage kommen können.

Blutdruck

So wichtig eine frühzeitige Blutdrucktherapie vor Auftreten eines Schlaganfalles ist, so ungünstig kann sich eine aggressive Blutdrucksenkung zum Zeitpunkt einer akuten zerebralen Ischämie auswirken. Sogenannte *hochnormale* Blutdruckwerte von 160 bis 170 mm Hg systolisch zu 90 bis 95 mm Hg diastolisch sollen in der Akutphase eines Schlaganfalles nicht unterschritten werden, eine medikamentöse Blutdrucksenkung sollte erst ab Blutdruckwerten von 200 systolisch und 100 diastolisch durchgeführt werden. Dem steht aber die absolute Empfehlung entgegen, in der Prävention des Schlaganfalles eine konsequente und rigorose Blutdrucktherapie durchzuführen, da der Bluthochdruck sicher einer der wichtigsten Risikofaktoren für das Auftreten eines Schlaganfalles ist.

Blutzucker

Da erhöhte Blutzuckerspiegel die Zell- und Gewebeschädigung fördern, sollte bei Nüchternblutzuckerwerten über 200 mg % beziehungsweise bei pathologischen Blutzuckertagesprofilen der Blutzucker mittels Alt-insulin durchgeführt werden. Natürlich müssen auch Hypoglykämien korrigiert werden, da dadurch nicht nur zerebrale Ischämien verschlechtert, sondern auch („Unterzucker") das Bild herdförmiger Ausfalls-erscheinungen vorgetäuscht werden kann.

Wasser- und Elektrolythaushalt

Auf eine ausreichende Flüssigkeitszufuhr ist unbedingt zu achten, wobei natürlich andererseits gerade bei kardial insuffizienten Patienten eine Überwässerung genauso zu vermeiden ist. Genaue Flüssigkeitsbilanzierung, regelmäßige Kontrolle von Serumelektrolyten, Serumosmolarität und Nierenfunktionsparametern sind daher unbedingt anzustreben.

Körpertemperatur

Bei erhöhten Körpertemperaturen muß einerseits eine diagnostische Abklärung erfolgen, andererseits ist eine symptomatische Fiebersenkung zu empfehlen, da erhöhte Körpertemperaturen die Prognose des ischämischen Insultes verschlechtern können.

Thromboseprophylaxe

Insgesamt empfiehlt sich ein großzügiger Einsatz der Thromboseprophylaxe, da diese auch im Falle einer intrakraniellen Blutung nicht kontraindiziert ist.

Ernährung

In der Initialphase empfiehlt sich die Durchführung einer Flüssigkeits- und Elektrolytsubstitution beziehungsweise einer hypokalorischen Ernährung, ab etwa dem zweiten Behandlungstag kann eine Umstellung auf eine höherkalorische Ernährung (intravenös, Magensonde, peroral) erfolgen. Eine vollständige enterale Ernährung soll möglichst frühzeitig angestrebt werden.

Pflegerische Maßnahmen, Krankengymnastik und Logopädie
Eine frühzeitige Stuhlregulierung mittels milder Laxantien oder bei Bedarf physikalischer Maßnahmen ist zu empfehlen.

Inkontinente Patienten sollen mit einem Blasenkatheter versorgt werden, bei längerem Bedarf ist bei Männern eine suprapubische Blasenfistel zu bevorzugen.

Für die Prognose entscheidend ist der frühe Beginn einer krankengymnastischen und logopädischen Behandlung, die mit Ausnahme schwerer Schlaganfälle mit kompletter Hemiplegie oder ausgeprägtem Hirnödem schon in der Akutphase durchgeführt werden sollte. Eine optimale Lagerung zur Vermeidung von Dekubitalulcera zur Verbesserung der Ventilation unterstützt die krankengymnastischen Maßnahmen.

Die Vorteile einer rehabilitativen Schlaganfallstation aus der Sicht des Therapeutenteams

Die ersten 4 bis 6 Wochen nach einem Schlaganfall sind vom therapeutischen Standpunkt aus gesehen die wichtigsten für den Patienten. **Schon in den ersten Tagen nach einem Schlaganfall sollte man Physiotherapie, Ergotherapie und eventuell Logopädie einsetzen.** Das Ziel ist, eine größtmögliche Selbständigkeit und bestmögliche Lebensqualität unter den gegebenen Umständen zu erreichen. **Im Idealfall wird in der Frührehabilitation das sogenannte *24-Stunden-Konzept* angewandt.** Das heißt, daß alle, die an der Betreuung des Patienten beteiligt sind (Therapeuten, Schwestern, Angehörige, Ärzte ...), dies nach gewissen Richtlinien tun, sodaß auch beispielsweise bei Alltagshandlungen ein therapeutischer Effekt erzielt wird. Ein Therapeut kann z. B. nur eine oder zwei Stunden am Tag gezielt mit dem Patienten üben. Das Gelernte muß aber in den Alltag übertragen werden können.

Weiters ist auf eine therapeutische Lagerung und Handhabung des Patienten zu achten; Mundpflege und Zähneputzen werden – sofern Störungen im Mund-Gesichtsbereich vorhanden sind – auf eine ganz bestimmte Art und Weise durchgeführt; das Ankleiden und die Körperpflege können ebenfalls so durchgeführt werden, sodaß dabei ein therapeutischer Effekt entsteht. Dasselbe trifft auf die Mithilfe bei der Nahrungsaufnahme zu. Gerade bei Alltagsverrichtungen überschneiden sich die Bereiche Pflege und Therapie sehr häufig. Daraus ergibt sich, daß das Befolgen gewisser Richtlinien von allen, die an der Frührehabilitation beteiligt sind, zum bestmöglichen Rehabilitationsergebnis für den Patienten führt. **Die ideale Organisationsform zur Umsetzung dieses Programmes ist die Schlaganfallstation.**

Welche Vorteile ergeben sich daraus:
Die Umsetzung des 24 Stundenkonzepts wird möglich. Therapieprogramme werden gemeinsam erstellt und können eingehalten werden, da der Patient längere Zeit auf derselben Station bleibt. Derzeit kommt es häufig zu Lücken im Therapieablauf durch Untersuchungen, die sich mit Therapieterminen überschneiden. An einer Stroke Unit ist die Rehabilitation vordergründig, sodaß Zusatztermine in erster Linie mit dem Therapieplan abgestimmt werden. **Eine Stroke Unit verfügt auch über Therapieräume auf der Station selbst. Durch die räumliche Nähe gibt es keine Weg- und Wartezeiten, wodurch der Tag optimal genützt werden kann.**

Nur an einer Abteilung, an der der Klinikalltag auf die Rehabilitation konzentriert ist, kann der *Rehabilitationsgedanke* entstehen. **Durch die klare Zielsetzung, die genaue Programmerstellung und eine regelmäßige Reflexion in Teamsitzungen kann eine optimale Rehabilitation erfolgen.** Durch das gemeinsame Ziel und die enge Zusammenarbeit wird sicherlich auch das Verhältnis für die Arbeit der einzelnen Berufsgruppen untereinander gefördert, was für ein Funktionieren der Rehabilitation unerläßlich ist. Dadurch, daß Patienten mit einem Krankheitsbild auf einer Station zusammengefaßt sind, kommt es zu einem gewissen **gruppendynamischen Effekt, ähnlich wie in Selbsthilfegruppen.** Es entsteht ein Gemeinschaftsgedanke, die Patienten unterstützen sich gegenseitig und lernen auch voneinander. Durch die Strukturierung des Tages, die klare Zielvorgabe und das fixe Therapieprogramm hat der Patient eine gute Orientierungsmöglichkeit, was uns als Stütze für den Rehabilitationspatienten als äußerst wichtig erscheint. Eine der wichtigsten Voraussetzungen für eine gute Rehabilitation ist das Sicherheits- bzw. Geborgenheitsgefühl des Patienten. Eine gut durchorganisierte Schlaganfallstation mit kompetentem Personal kann dieses Gefühl sicherlich vermitteln.

Die Infusions-Therapie beim Schlaganfall – ein zeitgemäßes Therapiekonzept?

Dr. H.-P. Haring

Jeder, der eigene Erfahrungen mit einem Schlaganfall – ob als Angehöriger eines Patienten oder als Betroffener – gemacht hat, kann sich noch gut erinnern: Nach Einlieferung in das Krankenhaus oder die Klinik wurden verschiedene Untersuchungen durchgeführt und schließlich hieß es *Schlaganfall*. Dann wurde die erste *Flasche angehängt* und weitere folgten in den anschließenden ein bis zwei Wochen oder sogar noch länger. Wozu verabreicht man nun diese Infusionen und gibt es nicht schon längst modernere Therapiemöglichkeiten?

Ungefähr neun von zehn Schlaganfällen sind die Folge einer arteriellen Durchblutungsstörung, also einer mangelhaften Versorgung des Gehirns mit Sauerstoff und Nährsubstraten, insbesondere Glukose (= Zucker). In 60 % dieser Fälle wird eine große zuführende Arterie (z. B. Halsschlagader oder Gehirnarterie im Schädelinneren) teilweise oder gänzlich verlegt. Handelt es sich dabei um eine chronische Arterienverkalkung spricht man von der *Arteriosklerose*. Das Gefäß kann aber auch durch ein Blutgerinnsel verstopft werden, das sich im Gefäßinneren an Ort und Stelle bildet (= Thrombose) oder zum Beispiel vom Herzen in das Gehirn mit dem Blutstrom verschleppt wird, bis es in einer Gehirnarterie hängen bleibt (= Embolie).

Im Gegensatz zu diesen *Makroangiopathien* (= Erkankungen der Hirngefäße mit großem oder mittlerem Durchmesser) sind in ca. 30 % aller Hirninfarkte die kleineren oder kleinsten Gefäße erkrankt (= Mikroangiopathie). Auch hierbei handelt es sich um einen chronischen Prozeß, bei dem zunehmend Verkalkung und Verfettung der Gefäßwände zum Verschluß dieser kleinsten Arterien führen.

Wie man sich leicht vorstellen kann, wird durch diese stenosierenden (= gefäßeinengenden) Prozesse die Blutströmung behindert. Dabei weist das menschliche Blut wie jede Flüssigkeit – eine bestimmte *innere Reibung* auf (= Viskosität). Honig z. B. fließt wesentlich träger als Wasser, weil er viel visköser ist. Ganz ähnlich verhält es sich mit Blut, das umso schlechter fließt, je eingedickter es ist. Genau das passiert bei den meisten Schlaganfällen, wobei insbesondere durch die kleinen, engen Gefäße das Blut immer langsamer fließt, bis es schließlich zum Stillstand kommt. Aus Untersuchungen weiß man weiters, daß die Größe des Infarktareals mit der Höhe der Vollblutviskosität korreliert: Je schlechter also die Fließeigenschaften des Blutes, umso schwerer die Folgen nach einem Schlaganfall.

Die schlechte Fließfähigkeit des Blutes beim Schlaganfallpatienten ist die Folge einer gestörten Blutzusammensetzung: zu viele rote Blutkörperchen (= Erythrozyten) und zu wenig Blutflüssigkeit (= Plasma). Genau an diesem Punkt setzt die Infusionstherapie an. Der Körper gewinnt notwendige Flüssigkeit zurück, das Blut wird *dünnflüssiger* und kann wieder viel leichter durch alle Gefäßabschnitte fließen, wodurch die Gehirndurchblutung steigt. Gleichzeitig werden schädliche Stoffe, die sich durch den Zelluntergang im Infarktareal gebildet haben, *weggespült,* und nicht zuletzt wird die Pumpleistung des Herzens und damit wiederum die Hirndurchblutung verbessert. Schließlich wird das Aneinanderkleben der Blutplättchen (=Thrombozytenaggregation) verhindert und die Erythrozyten werden *geschmeidiger,* was von Bedeutung ist, wenn sie durch kleinste Kapillaren schlüpfen müssen, deren Durchmesser kleiner als der einer einzelnen roten Blutzelle ist. Diese Form der Blutverdünnung nennt man *Hämodilution.*

Der Inhaltsstoff der Infusionen heißt Hydroxyethylstärke und ist ein rein pflanzliches Produkt. Es ist seit mehr als 20 Jahren in Verwendung und ein Paradebeispiel eines gut verträglichen Arzneimittels. Ausgenommen davon sind Patienten mit vorbestehender Herz- oder Nierenerkrankung, bei denen unter Umständen auf diese Therapieform verzichtet werden muß.

Mit der beschriebenen Hämodilutionstherapie gelingt es jedoch nicht, eine durch ein Blutgerinnsel verschlossene Arterie wieder durchgängig zu machen. Diese jüngste Entwicklung in der Schlaganfallbehandlung ist die Lysetherapie. Dabei versucht man, ein thrombotisch oder embolisch entstandenes Gerinnsel, das ein Gehirngefäß verschlossen hat, wieder aufzulösen (= lysieren). Dieses hoffnungsvolle Verfahren ist sehr aufwendig und bis jetzt nur in ganz bestimmten Fällen anwendbar, sodaß es noch nicht als Routinebehandlungsmethode zur Verfügung steht. Vergleichsweise dazu ist die Hämodilution eine leicht praktikable und vergleichsweise risikoarme Methode. Dies ist insofern von wesentlicher Bedeutung, als diese Therapie schon vom Haus- oder Notarzt und damit unter möglichst geringem Zeitverlust begonnen werden kann.

Als langjährig erprobte Methode nimmt die durchblutungsfördernde Infusionstherapie somit noch immer einen wichtigen Stellenwert in der Schlaganfallbehandlung ein.

Wo steht die Thrombolyse beim Schlaganfall heute?

OA Dr. K. Berek, Univ.-Prof. Dr. F. Aichner

Mechanismus der Schlaganfallentstehung:
Ähnlich wie beim Herzinfarkt ist die Entstehung eines Schlaganfalles in vielen Fällen durch einen Verschluß einer Arterie, die für die Blutversorgung des Gehirns verantwortlich ist, bedingt. Ein derartiger Gefäßverschluß kann entweder durch ein lokal entstehendes Blutgerinnsel (Thrombose) bedingt sein oder durch ein Blutgerinnsel, welches entweder vom Herz oder von der Halsschlagader in eine kleinere Hirnarterie gelangt und diese verschließt (Embolie). Dieser Gefäßverschluß führt zu dem klinischen Bild eines Schlaganfalles mit entsprechenden neurologischen Ausfallserscheinungen, wie z. B. Halbseitenlähmung, Sprachstörung, Gesichtsfeldausfall oder anderen Symptomen. Neben dem Mechanismus des Gefäßverschlusses gibt es bei der Schlaganfallentstehung natürlich auch noch andere Möglichkeiten bzw. Ursachen, auf die in diesem Zusammenhang jedoch nicht eingegangen werden muß.

Was versteht man unter der Thrombolyse?
Die Thrombolyse ist eine Behandlungsform, bei der man versucht, durch die Verabreichung eines Medikamentes (Thrombolytikum), einen bestehenden Gefäßverschluß auf chemischem Weg wieder aufzulösen. Die dabei verwendeten Substanzen sind die sogenannten Streptokinase, Urokinase und der Gewebe Plasminogen Aktivator (Tissue Type Plasminogen Activator), der heute auf gentechnologischem Wege hergestellt wird. Diese Substanzen lösen einen enzymatischen Vorgang im Blut aus, der die Blutgerinnung gegensätzlich beeinflußt und Blutgerinnsel auflösen kann. Die Thrombolyse-Therapie wird heute bei verschiedenen Erkrankungen mit unterschiedlichen Erfolgen eingesetzt:

- Akuter Herzinfarkt (Koronarthrombose)
- Lungenarterienembolie
- Tiefe Bein-Beckenvenen-Thrombose

- Venöse Thrombosen anderer Gefäße
- Instabile Angina pectoris (Koronarthrombose)
- Zerebrale Gefäßthrombose
- Augengefäßverschlüsse
- Shunt-Verschlüsse

Historische Entwicklung

Das Phänomen der physiologischen Auflösung von Blutgerinnseln (Fibrinolyse) wurde bereits einige Jahrhunderte vor Christus von Hippokrates und etwas später von Aristoteles beobachtet. Eine neuerliche Beschreibung dieses Phänomens erfolgte im 19. Jahrhundert von Dastre und erst in der Mitte des 20. Jahrhunderts wurden schließlich experimentelle und klinische Forschungen auf dem Gebiet der Thrombolyse eingeleitet. Tillet und Sherry konnten zeigen, daß Blutgerinnsel durch Streptokinase aufgelöst werden können und Johnson und Tillet wiesen im Tierversuch die thrombolytische Wirksamkeit von intravenöser Streptokinase nach. Seit Anfang der sechziger Jahre wurden in Europa, USA und Australien eine Reihe von Studien zur thrombolytischen Behandlung des akuten Herzinfarktes durchgeführt. Die klinischen Erfahrungen mit Streptokinase und Urokinase, die Vor- und Nachteile der thrombolytischen Therapie und das Ziel einer verbesserten therapeutischen Sicherheit stimulierten die weitere Forschung. Auf dem Gebiet des Herzinfarktes wird heute an dem Prinzip der Thrombolyse nicht mehr gerüttelt. Durch die Anwendung dieser Therapieform konnte eine eindeutige Senkung der Sterblichkeit beim akuten Herzinfarkt erzielt werden, was durch die verschiedensten Studien belegt wird. Mit der Thrombolyse bei thromboembolischen Verschlüssen von Hirnarterien hat sich besonders Hacke aus Heidelberg beschäftigt, daneben gibt es heute eine Reihe von klinischen Studien, die eine Aussage über die Wirksamkeit bei der Schlaganfall-Therapie erlauben.

Thrombolytisch wirksame Substanzen

Derzeit sind vor allem folgende Arzneimittel im Einsatz:

Streptokinase

Ein Portein, das aus Streptokokken isoliert wurde. Es verbindet sich mit Eiweißbestandteilen des Blutes zu einem Komplex, der die Fibrinolyse (Thrombolyse) in Gang bringt. Eine wiederholte Verabreichung von Streptokinase innerhalb von 4 bis 6 Monaten muß vermieden werden, da

Streptokinase einen sogenannten Antigencharakter hat, das heißt vom Körper als Fremdsubstanz erkannt wird.

Urokinase

Ist ein physiologischer Aktivator der Fibrinolyse. Es hat keinen Antigencharakter und ist deshalb wiederholt anwendbar.

Tissue Type Plasminogen Aktivator (Gewebeplasminogenaktivator)

Wird gentechnologisch hergestellt und hat eine direkte Wirkung auf das Blutgerinnsel, ohne dabei in dem Ausmaß wie Streptokinase und Urokinase das gesamte Gerinnungssystem zu beeinflussen.

Gefahren der Thrombolysetherapie

Da die thrombolytisch wirksamen Substanzen auf das Gerinnungssystem wirken, ist prinzipiell bei der Anwendung mit einer erhöhten Blutungsgefahr zu rechnen. Dabei kann es einerseits bei Anwendung im Rahmen eines Schlaganfalles zu einer Blutung im Gehirn kommen, andererseits sind natürlich auch Blutungen in anderen Körperregionen, wie z.B. im Magen-Darm-Trakt speziell bei bestehenden Geschwürsleiden oder auch im Urogenitaltrakt möglich.

Voraussetzungen für den Einsatz der Thrombolyse-Therapie beim Schlaganfall

Entscheidend für den Einsatz einer thrombolytisch wirksamen Substanz in der Schlaganfalltherapie ist in erster Linie der Zeitfaktor. Eine Behandlung ist nur dann überhaupt erfolgversprechend, wenn sie innerhalb der ersten Stunden nach Beginn des Schlaganfallereignisses zur Anwendung kommt. Weiters muß natürlich eine bereits vorliegende Hirnblutung mittels einer akut durchgeführten Computertomographie ausgeschlossen werden, daneben auch allgemeine Störungen des Gerinnungssystems durch entsprechende Blutuntersuchungen. Während der Thrombolyse-Therapie ist eine genaue Beobachtung der Patienten auf einer Intensivstation erforderlich, dabei ist ein laufendes EKG- und Blutdruckmonitoring sowie vor allem eine regelmäßige neurologische Verlaufskontrolle unerläßlich.

Einsatz der Thrombolysetherapie bei verschiedenen Schlaganfallformen

Eine Durchblutungsstörung des Gehirns kann in verschiedenen Regionen lokalisiert sein und hat dementsprechend eine unterschiedliche Prognose. Während die Behandlungs- und Heilungsaussichten bei einem Gefäßverschluß im sogenannten vorderen Kreislauf des Gehirns auch ohne Thrombolysetherapie meist günstig sind, haben Durchblutungsstörungen, die mit einem Verschluß der Arteria basilaris im sogenannten hinteren Stromgebiet einhergehen, von vornherein eine schlechte Prognose mit einer hohen Sterblichkeit. Dieser Aspekt muß bei dem Einsatz einer nicht risikolosen Therapie, wie der Thrombolysetherapie berücksichtigt werden.

Aktuelle Ergebnisse von Thrombolysestudien beim Schlaganfall
Nachdem anfänglich sehr große Hoffnungen in die Thrombolysetherapie beim Schlaganfall gesetzt wurden, sind die aktuellen Ergebnisse der heute zur Verfügung stehenden internationalen Studien nicht unbedingt geeignet, den ursprünglichen Optimismus in vollem Umfang aufrechtzuerhalten. Als gemeinsamer Nenner der derzeit zur Verfügung stehenden Studien zeigt sich, daß die thrombolytische Therapie bei Anwendung von Gefäßverschlüssen im vorderen Kreislauf dann erfolgreich ist, wenn nur relativ kleine Gefäße von dem Verschluß betroffen sind, wogegen bei Verschlüssen des Hauptstammes der mittleren Hirnarterie (Arteria cerebri media) bzw. auch der Halsschlagader (A. carotis interna) in den meisten Fällen keine Wiedereröffnung des Gefäßes erreicht werden konnte. Bezüglich der Blutungsgefahr findet man unterschiedliche Angaben, allerdings sind als Risikofaktoren Hypertonie, erhöhtes Lebensalter und verzögerter Therapiebeginn anzunehmen.

Zusammenfassung
Die thrombolytische Therapie des ischämischen Hirninfarktes befindet sich derzeit noch im experimentellen Stadium der Dosisfindung und Wirksamkeitsprüfung. Endgültige Aussagen bezüglich Indikationsstellung, Therapiedurchführung und Risiko sind derzeit noch nicht möglich. Bei Verschlüssen in der vorderen Zirkulation sollte diese Therapie zum gegenwärtigen Zeitpunkt generell im Rahmen kontrollierter Studien durchgeführt werden. Eine thrombolytische Therapie sollte nur an Abteilungen mit entsprechender Infrastruktur und Erfahrung in der Therapie schwerer Schlaganfälle durchgeführt werden. Bei Gefäßverschlüssen im Bereich der hinteren Zirkulation (Basilaristhrombose) mit schwerem oder rasch progredient neurologischem Defizit ist eine großzügigere Indikationsstellung zur Durchführung einer thrombolytischen Therapie möglich, da die Prognose dieses Krankheitsbildes üblicherweise sehr ernst ist.

Patienten und Angehörige, Rettungstransporte und Notfalldienste, Notfallärzte, Hausärzte sowie Klinikärzte sind aufgerufen, den Schlaganfall in der Akutphase als Notfall zu betrachten und den Patienten rasch ins Krankenhaus zu bringen, da diese neue und äußerst effektive Behandlungsmethode nur dann Erfolg hat, wenn sie innerhalb weniger Stunden nach Auftreten des Schlaganfalles durchgeführt wird.

Eine der wesentlichsten Voraussetzungen ist die, daß der Patient sofort nach Auftreten des Schlaganfalles in das Krankenhaus kommt. Die Zeit zwischen Auftreten des Schlaganfalles und Aufnahme in das Krankenhaus ist derzeit noch viel zu lang. Die Thrombolyse kann nur wirken, wenn sie innerhalb der ersten drei, maximal sechs Stunden nach Auftreten des Schlaganfalles am Patienten bereits durchgeführt wird. Dies bedeutet, daß jeder Schlaganfallpatient ein Notfallpatient ist und die Behandlung auch einen Kampf gegen die Zeit darstellt.

Um diese Behandlung wirksam an den Schlaganfallpatienten heranzubringen, ist eine adäquate Aufklärung der Bevölkerung über die Symptome des akuten Schlaganfalles und die Möglichkeiten der modernen Therapie notwendig. Die Thrombolysebehandlung wird sich in Zukunft als akute, moderne medizinische Behandlung des Schlaganfalles etablieren. Das Hauptproblem daher ist jedoch die Verkürzung der Prähospitalzeit durch eine intensive Aufklärungskampagne. Allerdings *vergißt die Bevölkerung schnell,* sodaß nur eine kontinuierliche Aufklärung über Jahre hinweg eine echte Verhaltensänderung wahrscheinlich macht. Eine Aufklärung in der Bevölkerung bewirkt auch bei den Ärzten eine Verhaltensänderung, was an einer Beschleunigung der Abläufe im Krankenhaus oder an der Klinik deutlich wird.

Die spontane intrazerebrale Blutung

Univ.-Doz. Dr. J. Langmayr

Trotz verbesserter bildgebender Diagnosemöglichkeiten, verfeinerter Operationstechniken und neuer intensivmedizinischer Kenntnisse stellt die Hirnblutung ein schwerwiegendes Krankheitsbild mit einer Todesrate von 37–75 % dar. Die rasche diagnostische Abklärung ist deshalb so wichtig, weil heute zumindest ein Teil dieser Blutungen einer chirurgischen Behandlung zugänglich ist, während in früheren Zeiten mit der Diagnose Apoplexie meist ein unheilvoller Verlauf vorgezeichnet war. Unabhängig von der Art des oft dramatisch einsetzenden Krankheitsbildes wird der Begriff *Apoplexie* verwendet. Dieser Ausdruck leitet sich vom griechischen *apoplesso,* d. h. niederschlagen, betäuben, ab. Die ein klinisches Zustandsbild ausdrückende Bezeichnung wurde mit der Zeit gleichbedeutend mit dem anatomischen Befund der Hirnblutung. Ja, man benützt das Wort Apoplexie jetzt auch im übertragenen Sinn zur Kennzeichnung stürmischer Blutungen in anderen Organen und spricht z. B. auch von Bauchspeicheldrüsenapoplexie oder apoplektiformen Blutungen. Streng genommen ist der Begriff *Apoplexie* nur bei schwerwiegend verlaufenden, meist mit Bewußtlosigkeit einhergehenden zerebrovaskulären Erkankungen zu verwenden. **Ursache der spontanen Hirnblutungen sind zu 75 % Bluthochdruck und Arteriosklerose,** zu weiteren 10 % andere Blut- und Gefäßkrankheiten einschließlich der Folgen nach Blutverdünnungstherapie. Gefäßmißbildungen kommen ebenfalls ursächlich in Betracht. In 0,8–0,2 % der Hirntumoren kommt es zur Ausbildung eines Hämatoms bzw. zu Einblutungen in den Tumor. In einem Teil der Fälle – die Angaben reichen bis zu 30 % – bleibt die Genese der spontanen intrazerebralen Blutung auch nach neuesten Untersuchungen ungeklärt.

Diagnose

Die Diagnose von Gehirnblutungen stützt sich neben dem klinischen Verdacht heute in erster Linie auf die Computertomographie. Eine **Hirnblutung ist im Gegensatz zu einem Hirninfarkt bereits unmittelbar nach dem Auftreten der ersten klinischen Symptome im CT festzu-**

stellen. Lokalisation, Größe, Beziehung zum Ventrikelsystem und Ausmaß der intrakraniellen Massenverschiebung sind direkt im Comptertomogramm erkennbar. Ein Einbruch des Hämatoms in den intra- oder extrazerebralen Liquorraum ist durch den Nachweis von Blut in den Ventrikeln oder Zisternen deutlich sichtbar. **Insgesamt gibt die Computertomographie, neben klinischen Kriterien, wichtige Anhaltspunkte für die prognostische Einschätzung.** Dabei sind die Lage des Hämatoms, seine Ausdehnung und der Grad der intrakraniellen Massenverschiebung die wichtigsten Gesichtspunkte (Abb. 12).

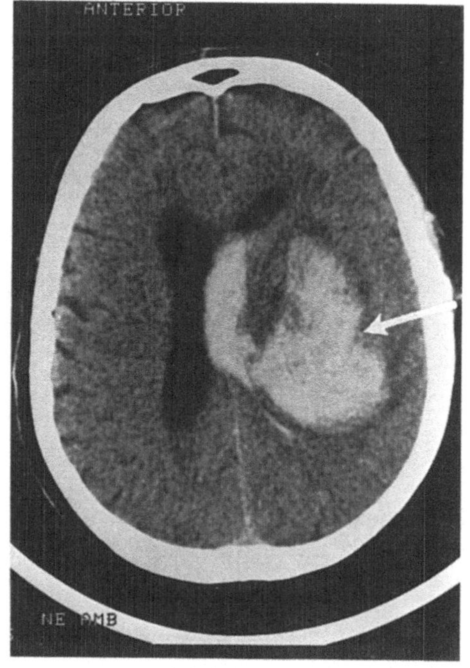

Abb. 12

Als weitere bildgebende Diagnostik ist hier die Gefäßdarstellung (Angiographie) des Gehirns zu erwähnen. Hiermit können ursächlich in Frage kommende Gefäßmißbildungen in den meisten Fällen sichtbar gemacht werden. Nur in Einzelfällen sind diese Mißbildungen anfangs nicht darstellbar, sodaß die Angiographie später wiederholt werden muß.

Einteilung

In Abhängigkeit der Entstehung erfolgt eine Einteilung in *spontane* und *traumatische* (= unfallbedingte) Blutungen. Spontane Blutungen sind definitionsgemäß solche, welche ohne Einfluß von außen (atraumatisch) verursacht werden. Dem gegenüber stehen intrazerebrale Hämatome, welche im Rahmen einer Schädel-Hirnverletzung entstanden sind.

Die Verlaufsdynamik erlaubt eine Einteilung in akute, innerhalb der ersten 12 Stunden postiktal auftetende, subakute und chronische Hämatome.

Lokalisaton

Sitz der Blutungsherde sind am häufigsten tief liegende Strukturen des Gehirns wie Stammganglien, Thalamus, seltener Großhirnhemisphären, Kleinhirn und Hirnstamm. Durch eine Zerreißung der Ventrikelwand kann es zusätzlich zu einem Einstrom von Blut in die Hirnkammern kommen, was zu einer teilweisen oder totalen Ventrikeltamponade führt. **Durch den raumfordernden Effekt des ausgetretenen Blutes und der damit verbundenen Drucksteigerung kann es frühzeitig zu einer meist tödlich verlaufenden Einklemmung des Hirnstammes kommen.** Eine weitere Möglichkeit der Hämatomausweitung ist der Durchbruch in den Subarachnoidal- und Subduralraum (weiche und harte Hirnhaut). Bei den Gehirnblutungen erfolgt eine Unterscheidung in Kugelblutungen (Diapedeseblutungen), wie sie an Kapillaren auftreten, und Massenblutungen (Rhexisblutung) durch Zerreißung von arteriellen Gefäßen. Hierbei wühlt sich das austretende Blut in die Gehirnmasse auf dem Weg des geringsten Widerstandes vor, d.h. dem Faserverlauf folgend, sodaß eine bis apfelgroße von Blut erfüllte Höhlung enstehen kann. Die Subarachnoidalblutung, eine Blutansammlung zwischen Gehirnoberfläche und der weichen Hirnhaut (Arachnoidea) stellt eine Sonderform dar. Ursächlich liegt meistens die Ruptur einer Gefäßmißbildung zu Grunde. Bei wiederholten Blutungen kann es zusätzlich zu einem Einbruch in das Gehirnparenchym (Gehirngewebe) kommen.

Ätiologie

Bei der Suche nach den Ursachen spontaner Gehirnblutungen, **hiervon ausgenommen Gefäßmißbildungen,** läßt sich anamnestisch in den meisten Fällen eine Hypertonie erheben. Es wäre aber ein Irrglaube, die Gefäßzerreißungen bloß auf den erhöhten Blutdruck zurückzuführen, da gezeigt werden konnte, daß auch der höchste im Leben erreichbare Hochdruck nicht imstande ist, normale Gefäße zur Zerreißung zu bringen. Es muß also noch eine Wanderkrankung der Arterie hinzukommen.

Man hat diese Wandveränderung in Form von sogenannten Hyalinosen (= Gefäßwandverdickung), pathologischen Veränderungen der subendothelialen Schichten (= innerste Gefäßschicht), vorgefunden. In weiterer Folge kommt es zu einer teilweisen Auflösung des innersten Gefäßwandabschnittes und teilweiser Zerstörung der Muskelschicht im Gefäß.

Eine weitere, durch Bluthochdruck und/oder **Arteriosklerose** induzierte Gefäßwandschädigung stellt die kongophile Angiopathie dar. Hierbei kommt es zu einer Ablagerung von einer körnigen Masse (Amyloid) in der Gefäßwand, wodurch die beiden innersten Schichten destruiert werden. Eine exakte Differenzierung zwischen Gefäßhyalinose und kongophiler Angiopathie ist nur unter dem Lichtmikroskop möglich und für den Kliniker von sekundärer Bedeutung.

Eine weitere mögliche Ursache einer Gehirnblutung sind die von Prof. Charcot im letzten Jahrhundert bereits nachgewiesenen Mikroaneurysmen. Es handelt sich hierbei um Gefäßwandaussackungen mit einer Größe von 0,5–1,5 mm. Die Ätiologie dieser Veränderungen ist noch nicht absolut geklärt, diskutiert wird gleichfalls eine Hypertonie.

Substanzen, wie Heparin, Azetylsalicylsäure und Dicumarol können gleichfalls zu spontanen Hirnblutungen führen.

Traumatisch bedingte Blutungen sind in der Regel Folge schwerer äußerer Gewalteinwirkung und meist mit Frakturen an der Schädelkalotte verbunden.

Symptomatik und Verlauf
Als Prodromalerscheinung können insbesondere **bei kleineren Blutungen, Kopfschmerzen vorausgehen.** In Abhängigkeit der Lokalisation kann es zu Lähmungen, psychoorganischen Veränderungen oder epileptischen Anfällen kommen. Bei großen Hirnblutungen entwickelt sich *apoplektiform* eine typische Hirndrucksymptomatik mit Übelkeit, Erbrechen im Schwall und einer Bewußtlosigkeitsstörung bis hin zum Koma. Durch einen Ventrikeleinbruch kommt es zu meist schweren zentralvegetativen Störungen bis zum Hirntod.

Therapie

Durch **moderne Diagnosemöglichkeiten** stieg auch die Rate der operablen Hämatome deutlich an. Es wundert nicht, daß sich mit Hilfe dieser Methoden auch die Behandlungsergebnisse erheblich verbessert haben. An operativ-therapeutischen Maßnahmen ergibt sich die Möglichkeit der radikalen Evakuation des Hämatoms über eine osteoplastische Kraniotomie, die partielle Entleerung – insbesondere in besonders gefährdeten Regionen – über ein zerebrales Endoskop und die stereotaktische Punktion. Letztere ist nur bei Blutungen im Hirnstamm oder in tief liegenden Stammganglien sowie dem Thalamus indiziert. Aus unseren persönlichen Überlegungen und Erfahrungen ist die osteoplastische Trepanation die Methode der Wahl zur Behandlung großer, lebensbedrohlicher Hirnblutungen, da nur sie die Möglichkeit bietet, die Blutkoagel unter Sicht zur Gänze zu entfernen und eine sichere Blutstillung zu erreichen.

Spontane Subarachnoidalblutung

Univ.-Prof. Dr. E. Schmutzhard

Einleitung

Ca. 6 bis 10 % aller Schlaganfälle werden durch eine spontane Subarachnoidalblutung (SAB) verursacht. Im Gegensatz zur abnehmenden Inzidenz der intrazerebralen Blutung und des Gehirninfarktes (aufgrund der verbesserten Vorsorgemaßnahmen, z. B. Behandlung des erhöhten Blutdruckes, von Herzerkrankungen etc.), ist die Inzidenz der SAB während der letzten fünf Jahrzehnte unverändert geblieben. Ca. 10 (bis 15) Menschen pro 100.000 erleiden pro Jahr eine solche SAB. In den meisten Fällen wird eine SAB durch die spontane Ruptur eines Aneurysmas, das heißt einer sackförmigen, meist angeborenen Mißbildung eines arteriellen Gehirngefäßes verursacht. Solche Aneurysmen kommen bei 1 bis 3 % aller Menschen vor.

Der Altersgipfel mit der höchsten Wahrscheinlichkeit einer Aneurysmaruptur liegt bei 40 bis 65 Jahren, allerdings werden auch spontane Blutungen aus einem rupturierten Aneurysma sehr viel früher (extrem selten allerdings vor dem 15. Lebensjahr), aber auch in einem späteren Lebensalter, beobachtet. Die Geschlechtsverteilung zeigt ein geringes Überwiegen des weiblichen Geschlechtes (weiblich : männlich = 3 : 2).

Klinisch / neurologische Symptomatik

Die spontane SAB stellt ein akutes Ereignis dar, welches in den meisten Fällen mit schlagartig einsetzenden **massivsten Kopfschmerzen** und **Nackensteifigkeit** einhergeht. Vegetative Symptome, wie **Übelkeit, Brechreiz, Erbrechen,** Herzrhytmusstörungen und zu hohe Blutdruckwerte, kommen häufig vor. Bis zu 40 % der Patienten mit einer akuten SAB sind zu Beginn **komatös,** 10 % erleiden anfänglich einen generalisierten tonisch klonischen **Krampfanfall.**

Abhängig von der Lokalisation der Blutungsquelle – üblicherweise im Bereich der großen hirnversorgenden Arterien an der Schädelbasis (Circulus arteriosus Willisii) können insbesondere bei gleichzeitiger Wühlblutung in das Hirngewebe herdförmige neurologische Symptome, wie Halbseitenlähmungen, Sprachstörungen, Gesichtsfelddefekte etc. auftreten.

Diagnose
Die frühestmögliche Diagnose der SAB ist unbedingt erforderlich. Eine
große nordamerikanische Studie zeigt, daß knapp 40 % aller Patienten
mit einer SAB zu spät oder überhaupt nicht in die entsprechend ausgerü-
stete Krankenhauseinrichtung eingewiesen wurden bzw. bereits vor Aufnahme an einer neurologischen oder neurochirurgischen Intensivstation
verstarben.

Die Diagnose einer akuten SAB begründet sich bei typischer Kon-
stellation der Akutbeschwerden und Symptome auf der Durchführung
einer cerebralen Computertomographie, in der sich typischerweise freies
Blut in den Subarachnoidalräumen zeigt. Möglichst rasch an die zerebrale Computertomographie schließt sich eine Gefäßdarstellung der Gehirn-
gefäße (cerebrale Panangiographie) zur Identifizierung und Lokalisation
eines Aneurysmas an, sofern der klinisch-neurologische Zustand des
Patienten eine solche Untersuchung erlaubt. Eine Lumbalpunktion zur
Diagnosenstellung ist nur dann angezeigt, wenn keine cerebrale Computertomographie vorhanden bzw. erreichbar ist.

Komplikationen
Folgende 3 Komplikationen werden im Verlaufe der spontanen Subarachnoidalblutung gefürchtet:

–   Rezidivblutung
–   Vasospasmus
–   Entwicklung eines Hydrocephalus

Die Wahrscheinlichkeit einer Rezidivblutung (Nachblutung) ist in den
ersten Tagen am größten. Die Sterblichkeit wird durch eine solche Nachblutung verdoppelt. Ein Vasospasmus, das heißt ein Gefäßkrampf, tritt
typischerweise zwischen dem 4. und 14. Tag nach der SAB auf. Ein solcher Gefäßkrampf kann zu einer Durchblutungsstörung in dem Versor-
gungsareal des jeweiligen Gefäßes mit Gefäßkrampf führen. Ein Hydrocephalus, das heißt eine Zirkulationsstörung der Hirnflüssigkeit, kann zu
allen Zeitpunkten des Krankheitsverlaufes auftreten und eine Ableitung
des Liquor cerebrospinalis nach außen erforderlich machen.

Management und Therapie
Ein Patient mit der Verdachtsdiagnose einer spontanen SAB, muß unver-
züglich neurologisch untersucht werden. Erhärtet sich dieser Verdacht,
wird die Diagnose SAB mittels einer cerebralen Computertomographie

gesichert. Bei gesicherter Diagnose ist die sofortige Aufnahme an eine Überwachungsstation, am besten eine neurologische oder neurochirurgische Intensivstation, notwendig. Die Erstversorgung muß eine möglichst wirksame Schmerzbekämpfung, eine Medikation zur Bekämpfung des Brechreizes, vor allem eine Sicherstellung der Vitalfunktionen (Atmung, Herzkreislauf) gewährleisten. Nach diesen ersten Managementschritten erfolgt die weitere diagnostische Abklärung, das heißt die cerebrale Panangiographie. Sofern der allgemeinmedizinische und neurologische Zustand es erlaubt, sollte möglichst frühzeitig (das heißt innerhalb der ersten 3 Tage) die operative-neurochirurgische Ausschaltung der Blutungsquelle (des rupturierten Aneurysmas) erfolgen. Ein verspätetes neurochirurgisches Vorgehen erhöht die Gefahr einer Nachblutung, sowie die Gefahr der Entwicklung eines Gefäßkrampfes. Es läßt sich vor allem mit intensivmedizinischen Maßnahmen ein Vasospasmus nach operativer Sanierung des rupturierten Aneurysmas besser behandeln und das Auftreten von Folgeerscheinungen, z.B. Durchblutungsstörungen in den jeweiligen Hirnarealen, besser verhindern. Bestimmte Medikamente (z.B. Nimopidin) können dazu beitragen, die Auswirkungen dieses Vasospasmus zu verhindern oder zumindest zu reduzieren. Allerneueste Studien zeigten, daß völlig neue Substanzklassen (sogenannte Lazaroide) noch besser die Langzeitwirkungen eines solchen Vasospasmus, zumindest bei Männern, verhindern können.

Ein Hydrocephalus ist häufig mittels Überlaufdrainage (i.e. nach Außen-Ableitung des Liquor cerebrospinalis) bzw. in einer späteren Phase gelegentlich auch durch die Implantation eines Ventilsystems zu therapieren.

Insbesondere in den ersten Tagen ist größter Wert auf die medikamentöse Bekämpfung der häufig unerträglichen Schmerzen zu legen. Patienten mit einer SAB müssen bis zu einer Operation und darüberhinaus, intensiv neurologisch-neurochirurgisch überwacht werden, um eventuell auftretende Komplikationen rechtzeitig erkennen und behandeln zu können. Zusätzlich werden nicht selten auch Herzrhythmusstörungen, Blutdruckschwankungen und Elektrolytstörungen in der Phase nach dem Auftreten einer SAB beobachtet.

Prognose

Ca. 15 % der Patienten mit einer spontanen SAB erreichen das Krankenhaus nicht bzw. nicht lebend. Die Hälfte der verbleibenden 85 % wird die Krankheit ohne größere neurologische Langzeitschäden überleben.

Dies bedeutet, daß zusätzlich zu den ersten 15 % bei weiteren 40 bis 45 % eine SAB einen tödlichen Ausgang nimmt oder zumindest schwere Langzeitschäden (Lähmungen, Sprachstörungen, Gedächtnisstörungen, epileptische Krampfanfälle etc.) nach sich zieht. Die häufigsten Ursachen für die Morbidität und Mortalität nach Aneurysmaruptur sind (der Häufigkeit nach geordnet):

- Hirndurchblutungsstörungen bei Vasospasmus
- Zerstörung von Hirngewebe durch die Erstblutung
- Rezidivblutung
- Perioperative Komplikationen
- Intrazerebrales Hämatom
- Hydrocephalus
- Komplikationen der Intensivtherapie

Ca. 40 % der SAB Patienten überleben ohne gröbere, die Lebensqualität entscheidend beeinflussende, neurologische Langzeitschäden.

Zusammenfassung
Eine spontane SAB kann praktisch in allen Altersgruppen (mit Ausnahme von Kindern) auftreten, und stellt 6 bis 10 % aller Schlaganfälle dar. Die Symptomatik ist in den meisten Fällen ein überaus heftiger („noch nie dagewesener") Kopfschmerz, der mit Übelkeit, Erbrechen begleitet ist. Sofortige fachärztliche Untersuchung ist notwendig, die Diagnose wird durch eine cerebrale Computertomographie in den meisten Fällen sichergestellt. Ein durch eine cerebrale Panangiographie gesichertes Aneurysma erfordert eine möglichst rasche operative/neurochirurgische Intervention. Morbidität und Mortalität der Subarachnoidalblutung sind hoch. Nur ca. 40 % der SAB-Patienten überleben das Akutereignis ohne größere neurologische Langzeitschäden. Präoperatives und postoperatives intensivneurologisches Monitoring ist erforderlich und kann neben medikamentösen intensiv-medizinischen Maßnahmen die Sterblichkeit und Langzeitmorbidität reduzieren helfen.

Epileptische Anfälle – ein Risiko nach Schlaganfall

OA Dr. G. Luef

Häufig ist die Beziehung zwischen Risikofaktoren und epileptischen Anfällen multifaktoriell, d.h. mehrere Risikofaktoren spielen bei Epilepsien eine Rolle. In den letzten Jahren sind eine Reihe von Untersuchungen durchgeführt worden, wobei folgende **Risikofaktoren für die Entwicklung fokaler epileptischer Anfälle** (d.h. Anfälle von einer bestimmten Hirnregion ausgehend) bestätigt wurden. Epilepsieanamnese bei der Mutter, Fieberkrämpfe bei der Mutter, Fieberkrämpfe im Säuglingsalter, zerebrale Parese (halbseitige Lähmung wie nach einem Schlaganfall), Kopfverletzungen (z.B. stärkere Gehirnerschütterungen) und Gehirnhautentzündungen. Generell wurden ein schweres Schädel-Hirn-Trauma, Meningitis und Encephalitis, zerebrale Parese und geistige Minderbegabtheit, Alzheimer Erkrankung, komplizierte Fieberkrämpfe, zerebrovaskuläre Erkrankungen (wie Hirninfarkte) und Alkohol als Risikofaktoren mit einem relativen Risiko von höher als 10 identifiziert.

Gefäßerkrankungen gehören zu den häufigsten Ursachen symptomatischer fokaler Epilepsien. Hierbei handelt es sich um epileptische Anfälle nach Subarachnoidalblutungen, Hirninfarkt, Hirnblutungen, Gefäßmißbildungen wie Kavernome und venöse Angiome. Schließlich können auch nach Operationen von Aneurysmen oder nach Karotisendarteriektomie (Operation an der Halsschlagader) epileptische Anfälle auftreten.

Untersuchungen zeigten, **daß jeder 10. Patient nach einem Schlaganfall epileptische Anfälle entwickelt.** Eine weitere Untersuchung an über 60jährigen Patienten, bei denen erstmals epileptische Anfälle innerhalb von fünf Jahren auftraten, ergab in 32 % aller Fälle einen Schlaganfall, in 14 % einen Tumor und in 25 % keine erkennbare Ursache. In weiteren 80 % traten weitere Anfälle innerhalb von 6 Monaten nach dem Schlaganfall auf. Einige Untersuchungen an insgesamt 1406 Patienten mit Epilepsie in einem Manifestationsalter von älter als 25 Jahren, im Mittel 52 Jahre, ergaben in 529 Fällen, d.h. 37,6 %, einen Schlaganfall als Ursache der Epilepsie.

Untersuchungen von epileptischen Anfällen nach einem Schlaganfall zeigen manchmal Patienten, die bereits vor dem Schlaganfall epileptische Anfälle hatten. Die Häufigkeit von epileptischen Anfällen vor einem Schlaganfall wurden erst kürzlich in England untersucht und ergab eine Häufigkeit von 4,55 % verglichen mit Kontrollpatienten. Aus dieser Untersuchung ergibt sich trotz kritischer Stimmen, daß epileptische Anfälle als Vorzeichen einem Schlaganfall vorangehen können. Schließlich finden sich bei einer Reihe von Patienten mit Spätepilepsie im Computertomogramm (CT) oder Magnetresonanztomogramm (MRT) alte Infarktareale.

Wir bezeichnen epileptische Anfälle, die Monate bis Jahre vor einem gefäßbedingten Insult auftreten, als *vaskuläre Präkursivepilepsie*. Die Zeitspanne zwischen Partialanfällen (Anfälle z. B. nur mit Muskelzuckungen ohne Bewußtseinsverlust) und einem Insult ist kürzer als die zwischen einem Grand mal-Anfall (Großer Anfall mit Bewußtseinsverlust und Zuckungen an beiden Armen und Beinen) und einem Insult. Partialanfälle sind häufiger Vorboten eines Schlaganfalls als Grand mal. Die Bedeutung epileptischer Anfälle als Warnsymptom vor einem Insult steigt mit dem Nachweis eines stenosierenden (einengenden) Gefäßprozesses im Bereich der Halsschlagader bzw. im Kreislauf der sogenannten Arteria cerebri media.

Als *vaskuläre Spätepilepsie* im eigentlichen Sinne werden Grand mal Anfälle im Alter bezeichnet, die nicht Vorboten eines Insults sind. Nach nicht embolischen zerebrovaskulären Insulten treten in der Früh- und in der Spätphase epileptische Anfälle auf, wobei es in der Akutphase meist einfache partielle Anfälle (z. B. Muskelzuckungen im Mundbereich) sind, die als *Reizepilepsie* bezeichnet werden. Nach Abklingen der akuten Phase können wie bereits erwähnt einfach partielle und Grand mal Anfälle als sogenannte *Narbenepilepsie* auftreten. **Vaskulär bedingte Epilepsien haben meist eine günstige Prognose.** Reizepilepsien neigen zu spontaner Remission, Narbenepilepsien sprechen meist gut auf antiepileptische Medikamente in niedriger Dosierung an. Anfallsserien oder ein sogenannter status epilepticus weisen auf eine ungünstige Prognose hin.

Die Encephalopathie als Folge von chronischem Bluthochdruck geht häufig mit generalisierten Krampfanfällen (sofortigem Bewußtseinsverlust und Krämpfen beider Arme und Beine) einher. Im Elektroencephalogramm (EEG) findet man oft Zeichen einer gesteigerten Fotosensibilität (epileptische Aktivität nach Lichtblitzen). Untersuchungen

zeigten, daß der Bluthochdruck selbst als Risikofaktor für einen Schlaganfall auch mit dem Risiko für Anfälle assoziiert sein kann.

Zusammenfassend kann man sagen, daß epileptische Anfälle, die
erstmalig jenseits des 50. Lebensjahres auftreten, meist durch eine zerebrale Gefäßsklerose bedingt sind. Als mögliche andere Ursachen müssen
unter anderem Alkoholismus, Hirntumore, Niereninsuffizienz, späte
Erstmanifestation einer primär generalisierten Epilepsie, eine frühere
Epilepsie mit lange zurückliegendem letzten Anfall, gesteigerte Fotosensibilität (Lichtempfindlichkeit) und besondere anfallsauslösende Um-
stände (Gelegenheitsanfälle) beachtet werden. Das Hauptmanifestations-
alter epileptischer Anfälle bei zerebrovaskulärer Insuffizienz liegt zwischen dem 50.–60. Lebensjahr. Männer sind etwas häufiger betroffen als
Frauen. Die Anfälle nach einem Schlaganfall erfordern fachärztliche
neurologische Behandlung. Mit Hilfe von Medikamenten gegen Anfälle
ist meist Anfallsfreiheit zu erreichen.

V. Pflege, Neurorehabilitation und Nachsorge

Krankenpflege nach Schlaganfall im Krankenhaus

Dipl.-Krankenschwester S. Zimmermann

Für uns als Krankenpflegepersonal sind insbesondere fünf Hauptsymptome, die nach einem Schlaganfall auftreten können, von besonderer Relevanz und machen spezifische Pflegetätigkeiten erforderlich:

Lähmungserscheinungen (treten in Ausmaß und Intensität sehr mannigfaltig in Erscheinung)
Sprachstörungen
Stuhl- und Harninkontinenz
Schluckstörungen
Psychische Veränderungen

Daraus ergeben sich speziell beim akuten Schlaganfall folgende Überwachungs- und Pflegemaßnahmen:

1. **Engmaschige Vitalzeichenkontrollen**
   Der Schlaganfallpatient befindet sich initial manchmal in einem lebensbedrohlichen Zustand und muß nicht selten auf der Neurologischen Intensivstation aufgenommen werden. Da ein Apoplex sehr häufig auf einer chronischen Hypertonie beruht, ist es von größter Wichtigkeit, den Blutdruck genauestens zu überwachen.

2. **Beobachtung der Bewußtseinslage und Pupillenkontrolle**
   Jede minimalste Veränderung der Bewußtseinslage kann für den Patienten eine lebensbedrohliche Komplikation bedeuten. Beim komatösen Patienten hat sich das Führen einer Koma-Skala bewährt, die es dem Pflegepersonal bei etwaigen Pflegetätigkeiten erlaubt, die Bewußtseinslage zu beurteilen, bzw. übersichtlich zu dokumentieren.

3. Überwachung der Nieren- und Darmtätigkeit

Der Flüssigkeitsbedarf des Erwachsenen beträgt 2–2,5 Liter täglich. Selbstverständlich müssen Fieber oder starkes Schwitzen miteinberechnet und dementsprechend mehr Flüssigkeit angeboten werden. Ein- und Ausfuhrmenge sollten genau gemessen und dokumentiert werden. Insbesondere ist auch auf Farbe und Geruch des Harnes zu achten, weil diesbezügliche Veränderungen Hinweis auf Harnwegsinfekt darstellen können, SEPSISGEFAHR!

Stuhlregulierung

Der Patient sollte wenigstens jeden dritten Tag Stuhlgang haben, deshalb möglichst eiweiß-, vitamin- und ballaststoffreiche Kost verarbreichen. Zusätzlich können Klistiere, Zäpfchen oder leichte Abführmittel sehr nützlich sein.

4. Schutz vor Gefahren

- Hilfestellung anbieten
- Seitengitter (Bett) anbringen

5. Körperpflege

Täglich einmal Ganzkörperwäsche, inklusive Haar-, Nagel- und Bartpflege

Achten auf
- das Wahren der Intimsphäre
- den Patienten mithelfen lassen

6. Ernährung

Möglichst ausgewogene Kost, abwechslungsreich und nach Möglichkeit appetitlich anregend anrichten. Besonders wichtig ist, dem Patienten genügend Zeit zum Essen lassen.

7. Verhüten von Liegeschäden

Die Entstehung von Decubitalulcera können den Allgemeinzustand sehr beeinträchtigen und bedeuten mitunter eine massive Genesungsverzögerung.

Vorbeugende Maßnahmen
- Umlagerung
- Einreibemittel
- Ausreichende Körperpflege
- Hygienische Arbeitsweise
- Hilfslagerungsmittel verwenden (Felle, Kissen, Decken)
- Durchblutung fördern (Massagen, Salben etc.)

8. Thrombosevorbeugung

- Beine bandagieren bzw. Antithrombosestrümpfe
- Beine hochlagern
- Fußstütze im Bett – Sohlendruck
- Bewegungsübungen

9. Kontrakturen-Prophylaxe

Kontrakturen sind immer mit starken Schmerzen verbunden und werden ausgelöst durch Inaktivität der Gelenke, Bänder und Muskeln.

Vorbeugende Maßnahmen
- Durchblutung fördern
- Regelmäßig abklopfen
- Inhalationen
- Oberkörperhochlage
- Mundpflege
- Auf Schluckstörungen achten
- Luft befeuchten

10. Psychische Störungen

Der Schlaganfall stellt häufig sehr hohe Anforderungen an das Pflegepersonal. Der Patient wird spontan aus seinem sozialen Umfeld herausgerissen und ist zusätzlich mit oft schwerwiegenden funktionellen Störungen belastet.

Es liegt daher auch in unserem Aufgabenbereich:
- Selbstvertrauen zu vermitteln
- Aktivieren
- Beschaffung von Kommunikationsmitteln
- Wiedereingliederung und Anpassung an die Umwelt anstreben
- Die Grundvoraussetzungen für eine eventuelle häusliche Krankenpflege schaffen.

Die Pflegeperson, ob Krankenschwester, Hauskrankenschwester oder pflegender Familienangehöriger, nehmen einen sehr hohen Stellenwert für den Patienten ein. Daraus resultiert, daß wir einen erheblichen Beitrag dazu leisten können, damit der Patient sein Leben auch mit partiellen Einschränkungen lebenswert findet, bzw. sollte er primär seine positive Lebenseinstellung wiedererlangen und sich diese auch erhalten können.

Physiotherapie nach Schlaganfall

Dipl.-Physiotherapeutin U. Pechlaner

Die Physiotherapie hat die Aufgabe, dem Patienten beim Wiedererlernen der verlorengegangenen Funktionen zu unterstützen und anzuleiten. Die Behandlung soll sofort nach Auftreten der Halbseitenlähmung beginnen, damit der Patient von Anfang an zu normalen, funktionellen Bewegungen angeleitet werden kann.

Die Therapie des Patienten kann in drei Stadien eingeteilt werden.

1. **Das Akutstadium oder pseudoschlaffes Stadium**
   Kurz nach Auftreten der Halbseitenlähmung ist der Muskeltonus, d.h. die Spannkraft des Muskels der betroffenen Seite stark herabgesetzt, daher kann der Patient eine Körperhälfte nicht mehr bewegen. Weiters kann der Patient – obwohl er eine sogenannte gesunde Seite hat – sich nicht selbst helfen, d.h. sich nicht umdrehen, sich nicht aufsetzen und schon gar nicht stehen oder gehen. Es ist also auch das Zusammenspiel zwischen der gesunden und der gelähmten Seite gestört. Zusätzlich zur motorischen Störung bestehen meist Sensibilitätsstörungen, d.h. der Patient nimmt seine betroffene Seite nicht mehr wahr, oder empfindet sie verändert gegenüber der Gesunden. Dieses veränderte Gefühl bzw. die völlige Gefühlslosigkeit ist ebenfalls Ursache für das Nicht-bewegen-Können der betroffenen Seite.

Diese Störungen werden in der Physiotherapie durch folgende Maßnahmen behandelt.

* Therapeutische Lagerung
  Diese soll für den Patienten bequem sein und einen normalen Muskeltonus anbahnen. Am günstigsten ist hier die Seitlage auf der gelähmten Seite. Dadurch kann der Patient seinen gesunden Arm einsetzen und durch den Druck und die Belastung auf die gelähmte Seite wird eine normale Muskelspannung angebahnt.

- Das sogenannte Handling
  Das Umdrehen im Bett, das Aufsitzen und das Überwechseln vom Bett auf den Stuhl wird geübt. Dabei wird geachtet, daß der Patient mitarbeitet und möglichst die betroffene Seite miteinbezieht. Dieses Handling soll auch vom Pflegepersonal und den Angehörigen in der gleichen Weise übernommen werden.

- Sensibilitätsstörungen
  Damit der Patient seine betroffene Seite wieder wahrnimmt, läßt man ihn z.B. verschiedene Materialien spüren, die er dann mit geschlossenen Augen erkennen soll. Auch soll er lernen, mit geschlossenen Augen zu erkennen, ob sein Arm oder Bein gebeugt oder gestreckt ist, in welche Richtung es gehoben wird.

2. Stadium der beginnenden Bewegungen

- Aktive Bewegungsübungen
  Nach einigen Tagen oder Wochen kann der Patient bestimmte Muskeln der betroffenen Seite wieder anspannen, meist zuerst die Muskeln am Bein, dann am Arm. Der Tonus der Muskeln nimmt also zu, doch besteht die Gefahr, daß bestimmte Muskelgruppen zu stark werden und dadurch eine normale Bewegung verhindert wird. Diese nicht funktionellen Bewegungen müssen vermieden werden, da sie sonst zur Gewohnheit werden und sich dann kaum mehr verbessern lassen. Beim Arm neigen die Muskeln, die die Finger schließen und den Ellbogen beugen, zu überschießenden Reaktionen, beim Bein die Muskeln, die das Bein strecken. Der Therapeut muß daher den Patienten anleiten, nur solche Bewegungen zu machen, die den Muskeltonus nicht erhöhen. Dadurch werden funktionelle Bewegungen angebahnt.

- Sensibilitätsübungen
  Sobald der Patient seine betroffene Seite wieder wahrnimmt und grobe Unterschiede an Oberflächen erkennt, werden die Übungen erschwert, d.h. es werden dem Patienten Materialien mit feinen Unterschieden gegeben, die er erkennen soll. Durch spezielle Aufgabenstellungen wird die Beziehung des Körpers zur Umwelt verbessert, z.B. soll der Patient erkennen, ob sein Fuß auf harter oder weicher Unterlage liegt, wie weit der Abstand zum Boden ist.

• Gleichgewichtsübungen
Die meisten Patienten haben anfangs Probleme mit dem Gleichgewicht, es besteht die Gefahr, daß sie auf die betroffene Seite fallen. Daher werden Gleichgewichtsübungen zuerst im Sitzen auf sicherer Unterstützungsfläche ausgeführt. Erst ein sicherer Sitz schafft die Voraussetzung für einen guten Stand, sobald der Patient beim Stehen beide Beine gleich belastet und er sich sicher fühlt, kann mit den Geh-Übungen begonnen werden. Da das Gehen ein sehr komplexer Bewegungsablauf ist, werden zunächst einzelne Sequenzen daraus geübt, erst dann soll der Patient unter Anleitung des Therapeuten Schritte machen.

3. Stadium der Restsymptomatik

In diesem Stadium ist der Patient selbständig. Meist jedoch ist noch die Feinmotorik der Hand verringert, der Gang vor allem im Freien und die Bewegung der betroffenen Seite nicht so harmonisch. Durch gezielte Therapie wird die Qualität der Bewegungen verbessert und durch häufiges Wiederholen die erworbenen Fähigkeiten automatisiert.

In den letzten Jahren wurden verschiedene Behandlungsmethoden bei Halbseitenlähmung entwickelt. Alle haben das Ziel dem Patienten mit Hilfe der Therapie normale Bewegungen zu erlernen, damit er möglichst ohne Hilfsmittel, wie Gehhilfen und Schienen wieder Selbständigkeit erreicht und eventuell in das Berufsleben zurückkehren kann.

Das Therapiekonzept nach Prof. Perfetti
Eine Therapieform für Hemiplegiepatienten

Dipl.-Physiotherapeutin S. Oberleit

Prof. Perfetti, ein italienischer Neurologe aus Schio, hat 1970 begonnen, ein neues Therapiekonzept für Hemiplegiepatienten zu entwickeln, da er mit den Ergebnissen mittels konventioneller Methoden nicht zufrieden war, speziell was die Rehabilitation der Hand anbelangt.

Grundlage seiner Forschung war eine neue philosophische Gedankenwelt, entwickelt und getragen von berühmten Männern wie Alexander Luria, Oliver Sachs, Jean Piaget und vielen anderen. Diese neue Anschauungsweise besagt, daß der Mensch nicht eine Summe von vielen Elementen ist, die wie eine Maschine zusammengesetzt ist, sondern daß der Mensch ein SYSTEM ist mit besonderen Eigenschaften und dessen Organisation erlaubt es, den Menschen von der Maschine zu unterscheiden. Jean Piaget sagte einmal: *Der Mensch ist ein System, das Gesetze und Eigenschaften der Gesamtheit des Systems bietet. Diese Gesetze sind folgentlich verschieden zu den Gesetzen oder Eigenschaften der einzelnen Elemente des Systems.* Diese neuen Erkenntnisse wurden natürlich in der Therapie umgesetzt, das heißt wir Therapeuten dürfen nicht mehr einzelne Elemente des Menschen behandeln wie einzelne Muskeln oder einzelne Reflexe, sondern müssen den Menschen immer als Ganzes sehen, dessen System durch eine Läsion desorganisiert ist. Die Aufgabe der Rehabilitation ist es also, eine Reorganisation des Zentralnervensystem (ZNS) herbeizuführen. Wir lehren dem Patienten also nicht einzelne Bewegungen, sondern die Regeln, wie er zu physiologischen Bewegungen kommen kann.

Der Patient kann nur über organisierte Lernprozesse zu einem physiologischen Bewegungsverhalten kommen. Diese Lernprozesse, die der Patient selbst aktivieren muß, haben dieselben Charakterzüge wie unter physiologischen Bedingungen. Die wichtigste Grundvoraussetzung für ein Lernen ist die Aufmerksamkeit, die ein besonderes Augenmerk in der Behandlung nach Professor Perfetti darstellt. Ohne Aufmerksamkeit versteht der Patient nicht, was um ihn geschieht, kann die Reize nicht richtig aufnehmen. Gibt man dem Patienten einen Reiz, ohne daß er dabei aufmerksam ist, so werden im Vergleich zu Stimuli bei guter Aufmerksamkeit sehr unterschiedliche afferente Bahnen wie auch örtlich und größenmäßig unterschiedliche Areale des ZNS aktiviert.

Ein Beispiel aus der Praxis mag dies verdeutlichen:

1. *Berührt man die Handinnenfläche eines Patienten, gibt man ihm also einen taktilen Reiz, ohne daß der Patient dabei aufmerksam ist, so erhöht sich schlagartig der Tonus und die Hand zieht sich zusammen.*

2. *Zeichnet man hingegen verschiedene geometrische Figuren auf die Handinnenfläche des Patienten und bittet ihn, zu erkennen, welche Figur man gezeichnet hat, so normalisiert sich der Tonus während sich der Patient auf die taktilen Reize konzentriert.*

Die Bewegung dient dazu, um mit der Umwelt in Beziehung zu kommen, dabei werden afferente Bahnen verschiedenster Sinnesorgane aktiviert, die das Gehirn in Informationen umwandelt. Diese Informationen – vom Körper selbst und von der Umwelt – braucht das ZNS, um die nächste Bewegungssequenz zu programmieren. Durch die Bewegung gelangt man also zur Information und die Information ermöglicht das Entstehen von Bewegung. Nur wenn dieser Kreislauf ständig abläuft, ist eine physiologische Bewegung möglich. Diese Erkenntnis muß in jeder therapeutischen Übung umgesetzt werden, das heißt, man muß versuchen, diesen Kreislauf zu reaktivieren. Bei jeder Bewegung muß der Patient Information erhalten, die der Therapeut hinterfragt. Eine Bewegung ohne Ziel, ohne Informationsaufnahme, ist für das ZNS im wahrsten Sinne des Wortes sinnlos und hat daher keinen Lerneffekt.

Das Hauptproblem des Hemiplegiepatienten stellt die Spastizität dar. Um dieses Phänomen noch effektiver behandeln zu können, haben Prof. Perfetti und seine Mitarbeiter diese Symptomatik noch weiter analysiert und sind zu dem Schluß gekommen, daß die Spastizität aus vier Teilkomponenten besteht:

1. Abnormer Dehnungsreflex
Hierbei handelt es sich um den physiologischen Dehnungsreflex, dessen Reizschwelle durch fehlende corticale Hemmung stark herabgesetzt ist.

2. Irradiation
Eine Irradiation findet dann statt, wenn eine Muskelgruppe willkürlich aktiviert wird, und sich dann eine andere Muskelgruppe, die mit

der ersten in einer funktionellen Einheit verbunden ist, unwillkürlich ebenfalls anspannt.

3. Synergistische Schemata
Hierbei handelt es sich um elementare, primitive Bewegungssschemen, die sehr leicht und schnell aktiviert werden können. Durch häufiges Aktivieren dieser Bewegungsschemas durch den Patienten fixieren sich diese Kreisläufe im ZNS und sind dann nicht mehr verformbar, also komplexere, feinere Bewegungen können nicht mehr oder nur noch schwer ausgeführt werden.

4. Auch die Aktivierung der motorischen Einheit im ZNS ist sowohl quantitativ wie qualitativ gestört.

Die Behandlung gliedert sich grundsätzlich in drei Abschnitte:

Übungen 1. Grades
Ziele der Übungen 1. Grades sind grundsätzlich die Rekonstruktion der Wahrnehmung (zu Beginn hauptsächlich kinesthetische und taktile Sensibilität) sowie die Kontrolle des abnormen Dehnungsreflexes. Der Arm oder das Bein des Patienten werden vollständig vom Therapeuten geführt, Aufgabe des Patienten ist es, ohne visuelle Kontrolle taktile und kinesthetische Informationen aufzunehmen, z.B. mit der Hand verschiedene Stoffe oder auch verschiedene Buchstaben zu erkennen oder auch verschiedene Positionen des Armes wiederzuerkennen. Während der Patient sich darauf konzentriert, diese Stimuli wahrzunehmen und zu erkennen, kommt es im ZNS zu einer Reaktivierung genau der betroffenen Hemisphäre und durch corticale Hemmung kommt es langsam zur Kontrolle des abnormen Dehnungsreflexes.

Übungen 2. Grades
Hat der Patient gelernt, den abnormen Dehnungsreflex zu kontrollieren, kann man zu den Übungen 2. Grades übergehen. Ziele der Übungen sind die Kontrolle der Irradiation und die richtige Programmierung einer Bewegung in Raum, Zeit und Intensität. Der Patient beginnt nun bei der Informationssuche erste aktive Bewegungen durchzuführen, wobei er immer die Irradiation vermeiden muß. Das Führen ist hier eine *Gratwanderung,* da der Therapeut nur gerade soviel von einer Bewegung übernimmt, daß keine Irradiation ausgelöst wird. Der Therapeut wird also schrittweise seine Unterstützung abbauen, sodaß man zu den Übungen 3. Grades übergehen kann.

Übungen 3. Grades

Der Patient führt nun die Bewegungen vollständig alleine aus, wobei die zielgerichteten Bewegungen immer eine Informationsaufnahme beinhalten und sowohl mit als auch ohne visuelle Kontrolle durchgeführt werden. Der Patient muß nun die verschiedenen Fähigkeiten erlernen, die notwendig sind für eine feinkoordinierte Bewegung wie Variationsfähigkeit, Adaptionsfähigkeit und Fragmentationsfähigkeit.

Störungen kognitiver Leistungen nach einem Schlaganfall

Univ.-Doz. Dr. T. Benke

Das menschliche Gehirn kontrolliert nicht nur lebenserhaltende Funktionen (z.B. Atmung, Kreislauf, hormonelle Steuerung, Schlaf) oder etwa die Motorik; als höchstentwickeltes Organ beherbergt es auch jene Systeme, die die Wahrnehmung der Außenwelt, das Sprechen, Erinnern, Denken und Fühlen bewerkstelligen. Mit diesen sogenannten kognitiven Leistungen befaßt sich die Neuropsychologie, eine Spezialdisziplin der Neurologie. Die Hauptfragen der Neuropsychologie bei der Betreuung von Schlaganfallpatienten bestehen in der Erfassung und Behandlung von Defiziten höherer Hirnleistungen.

Störungen kognitiver Leistungen sind häufige Begleitsymptome des Schlaganfalls und chronischer Gefäßerkrankungen des Gehirns. Je nach Umfang und Lokalisation des Gewebsunterganges reichen die begleitenden Hirnleistungsdefizite von geringen, sich rasch rückbildenden Ausfällen bis zu massiven Sprach-, Seh-, Gedächtnisstörungen und Persönlichkeitsveränderungen, die eine Wiedereingliederung des Patienten ins Berufsleben verhindern und zu einer schwerwiegenden Beeinträchtigung des Alltagslebens führen können. Die Tabelle gibt einen Überblick über die häufigsten kognitiven Begleitdefizite beim Schlaganfall.

Störungen kognitiver Leistungen nach einem Schlaganfall

Wahrnehmungs- und Verarbeitungsdefizite Lern- und Gedächtnisstörungen psychoorganisches Syndrom
Sprach-, Lese-, Schreibstörungen Apraxie Rechenstörung
Neglektsyndrom Körperschemastörung visuell-räumliche Verarbeitungsstörung

Schlaganfälle können zu sehr unterschiedlichen Wahrnehmungsdefiziten führen, so etwa zu Gesichtsfeldausfällen (umschriebenen Zonen der Blindheit), Störungen des Tast- oder Temperatursinns, aber auch zu Verarbeitungsdefiziten für Musik, Farben, szenische Bilder, Gesichter und sogar alltägliche Gegenstände. Andere für das Alltagsleben sehr unangenehme Begleitsymptome eines Schlaganfalles sind Gedächtnisstörungen für gehörte, gelesene oder gesehene Information. Häufig sind psychische Basisfunktionen, die zum Arbeiten und Erleben notwendig sind, durch ein psychoorganisches Begleitsyndrom gestört, so etwa die Aufmerksamkeit, die Ausdauer, der Antrieb, die Gefühlskontrolle oder die Fähigkeit, zu denken, Entscheidungen zu treffen. Probleme der Kommunikationsfähigkeit eines Patienten entstehen bei Hirnläsionen der linken, sogenannten sprachdominanten Hirnhälfte. Diese Hirnschäden führen in vielen Fällen zu Aphasien, das sind Störungen von Sprachfunktionen, bei denen das Mitteilen, Benennen, Verstehen, Lesen und Schreiben nicht mehr richtig geleistet werden kann. Andere Funktionsverluste bei linkshirnigen Läsionen betreffen das Rechnen und abstrakte Denken, sowie zielgerichtete motorische Handlungen (Apraxie).

Schlaganfälle in der rechen Hirnhälfte gehen mit ganz anderen Funktionsstörungen einher, so z.B. dem oft beobacheteten Neglektsyndrom, einer Wahrnehmungsstörung für die linke, der Hirnläsion gegenüberliegenden Körper- und Raumhälfte. Oft tritt dieses Syndrom mit einer Störung auf, in der die körperliche Leistungsfähigkeit bzw. die krankheitsbedingte Behinderung nicht richtig eingeschätzt werden kann. Fast immer verursachen rechtshirnige Schlaganfälle Verarbeitungsstörung für visuell-räumliche Eindrücke, etwa für Distanzen. Winkel und andere räumliche Verhältnisse unserer sichtbaren Umwelt: diese Ausfälle behindern vor allem das Zeichnen, Schreiben und andere bildnerische Tätigkeiten, aber auch die Fortbewegung im visuellen Umfeld (Gehen, Autofahren) oder die geographische Orientierung.

Abklärung von Hirnleistungsstörungen und kognitive Rehabilitation
Kognitive Störungen werden in einer neuropsychologischen Voruntersuchung, in der der Charakter des kognitiven Defizits bestimmt wird, und in einer nachfolgenden systematischen Abklärung mit sogenannten psychometrischen Testverfahren erfaßt. In diesem Untersuchungsgang werden auch neue computerunterstützte Diagnosemethoden verwendet, die gut an die Leistungsstörungen des einzelnen anzupassen sind und exakte Meßergebnisse erzielen.

Verglichen mit anderen Ausfällen, etwa im Bereich der Motorik, für die lange erprobte Behandlungskonzepte und Kompensationshilfen verfügbar sind, ist eine Therapie kognitiver Störungen beim Schlaganfall besonders schwierig. Die Vielfalt der auftretenden Symptome hat dazu geführt, daß sich im Fach Neuropsychologie mehrere Berufszweige gemeinsam mit den Störungen höherer Hirnleistungen beschäftigen und die ihr spezielles Fachwissen zur Diagnose und Behandlung beitragen, so z.B. Neurologen, Psychologen, Ergotherapeuten, Linguisten und Logopäden. An neurologischen Abteilungen befassen sich multidisziplinäre Arbeitsgruppen mit Problemen der kognitiven Rehabilitation beim Schlaganfall. Behandlungsschwerpunkte bestehen für Sprach-, Handlungs-, Gedächtnis- und Aufmerksamkeitsstörungen. Diese Behandlungen erfolgen als Einzeltherapien und sind *maßgeschneidert* auf die individuellen Verhältnisse (Schulbildung, spezielles Vorwissen), Ausfälle und Kompensationsmöglichkeiten des Patienten. Die Erfolgsaussicht bei der Behandlung von Hirnleistungsstörungen ist oft bemerkenswert gut und reicht bei vielen Patienten weit über die akute Erkrankungsphase bzw. den Zeitraum ihrer stationären Entlassung hinaus. Trotz bestehender Personal- und Raumnot wird die Behandlung nach Maßgabe organisatorischer Möglichkeiten daher immer öfter ambulant durchgeführt. Erfahrungen haben gezeigt, daß Erfolge in der kognitiven Rehabilitation sich aber nur mit Ausdauer, Erfahrung und besonderem Fachwissen der betreuenden Therapeuten einstellen.

Logopädie nach Schlaganfall

Dipl.-Logopädin B. Peter

Sind durch einen Schlaganfall die Sprachzentren im Gehirn betroffen, so ist die Sprachfunktion des Patienten vermindert, (**Aphasie**) d.h. je nach Schwere des Schlaganfalles kann der Patient die Fähigkeit verlieren, Mitteilungen zu verstehen, zu lesen, zu schreiben und sich durch Wörter mitzuteilen. Diese Störung kann verschiedene Formen annehmen.

Zum Beispiel: Versteht der Schlaganfallpatient ganz gut, was man zu ihm spricht, möchte er jedoch etwas sagen, gelingt dies nur mit großer Anstrengung oder auch gar nicht. Das Schreiben kann ihm schwerfallen, Lesen dagegen geht etwas besser, eventuell kann er zusätzlich nicht mehr rechnen oder die Zeit lesen.

Die Aufgabe der Logopädin ist es nun, der Art der Störung auf den Grund zu gehen und die Therapie individuell anzupassen (APHASIE THERAPIE).

Bei der SPRECHAPRAXIE wird durch den Schlaganfall die Erstellung der Artikulationsbewegungen von Zunge und Lippen im Gehirn gestört. Der Patient verliert dadurch die Kontrolle über seine Sprechorgane. Im Kopf kann der Patient die richtigen Wörter wählen (er will z. B. *Kiosk* sagen) – Lippen und Zunge formen dazu jedoch nicht die richtigen Laute (er sagt also *Siox)*. Diese Art der Störung tritt meist in Verbindung mit einer Dysphasie auf. Die Logopädin hilft hier dem Patienten, langsam die Kontrolle über seine Artikulationsorgane wieder zu erlangen (durch Stimulation in- und außerhalb des Mundbereiches, mundmotorische Übungen, Reihensprechen, Silbensprechen, …)

Um deutlich sprechen zu können bedarf es:
- einer Feinabstimmung der am Sprechvorgang beteiligten Muskeln;
- einer guten Koordination zwischen Atem und Sprechen;
- und einer korrekten Stimmbildung und Stimmführung.

Dieses Zusammenspiel von Artikulation, Atem und Stimme kann durch einen Schlaganfall gestört sein. Der Patient ist dann kaum verständlich. (Er spricht eventuell zu langsam, zu leise, monoton, oft nasal usw. = **Dysarthrie**).

Die Behandlung durch die Logopädin besteht aus laufenden Stimm-, Artikulations- und Atemübungen (DYSARTHRIETHERAPIE). Durch eine Gesichtslähmung aufgrund eines Schlaganfalles kann es auch zu Problemen beim Essen kommen. Sie entstehen durch einen Verlust des Spürens und einer Schwächung der Muskulatur im Mund- und Rachenbereich.

Das Fehlen der Reflexe wie Schlucken, Würgen, Husten können das Essen sogar unmöglich machen!

Hier kommt die OROFACIALE THERAPIE zur Anwendung, meist in Verbindung mit Stimm- und Atemtherapie. Zusätzlich kann die Logopädin zur Besserung des Problems einige Techniken zeigen.

Logopädie-Selbsthilfegruppe

Eine Selbsthilfegruppe soll sowohl für den Patienten als auch für den Therapeuten Entlastung bringen. Ist diese Einrichtung nicht gegeben, so obliegt es meist dem Therapeuten, sich mit der psychischen Belastung des Patienten auseinanderzusetzen, was einerseits zur Überforderung des Therapeuten und andererseits zum Verlust wertvoller Therapiezeit führt. Allerdings sollte ein ständiges Zusammenspiel zwischen Selbsthilfegruppe und Therapie stattfinden.

Im folgenden Teil soll aufgezeigt werden, welchen Problemen sich Patient und Therapeut im Verlauf der Krankheit gegenübergestellt sehen:

- Konfrontation mit Verlust
  - sich nicht mehr mitteilen zu können
  - körperlicher Beeinträchtigung

- Krankheitsverlauf, geprägt durch Stimmungsschwankungen und der Suche nach Erklärungen

- Wunsch, 100 % zu erreichen, wodurch der Druck auf Ärzte, Pfleger und Therapeuten steigt

- Krankheitsverarbeitung

- Resozialisierung

Diese Punkte sollen verdeutlichen, wieviel an psychischer Betreuung der Therapeut zusätzlich zur eigentlichen therapeutischen Arbeit leisten muß. Daraus ergeben sich für uns folgende Wünsche und Vorstellungen an die Selbsthilfegruppe: Die Selbsthilfegruppe soll dem Patienten in erster Linie dazu dienen, Kontakt zu anderen Betroffenen zu finden, wodurch er erfährt, mit seinem Schicksal nicht alleine zu sein. In der Gruppe findet der Patient leichter zur Kommunikation. Ähnliche oder gleiche, die Krankheit betreffende Probleme können diskutiert werden, wobei die gemeinsame Erarbeitung von Hilfsstrategien und die Erfahrungswerte einzelner Mitglieder für die Lösung dienlich sein können.

Die Selbsthilfegruppe kann in diesem Zusammenhang für den Patienten auch die Möglichkeit bieten, Schamgefühle gegenüber dem gesunden Sprecher zu überwinden.

Weiters wird das Vorbringen von Erfolgen in der Gruppe für den Patienten sehr motivierend wirken. In schlechten Phasen hingegen erhält der Patient Unterstützung seitens der Gruppe. Die Selbsthilfegruppe soll jedoch nicht nur die Betreuung des Patienten übernehmen, sondern auch die Angehörigen, die sich plötzlich in der Situation des Vermittlers zwischen Patient und Umwelt befinden, dabei unterstützen, mit ihrer neuen Rolle umzugehen.

Eine weitere Aufgabe neben der psychischen Betreuung kann sich darin darstellen, dem Betroffenen bei der Neuorganisation seines alltäglichen Lebens hilfreich zu sein. Dies betrifft sowohl Haushalt als auch Beruf und finanzielle Belange. Ein letzter Wunsch wäre, dem Patienten dabei zu helfen, selbst aktiv zu werden und ihm die Möglichkeit zu bieten, seine Wünsche an die Öffentlichkeit zu tragen. Für eine effiziente Therapie muß die Krankheitsverarbeitung von anderer Seite mitgetragen werden. Wird auch nur ein Teil davon übernommen, kann sich dies durch eine gesteigerte Motivation rückwirkend auf den Therapieerfolg auswirken.

Ergotherapie nach dem Schlaganfall

Dipl.-Ergotherapeuten R. Scharmer und F. Schneider

Die Ergotherapie ist ein relativ neuer Zweig in der Rehabilitation von Patienten mit Schlaganfall. Das größte Ziel ist die Wiederherstellung der Selbständigkeit. Dazu gehört, daß sich der Patient waschen und anziehen, alleine essen und gegebenenfalls den Haushalt führen kann, bis hin zur Wieder-Ausübung seines Berufes.

Lähmungen und Sprachstörungen sind schnell erkennbare Folgen eines Schlaganfalles. Oft gibt es aber auch andere Ausfälle, die zu Hause und im Umgang mit anderen zu Problemen führen können. Angehörige und Mitmenschen des Patienten finden sein Verhalten oft ungewöhnlich, auffällig, komisch, fremd und können es schwer verstehen. Zum Beispiel kann es vorkommen, daß der Betroffene eine **Apraxie** hat, d. h. daß er mit Gegenständen nicht mehr richtig umgehen kann., z.B. verwendet die Gabel zum Suppe essen, gibt die Marmelade in den Kaffee, hält den Rasierapparat unter den Wasserhahn. In diesem Falle nehmen wir die Hände des Patienten und führen ihn durch den richtigen Handlungsablauf. Wir machen es nicht für den Patienten, sondern wir machen es mit ihm.

Eine Raumsinnstörung kann eine gravierende Einschränkung der persönlichen Selbständigkeit bedeuten. Der Patient verwechselt rechts/links, oben/unten, hinten/vorne und kann sich oft in fremder Umgebung nicht zurechtfinden.

Auch **Sprachstörungen** (Aphasie) beeinträchtigen die Selbständigkeit im Alltag. Man darf nicht vergessen, daß sehr oft auch das Verstehen eingeschränkt ist.

Ein weiteres Problem sind der **Neglect** und die **Hemianopsie.** Unter Neglect versteht man die Vernachlässigung und Nichtbeachtung der gelähmten Körperseite und auch die Umgebung dieser Seite wird vermindert wahrgenommen.

Die Hemianopsie bedeutet eine halbseitige Einschränkung des Gesichtsfeldes auf der betroffenen Seite. Der Patient sieht Gegenstände auf dieser Seite nicht oder stößt beim Gehen überall an. Auch beim Schreiben beschreibt er nur die Hälfte eines Blattes.

Durch einen Schlaganfall können Eigenschaften so stark hervortreten, daß sie die Umwelt als störend empfindet; z.B. *genau sein, aufbrausend sein.* Es kann aber auch sein, daß die Gefühle des Patienten abflachen und ihre Sprache und Mimik monoton wird.

Emotionale Reaktionen können ohne ersichtlichen Grund auftreten, z.B. Zwangsweinen, Zwangslachen. Das muß aber nicht bedeuten, daß der Patient so traurig ist, so fröhlich ist, aber auch nicht so gefühllos ist, wie es scheint.

Bei manchen Patienten tritt eine Antriebsstörung auf. Sie brauchen zu allen Handlungen eine Aufforderung von außen und sind unfähig von selbst initiativ zu werden. Diese Unfähigkeit ist für Patient und Angehörige gleichermaßen eine Belastung. Diese Antriebsstörung sollte nicht mit Faulheit verwechselt werden. Eine Antriebsstörung kann auch Ausdruck einer Depression sein.

Mit einem gezielten Training (Neurotraining) und vielen praktischen Übungen kann man diese Ausfälle verbessern. Die Therapiestunde sollte eine Gelegenheit sein, unter therapeutischer Führung neue Erfahrungen zu machen.

Was verändert sich für Patient und Angehörige

Die Ausfälle nach einem Schlaganfall treten in den unterschiedlichsten Stärken und Kombinationen auf und können für jeden Patienten durch seine individuellen Lebensumstände ganz andere Bedeutungen erhalten.

Die Folgen einer Apoplexie bestehen nicht nur aus einzelnen Funktionsausfällen, sondern haben eine tiefgreifende Veränderung des ganzen Menschen und seiner Lebenssituation zufolge.

Die Auswirkungen der Ausfälle nach einem Schlaganfall lassen sich in folgende Bereiche einteilen.

Veränderungen
- in sozialen Beziehungen
- im Beruf
- in der Freizeitgestaltung
- in den Lebensperspektiven des Patienten

Veränderungen in sozialen Beziehungen

Das Verhalten von Angehörigen wurde in sorgfältigen Untersuchungen näher betrachtet. In den ersten Tagen empfinden die Angehörigen häufig Mitleid. Sie verdecken mit Geschenken ihre Ängste und die Unfähigkeit mit der Krankheit des Partners richtig umzugehen. Aus Sorge und Mitleid heraus wird der Betroffene auch häufig überbetreut. Dies führt ihn in eine äußerst gefährliche Passivität, weil ihm alle Tätigkeiten abgenommen werden. Der durch die Krankheit hervorgerufene Rollenwechsel führt zu einer anderen Form der Überbetreuung. Die Frau, sei es Ehefrau oder Tochter des Patienten, übernimmt die Rolle der Mutter und der Betroffene die Rolle des Kindes. Sie wird ihn ständig beschützen, behüten und damit seine Unselbständigkeit fördern ...

Ein solches Verhalten von Angehörigen kommt zwar nicht zwangsläufig vor, ist aber doch vor allem im Akutstadium immer wieder zu beobachten. Neben einem solchen Rollenwechsel verursachen meist auch Persönlichkeitsstörungen des Betroffenen große Schwierigkeiten in der Partnerbeziehung. Manche Angehörige geben an, daß sich die Persönlichkeit ihres Partners so stark verändert habe, daß sie das Gefühl hätten, mit einem Fremden verheiratet zu sein. Aber auch weniger massive Veränderungen können das Zusammenleben mit dem Patienten auf Dauer sehr belasten. Pflegebedürftigkeit und/oder sozialer Rückzug des Patienten reduzieren in vielen Fällen den Freundes- und Bekanntenkreis der Familie und damit auch die Möglichkeit, sich Unterstützung und zeitweilige Entlastung zu schaffen.

Veränderungen im Beruf

Da auch immer mehr jüngere, noch im Berufsleben stehende Menschen an einem Schlaganfall erkranken, gewinnt die Frage nach der Berufsfähigkeit vermehrt an Bedeutung. Häufig resultieren aus schweren Insulten mit massiven Ausfällen Berufsunfähigkeit, was Patient und Familie vor große finanzielle Schwierigkeiten stellen kann. In günstigen Fällen werden ausgefallene Funktionen im Beruf weniger gebraucht. Beispielsweise kann eine leichte Aphasie einen Handwerker nur sehr wenig einschränken, während dieselbe Störung einen Handelsvertreter berufsunfähig macht.

Manchmal kann der verminderten Leistungsfähigkeit des Patienten auch durch Teilzeitarbeit oder Vereinfachung des Aufgabengebietes Rechnung getragen werden, was allerdings eine verständnisvolle Firmenleitung voraussetzt, die nicht überall zu finden ist. Dann bleibt aber noch die Frage, ob es der Patient verkraften kann, nicht mehr so leistungsfähig zu sein wie früher und damit im Berufsleben ständig konfrontiert zu werden. Die größten Schwierigkeiten mit Veränderungen dieser Art haben Patienten, bei denen der Beruf das Wichtigste im Leben ist, weit

wichtiger als Familie oder Freizeit. Sie sitzen im Falle einer Berufsunfähigkeit dann praktisch vor den Trümmern ihres Lebensinhaltes und
haben zusammen mit ihren Angehörigen größte Probleme, mit der
Erkrankung fertig zu werden.

Veränderungen in der Freizeit

Auch die Freizeitgestaltung ist ein nicht zu vernachlässigender Bereich,
wenn man sich die Auswirkungen verschiedener Ausfälle genauer
betrachtet. Es hängt wieder von der Art der Ausfälle und den Hobbies ab,
ob sie vom Patienten weiterhin ausgeübt werden können oder nicht.
Wenn aber beliebte Freizeitbeschäftigungen nicht mehr möglich sind,
bleibt für den Betroffenen eine empfindliche Leere zurück.

Auch sogenannten *Workoholics* passiert dasselbe, wenn sie im Fall
einer Berufsunfähigkeit ohne jegliche Freizeitinteressen dastehen. Gefühle der Überflüssigkeit und Hilflosigkeit stellen sich in solchen Situationen gern ein. Der Patient sitzt untätig herum und hat oft nicht die
Energie, sich neue Interessen zu suchen. Viele Bekanntschaften und
Kontakte werden auch durch die Ausübung gemeinsamer Interessen
gepflegt. Wenn aber Patient und Angehörige diesen Hobbies nicht mehr
nachgehen können, fallen neben dem Positiven und Aufbauenden einer
befriedigenden Freizeitgestaltung zusätzlich notwendige soziale Kontakte weg.

Veränderungen in den Lebensperspektiven

Die wenigsten Menschen leben in der tatsächlichen Gegenwart, im *Hier
und Jetzt,* die meisten wollen erst in der Zukunft zu leben beginnen,
wenn sie endlich dies und das geschafft haben.

Sei es das Hobby, das man endlich beginnen will, wenn die Kinder
aus dem Haus sind oder der Traum, den man für die Pension aufgespart
hat, ein Schlaganfall kann mit einem Schlag alle diese Wunschträume
zerstören und die gesteckten Ziele unerreichbar machen. Davon loszu-
lassen, kostet Patienten und Angehörige oft enorm viel Energie, denn es
fällt damit auch ein großer Ansporn weg, schwere Zeiten in Hinblick auf
dieses Ziel zu überdauern. Vielleicht kann es für Betroffene und die
Familie aber auch eine Herausforderung sein, jeden einzelnen Tag
bewußter zu leben und sich neue, der momentanen Situation angepaßte
Ziele zu setzen.

Sollen Angehörige bei der Therapie dabei sein?

Positive Aspekte: Besseres Verständnis der Ausfälle

Die Aufklärung der Angehörigen über den Schlaganfall und seine Folgen ist prinzipiell Sache des Arztes. Es kommt aber immer wieder vor, daß die Angehörigen nicht so gut im Bilde sind, wie es wünschenswert wäre. Meist braucht es mehrfache Wiederholung der Erklärungen, denn im ersten Schock nach dem Insult sind die Betroffenen nur begrenzt aufnahmefähig und man muß damit rechnen, daß ein Großteil der Information verloren geht. Die Therapiesituation ist dann für die Angehörigen oft eine gute Möglichkeit nachzufragen, die Ausfälle in der Praxis zu sehen und zu erfassen, aber auch mitzuerleben, was in der Therapie gemacht wird, um sie zu verbessern. Das Verhältnis für die Ausfälle verbessert auch das Verhältnis der Angehörigen für den Patienten und beugt der Überforderung vor. Genauso wichtig ist es aber auch für die Familie in der Therapiesituation zu sehen, was der Patient kann. Dadurch werden dem Patienten nicht so schnell Aufgaben abgenommen, die er schon selbständig erledigen könnte und die sich durch Üben in alltäglichen Situationen zusätzlich verbessern würden.

Aufklären über Gefahren und Unterstützung im Alltag
Es ist wichtig nicht nur dem Patienten, sondern auch den Angehörigen die Gefahren bewußt zu machen, die Ausfälle mit sich bringen z. B.

Hemiplegie & Sensibilitätsstörungen
Einklemmen der Hand im Rollstuhl, Verbrennungen, ständiges Anstoßen

Hemianopsie
Gefahr im Straßenverkehr, …

Neglect
Vergessen des Anziehens der Rollstuhlbremse beim Aufstehen, …

Dadurch können viele Sekundärschäden vermieden werden, die die Rehabilitation oft unnötig hinauszögern. Da die Angehörigen auch außerhalb der Therapiestunden viel Zeit mit dem Patienten verbringen, ist es wichtig, ihnen zu zeigen, wie sie den Betroffenen bei auftretenden Problemen sinnvoll unterstützen können. Das reicht von rückenschonender Unterstützung beim Transfer, über das Zeigen von Hilfestellungen bei der Selbsthilfe, Unterstützung beim Gehen bis hin zum Führen beim Essen. Wenn die Angehörigen gut eingeschult werden, wie sie mit dem Patienten alltägliche Probleme meistern können, werden sie im Umgang mit ihm sicher und auf die Situation daheim gut vorbereitet.

Informationsweiterleitung bei Aphasikern
Angehörige sind auch zu Beginn der Therapie oft eine große Hilfe, wenn
der Betroffene eine Aphasie hat. Sie können ergänzend, oder wenn nicht
anders möglich, statt dem Patienten Informationen (Beruf, Wohnsitua-
tion, Vorlieben des Patienten) oder Fragen an den Therapeuten weiter-
leiten.

Motivation und Ansporn für den Patienten
Die Anwesenheit von Angehörigen während der Therapie ist manchen
Betroffenen eine große Hilfe. Sie signalisiert das Interesse und die
Anteilnahme der Familie an der Situation des Patienten und gibt ihm zu
verstehen, daß er auch in dieser schweren Lebenslage nicht allein gelassen wird. Auch die Anerkennung von Fortschritten und Verbesserungen,
ganz egal wie klein sie auch sein mögen, sowie Lob und Ermunterung
kann der Patient gut gebrauchen. Es wird ihm zudem auch helfen, die
zeitweiligen Stagnationen durchzuhalten, die im Laufe der Rehabilitation immer wieder auftreten können.

Förderung der Krankheitsverarbeitung
In der Therapie findet ständig eine vorsichtige Auseinandersetzung mit
gestörten Funktionen statt. Durch die angepaßte Aufgabenstellung und
gezielte Unterstützung durch den Therapeuten, soll es dem Patienten
aber möglich sein, die Situation gewinnbringend zu meistern. Diese
schrittweise Konfrontation und Bewältigung von Problemen wirkt sich
auch positiv auf den Prozeß der Krankheitsverarbeitung von Patient und
Angehörigen aus. Es ist leichter, sich mit den Verlusten auseinanderzusetzen, wenn die Ausfälle gewisser Funktionen nicht mehr so absolut
dastehen, sondern sich bereits in manchen Situationen relativiert haben.

Gezieltes Abstimmen der Therapie
Wenn Angehörige in der Therapiesituation immer wieder dabei sind,
kann durch den ständigen Austausch eine gezieltere Therapie durchgeführt werden, die auch den Bedürfnissen der Angehörigen entspricht. Oft
müssen Therapieschwerpunkte gesetzt werden, weil die Therapiedauer
aus Platzgründen beschränkt ist. Wenn ich weiß, daß die Angehörigen
das Badezimmer ohnehin umbauen lassen, werde ich die Therapiezeit
nicht dafür verwenden, den Gebrauch von Hilfsmitteln zu üben, die im
alten Bad nötig wären. Gegen Ende der Therapie ist es auch immer gut,
die Angehörigen noch einmal einzuschulen, wie sie den Patienten unter-

stützen sollen, was der Patient kann und unbedingt selbständig weitermachen soll.

Treffen von Mitbetroffenen

Manchmal kann sich während der Wartezeit vor einer Therapiestunde für
Angehörige und Patient die Gelegenheit bieten, mit anderen Schlaganfallpatienten und deren Familie ins Gespräch zu kommen. Viele stellen dabei zum ersten Mal fest, daß es noch mehr Menschen gibt, denen
es gleich ergangen ist wie ihnen, die ähnliche Probleme haben und auch
glaubten, damit allein zu sein. Mit jemandem zu reden, der für einen
Schlaganfall Verständnis hat, kann oft schon eine große Erleichterung
sein und ist vielleicht manchmal der Beginn eines regelmäßigen Kontak-
tes oder sogar einer Selbsthilfegruppe.

Schlaganfall
Leid für Patienten und Angehörige

Dr. F. Katzlberger

Psychosoziale Belastungen für den Patienten/die Patientin
Schlaganfall-Patienten erleben einen plötzlichen Verlust der Beeinfluß-
barkeit und Wahrnehmung des eigenen Körpers und der Umwelt. Das
löst Gefühle aus, mit denen Patienten und Angehörige umgehen müssen.
Die Kombination innen und außen ist gestört. Am deutlichsten wird das,
falls die Sprache gestört ist. Alles im Kopf zu haben, aber sich nur
schlecht verständlich machen zu können, hindert am *Mensch-Sein*. Von
allen neurologischen Ausfallserscheinungen leidet der Patient oft an der
Aphasie am meisten. Weitere Schlaganfallfolgen, die hirnorganisch
bedingt das seelische Befinden des Patienten beeinträchtigen können,
sind nachstehend aufgelistet.

- **Lähmungen**
  (meist einer Körperhälfte: Hemiparese, -plegie)

- **Sehstörungen; Schluckstörungen;**
  Blasen-, Darmstörungen, sexuelle Störungen
  Der Patient nimmt die gelähmte Seite nicht wahr.
  (Er ißt z.B. nur eine Hälfte des Tellers leer, rasiert oder schminkt sich nur eine
  Hälfte des Gesichts.)
  Dadurch möglicherweise auch fehlende Krankheitseinsicht.

- **Störungen der Sprache,**
  des Sprachverständnisses oder des Sprechens (Aphasie)

- **Beinträchtigung des Gedächtnisses, des Rechnens, des Schreibens**

- **Unfähigkeit, komplexe Handlungen durchzuführen**
  z.B. Kleidung wird verkehrt angezogen (Apraxie)

- **Hirnorganisch bedingte Stimmungs- und Wesensänderungen**
  unkontrollierte Weinausbrüche, Enthemmung, Aggressivität, Depressivität,
  Antriebslosigkeit;
  Verschärfung der Persönlichkeitsmerkmale

Wie gut oder schlecht ein Schlaganfall verkraftet wird, hängt auch von der Persönlichkeit des Patienten ab: Charaktereigenschaften, früherer Lebensstil und die bisherige Lebenserfahrung, insbesondere die Erfahrung im Umgang mit Krisensituationen, beeinflussen die Anpassungsfähigkeit an die schwierige neue Lage.

Verlust des bisherigen Selbstbildes
Als psychische Folge ergibt sich zusammengefaßt ein Selbstwert- und ein Identitätsproblem: Die Patienten werden aus ihrem bisherigen Leben, aus beruflichen und privaten Rollen herausgerissen und verlieren die Zukunftsperspektive. Vieles ist plötzlich nicht mehr so möglich wie geplant oder gewohnt. Fassungslosigkeit, Hilflosigkeit und Nicht-Wahr-Haben-Wollen die erste Reaktion, gedrückte Stimmung ist oft die Folge. In der Auseinandersetzung mit der neuen, unabwendbaren Realtität verlaufen solche Reaktionen als **Phasen**, bekannt unter den Schlagworten: **Schock, Nicht-Wahr-Haben-Wollen, Hadern, Resignation** und im Idealfall letztlich **Annehmen-Können der Wirklichkeit** (Akzeptanz). Für diese Akzeptanz braucht es je nach persönlichen Ressourcen und abhängig von der Schwere der Erkankung mehr oder weniger Hilfe von außen. Ein *Hängenbleiben* im **depressiven Rückzug** ist häufig Folge des Schlaganfalls. Es gibt folgende Reaktionsmöglichkeiten auf den Schlaganfall.

positiv	negativ
aktiv angehend	verbittert, ablehnend, aktiv verdrängend
Einstellung ändernd: passiv resignativ	passiv annehmend

Die ungünstige Bewältigungsstragie ist die Selbstaufgabe und der soziale Rückzug. Zu Spannungen in der Familie kann es durch die krankheitsbedingte Abhängigkeit und Bedürftigkeit kommen, vor allem wenn der Patient bisher in der Familie den Ton angab. Auf fremde Hilfe angewiesen zu sein, ist besonders für jüngere oder bisher sehr eigenständige Personen schwer zu akzeptieren. Hilfloses Wütend-Sein ist häufig die scheinbar einzige Möglichkeit, damit umzugehen. Auch Angst belastet den Patienten, besonders die Angst vor einem neuerlichen Schlaganfall. Die Angst, von anderen abgelehnt und nicht mehr geachtet zu werden, bewirkt einen sozialen Rückzug, der wieder die Depression verstärkt. Ein Schlaganfall kann also eine Reihe von Gefühlen verursachen: **Angst, Depression, Wut, Scham und Schuldgefühle.**

Wie der Patient die jeweiligen Folgen eines Schlaganfalles verkraftet, hängt zusammengefaßt ab von der Art, der Lokalisation und der Ausprägung des Schlaganfalls, Persönlichkeit des Patienten und seiner/ihrer Anpassungsfähigkeit, von der bisherigen Erfahrung im Umgang mit Krisensituationen, der subjektiven Wahrnehmung, Einschätzung und Interpretation und vom sozialen Umfeld.

Die Bewältigung eines Schlaganfalles ist abhängig von:

- **Symptomatik und Prognose**
  Art und Schwere des Schlaganfalls, Alter des Patienten

- **Medizinischer Versorgung**
  Verfügbarkeit, Ausbildung, technischer Standard

- **Persönlichkeit des Patienten**
  Anpassungsfähigkeit, von der bisherigen Erfahrung im Umgang mit Krisensituationen, subjektive Wahrnehmung und Interpretation

- **Sozialem Umfeld:**
  Familie, Pflege

Psychozoziale Belastungen für Angehörige und Betreuer

Auch von den Angehörigen erfordert ein Schlaganfall eine hohe Anpassungsleistung. Auch sie erleiden einen Verlust und müssen Abschied nehmen vom Bisherigen. Sie werden plötzlich mit vielfältigen neuen Aufgaben konfrontiert, verbunden mit einer oft überfordernden Führungsrolle. Die aufwendige Pflege bedingt einen noch engeren Kontakt und häufig eine Isolierung von der Außenwelt. Die oben beschriebenen Gefühle des Patienten machen hilflos und ohnmächtig. Hier die Ruhe zu bewahren und z.B. nicht selbst aggressiv zu werden, wird kaum andauernd gelingen, wenn der Patient z.B. Tag für Tag hadernd zu Hause sitzt. Daraus kann eine Überlastung der Angehörigen und Betreuer resultieren, eine körperliche und seelische (depressive) **Erschöpfungsreaktion.**

Diese depressive Reaktion entwickelt sich oft gleichzeitig mit der Selbstaufgabe des Patienten: Laut der Untersuchung von Kruse verläuft die Belastungsreaktion zunehmend parallel, d. h. beide, Pfleger und Gepflegter, bewältigen positiv (veränderungsorientiert) oder negativ (passiv resignativ).

Neue Wege finden:
Bewältigung durch Unterstützung, Information und Training zur Selbsthilfe

1. Für Patienten

Die Neurorehabilitation hat viele Bausteine: Neben der ärztlichen Behandlung durch Neurologen und Internisten und der Pflege haben Physiotherapie, Ergotherapie, Logopädie, neuropsychologisches Hirnfunktionstraining, Sozialarbeit und psychotherapeutische Unterstützung ihren Stellenwert.

Eine vollständige Heilung ist oft nicht möglich. Ziel ist daher die bestmögliche Wiederherstellung verlorener Fähigkeiten mit einem **Optimum an Selbständigkeit** und Selbstbestimmtheit. Zur **Bewältigung der Umstellung** (Coping) ist in jedem Fall die aktive Mitarbeit, die **Selbsthilfe** des Patienten notwendig, auch und gerade nach der stationären Rehabilitation:

Fortführen des Erlernten:

> **Was kann der Patient selbst tun?**
>
> - Fortsetzen des Erlernten (Physio-, Ergotherapie)
>
> - Herausarbeiten der momentanen Möglichkeit/ Perspektiven
>
> - konkrete Aufgaben und Möglichkeiten in kleinen, erfüllbaren Schritten angehen
>
> - Annehmen von notwendiger Unterstützung durch Verwandte, Freunde und Therapeuten

Die mit viel Training wiedergewonnenen Fähigkeiten müssen auch zu Hause erhalten oder sogar ausgebaut werden. Der Patient soll durchaus gefordert sein, sodaß alles, was zu schaffen ist, von ihm/ ihr selbst bewältigt wird.

Herausarbeiten der momentanen Möglichkeiten/Perspektiven
Was kann der Patient selbst, z.B. im Alltag, beitragen?
Die Durchführung dessen, was schaffbar ist, ist zunächst wichtiger als die Frage, ob man es gerne macht. Konkrete und **erfüllbare Vorhaben anzugehen**, z.B. Spazieren oder Einkaufen gehen, ist der wichtige erste Schritt, auf dem aufgebaut werden kann. Die **Unterstützung durch Familie und Freunde** kann gar nicht überschätzt werden, das richtige Maß an Hilfe zu treffen, ist aber eine schwierige Gratwanderung für beide Seiten.

Psychotherapie
Ausdrücklich sei darauf hingewiesen, daß das therapeutische Gespräch durch Arzt, Schwester, Physiotherapeut, Ergotherapeut, Logopäde und Neuropsychologen von Anfang an ein unverzichtbarer Behandlungsbeitrag ist, der durch Psychotherapeuten nicht ersetzt, sondern nur ergänzt werden kann.
Im folgenden ist aber Psychotherapie durch ausgebildete Psychotherapeuten gemeint: Wann soll und kann eine solche **Fach-Psychotherapie** in der Neurorehabilitation eingesetzt werden (**Indikation?**):
Die psychotherapeutische Intervention kann beispielsweise hilfreich sein, wenn der **erwartete** und der **bisher erreichte** Rehabilitationsfortschritt (aus der Sicht des Patienten oder aus der Sicht des Behandelnden) deutlich auseinanderklaffen. Wenn der Patient dazu motivierbar ist, kann Psychotherapie aber auch, wie alle anderen Bausteine der Rehabilitation schon von Beginn der Behandlung an eingesetzt werden, um die jeweils bestmögliche Krankheitsbewältigung zu erzielen.
Es gibt unterschiedliche Arten, die je nach Rehabilitationsstand einsetzbar sind, z.B.: **Entspannungstraining** wie das **autogene Training**; Techniken, die mit bildlichen Vorstellungen arbeiten wie **Phantasiereisen,** oder bei funktionierender Sprache die katathyme imaginative Psychotherapie; weiters verschiedene Formen des psychotherapeutischen Gesprächs als **Einzeltherapie** oder in der Gruppe.
Ziel der Behandlung ist, das Herausarbeiten günstiger Bewältigungsstrategien mit erneuter Handlungsfähigkeit und Motivation zur Selbsthilfe.

2.   Für die Angehörigen und Betreuer

Auch die Angehörigen brauchen Information über medizinische Zusammenhänge und **Hilfe** bei der Aufarbeitung der Umstellung. Von Anfang an sollten sie daher diesbezüglich in den Rehabilitationsprozeß eingebunden werden.

Für den Kranken ist die familiäre Unterstützung ganz essentiell. Die Frage, die sich die Angehörigen als erste stellen, ist meist nicht, woher die Kraft zur Pflege nehmen, sondern: *Wie soll ich mich dem Patienten gegenüber richtig verhalten?*

Die beste Strategie ist immer individuell, trotzdem ein paar allgemeine hilfreiche Richtlinien:

> Für den Umgang mit dem Patienten gilt:
>
> - nicht zu schwer bemitleiden
> - nicht mehr als notwendig *bemuttern*
> - festgesetzte, erfüllbare Termine für den Tagesablauf
> - genug Zeit geben
> - auch kleine Fortschritte positiv festhalten

Was nicht zu ändern ist, muß in Bescheidung **akzeptiert** werden, oder es wird möglichst weit weggeschoben. Auch **Ablenkung** mag manchmal angebracht sein, damit Positives wieder sichtbar werden kann.

Um einer körperlichen und seelischen Erschöpfungsreaktion vorzubeugen, ist es wichtig, daß die Pflegenden die **Grenzen der eigenen Belastbarkeit erkennen und einzuhalten** in der Lage sind. Dazu kann auch für sie eine psychotherapeutische Unterstützung hilfreich sein, besonders wenn sich die Angehörigen aus Schuldgefühlen heraus überfordern und um die vermeintliche Pflicht zu erfüllen, angebotene Hilfe nicht annehmen. Natürlich ist es nicht die Aufgabe psychotherapeutischer Betreuung, über mangelnde therapeutische Primärversorgung hinwegzutrösten. In diesem Fall kann das offene Gespräch bestehende Mängel nur klarer machen und dadurch die Motivation verstärken, sich für eine Verbesserung der Situation zu engagieren. Das ist, neben der gegenseitigen Beratung für schwierige Situationen und der Entlastung im Sinne von *Geteiltes Leid ist halbes Leid,* auch der Sinn von **Selbsthilfegruppen:** Neben fachlicher Information (auch durch Einladung von Spezialisten) findet hier Erfahrungsaustausch mit gegenseitiger Unterstützung in der Bewältigung statt.

Psychologische Aspekte bei Schlaganfall-Patienten

Univ.-Doz. Dr. V. Günther

Der Schlaganfall ist ein mit akuter Lebensbedrohung verbundenes, höchst angsterzeugendes Ereignis, dessen Folgen meist nicht mit den bisher erprobten Streßbewältigungsmechanismen, die im Laufe des Lebens erlernt und erprobt wurden, adäquat bewältigt werden können. Vielmehr erfordern die mannigfachen Probleme, die durch die bleibenden Behinderungen entstehen, eine sehr differenzierte, psychologische Betreuung nicht nur des Betroffenen, sondern auch seiner Angehörigen und die Betreuung dieser Patienten muß in jedem Fall vor dem Hintergrund eines biopsychosozialen Denkmodells geschehen.

Nach Hempel und Hermes (1989) ist der akute Zustand des Patienten immer von direkten, organisch bedingten Schädigungsfolgen geprägt.

1. Problem von Schlaganfallpatienten – ein multimodales Modell

Im Flußdiagramm demonstrieren Hempel und Hermes das Zusammenspiel der psychoorganischen und psychosozialen Folgen des Schlaganfall mit der zugrundeliegenden Persönlichkeitsstruktur und der psychosozialen Ausgangssituation des Betroffenen. Die Art dieses Zusammenspiels wird letztlich darüber entscheiden, wie sich die Persönlichkeit nach dem Schlaganfall neu organisieren wird.

Probleme durch den Schlaganfall aus der Sicht der Betroffenen

Hirngeschädigte Patienten selbst schildern die folgenden Probleme als am gravierendsten (Van Zomeren, 1981):

- Gedächtnisprobleme   49 %
- Müdigkeit   41 %
- gesteigertes Schlafbedürfnis   39 %
- Irritierbarkeit   36 %
- Langsamkeit   34 %
- Aufmerksamkeitsprobleme   31 %

Psychologische Aspekte bei Schlaganfall-Patienten

– Persönlichkeitsstrukturen
– Sozialbeziehungen
– intellektuelles Niveau

Hirnschädigung

Psychoorganische Folgen

Allgemeine Hirnleistungsschwächen:
– Verlangsamung (Tempo, Umstellung)
– Ablenkbarkeit, geringe Ausdauer
– Störung der Zielgerichtetheit des
  Denkens und Handelns

Teilleistungsschwächen:
– des bedeutungsvollen Erfassens
  über die verschiedenen Sinne
– der Ausführung von Handlungen
  (ohne motorische Behinderung)
– des Gedächtnisses
– der Sprache (Verständnis,
  Äußerung, Lesen, Schreiben)

Emotionale Veränderungen
– Einschränkung der Kontrolle über
  Gefühle und Grundbedürfnisse
– Aggression
– Nicht Erkennen – Kritiklosigkeit

Psychosoziale Folgen

Psychische Verarbeitung
– der eigenen Behinderung
– der veränderten Berufsperspektive
– der veränderten kreativen
  Möglichkeiten
– der veränderten Sozialbeziehungen
– langer Hospitalisierung

Mögliche psychoreaktive Störungen
– Angst
– Minderung des Selbstwertgefühls
– Mutlosigkeit, Depression

Veränderung d. Sozialbeziehungen zu
– der Familie (Abhängigkeit, Überforderung, Überfürsorglichkeit)
– dem Partner (Verlust)
– den Freunden
  (Verlust, Verachtung, Mitleid)
– den Mitmenschen im alltäglichen
  Leben (Ablehnung, Ohnmacht,
  Mitleid)

**Persönlichkeit und Persönlichkeitsentwicklung
nach Auftreten der Hirnschädigung**

- Ängste — 31 %
- Intoleranz gegenüber Lärm — 30 %
- Benommenheit — 27 %
- Intoleranz gegenüber Geräuschen — 26 %
- Kopfschmerzen — 25 %
- Antriebslosigkeit — 25 %

Betrachtet man die Ängste und die Antriebslosigkeit, als die zwei belastendsten Symptome im emotionalen Bereich, so bringen die Ergebnisse von Kruse (1989) hier weitere sehr aufschlußreiche Information; in insgesamt 60 Interviews mit Schlaganfallpatienten wurden die folgenden Ängste besonders häufig geäußert:

- Einbuße an Kompetenz
- (drohender) Verlust einer Zukunfts- und Lebensperspektive
- Angst, von anderen Menschen abgelehnt zu werden
- Angst, die Schädigungen könnten sich weiter verschlimmern
- Angst, bestimmte Körperfunktionen nicht mehr kontrollieren zu können und immer mehr die Sicherheit einzubüßen
- Gefühl einer zunehmenden Isolation
- Gefühl der Unveränderbarkeit der Situation
- Angewiesensein auf Hilfe
- Angst, verbittert zu werden und zu resignieren, nicht mehr die Kraft zu haben, mit der Krankheit umzugehen
- Gefühl, anderer Menschen eine Last zu sein
- körperliche Schmerzen und Mißempfindungen
- häufige Auseinandersetzungen und Konflikte mit den Angehörigen
- Sorge, von anderen Menschen nicht richtig verstanden zu werden

2. Auseinandersetzung mit der Erkrankung – kurzfristige und langfristige Strategien

Üblicherweise erfordert die Auseinandersetzung mit einer schwerwiegenden Erkrankung wie einem Schlaganfall, welche mit derart massiven Ängsten einhergeht, zuerst den Einsatz **kurzfristiger flexibler** Adaptationsstrategien und – etwa nach sechs Monaten bis einem Jahr – die Entwicklung eines neuen, den Folgen der Erkrankung entsprechenden, **eher überdauernden** Bewältigungsstils. Kruse beschreibt vier Muster von *Daseinstechniken*.

- Aktive Bewältigung der Situation, sachliche Leistung, Versuch, durch aktive Mitarbeit die Situation wieder zu verbessern
- Leugnen der Schwere der Erkrankung
- Stiftung und Pflege von sozialen Kontakten
- Niedergeschlagenheit

Im **langfristigen Umgang** mit der Erkrankung formen sich neue Bewältigungsstile aus, die sich wie folgt, beschreiben lassen:
- leistungsbezogener Bewältigungsstil, Veränderung d. Einstellung
- akzeptierender Bewältigungsstil, Veränderung der Einstellung
- hadernder Bewältigungsstil, Aggressionen gegen sich und gegen andere
- resignativer Bewältigungsstil, geringer werdendes Engagement

Der leistungsbezogene Bewältigungsstil ist durch eine eher aktive Bewältigung der Situation gekennzeichnet, mit dem Versuch, die Interessen zu erhalten, weiterhin soziale Kontakte zu pflegen. Diese Patienten erleben sich selbst als *kompetent* und die Zukunft gestaltbar, wobei sie allerdings auch dazu neigen können, das Ausmaß ihrer Erkrankung zu verleugnen und die tatsächliche Situation nicht wahrhaben zu wollen.

Beim **akzeptierenden** Bewältigungsstil wird die Situation an sich als unveränderbar erlebt, es liegt eher eine geringe Zukunftsorientierung vor; den Patienten gelingt es jedoch, die Situation zu akzeptieren, sich über die kleinen Dinge zu freuen, die der Alltag bietet.

Sowohl der **hadernde** als auch der **resignative** Bewältigungsstil sind durch deutliche depressive Verstimmungen mit einem Bestimmtsein von körperlichen Problemen gekennzeichnet. Die Zukunftsperspektive ist negativ getönt, eine Verbesserung der Lage wird als wenig lohnenswert angesehen. Während die mit ihrem Schicksal hadernden Patienten als deutlich aggressiv erlebt werden, leisten sie häufig aktiven Widerstand und neigen dazu, andere abzuwerten (insbesondere das medizinische Personal und die pflegenden Angehörigen), überwiegt die deutlich depressive Komponente bei Patienten mit resignativem Bewältigungsstil.

3. Depression – ein zentrales Problem für den Patienten und seine Angehörigen

Besonders die depressive Verstimmung, die sowohl als Begleiterscheinung die erste kurzfristige Auseinandersetzung mit dem

Schlaganfall kennzeichnen kann, als auch, wie oben beschrieben, als überdauernde Symptomatik beibehalten wird, kann als Indikator für nicht erfolgreich bewältigten Streß durch das kritische Lebensereignis *Schlaganfall* angesehen werden. Gerade für diese Patienten erscheint eine strukturierte psychologische Betreuung unerläßlich, wobei besonders darauf geachtet werden muß, eine tragfähige Beziehung zum Patienten herzustellen. Nur über den Beziehungsaspekt wird es möglich werden, die Widerstände dieser Patienten langsam aufzulösen und die Mitarbeitsbereitschaft der Patienten für die nötigen therapeutischen Schritte (strukturierte Tagesplanung, kognitive Übungsprogramme) zu fördern.

Vor dem Hintergrund der sozialen Netzwerktheorien wird der sozialen Unterstützung ein hoher Stellenwert für die Genesung eines kranken Menschen eingeräumt. Meist ist es die Familie, von der angenommen wird, daß sie die besten Grundvoraussetzungen für die Rehabilitation des Schlaganfallpatienten bieten kann. Dies setzt allerdings voraus, daß das Familiensystem primär selbst gesund ist und in der Folge gesund erhalten werden kann. Für die den Patienten pflegenden Personen erwachsen jedoch enorme psychische Belastungen, die unbedingt reflektiert werden müssen. Denn auch bei den Angehörigen bilden sich mit zunehmender Krankheitsdauer der Patienten deutlich voneinander abgrenzbare Bewältigungsstile aus, wobei sich die Reaktionsweisen annähren. Diese sogenannten ***dyadischen Bewältigungsstile*** (Kruse, 1989) sind Ausdruck der extremen örtlichen und zeitlichen Nähe, der hohen Kontaktdichte, die sich aus der Pflegebedürftigkeit des Patienten ergeben, und werden durch ungenügende Außenkontakte – der pflegende Partner lebt meist völlig isoliert – begünstigt.

Angehörigenkonzepte, sollten auch für die Angehörigen von Schlaganfallpatienten eine therapeutische *Selbstverständlichkeit* werden: basierend auf einer fundierten neuropsychologischen Diagnostik erfolgt eine ausführliche Beratung der Angehörigen. Diese sollten einen möglichst flexiblen Umgang mit den Beeinträchtigungen des Patienten erlernen. Gleichzeitig erfahren sie selbst über die Gespräche Rückhalt für ihre schwierige Aufgabe, wobei insbesondere darauf geachtet werden muß, daß die Angehörigen darin unterstützt werden, schuldfrei die Pflege des Patienten auch einmal anderen überlassen zu können und ihre eigenen Bedürfnisse voranzustellen.

Die psychosoziale Situation des Patienten nach einem Schlaganfall

Dipl.-Sozialassistentin L. Langebner

Der Schlaganfall stellt eine entscheidende Krise im Leben dar. Es kommt zu einer Verschlechterung der ganzen Lebenssituation. Viele Menschen werden mit dem Problem des Behindertseins erst dann konfrontiert, wenn Personen in der Nachbarschaft, Bekannte oder sie selbst nach einem Schlaganfall behindert sind. Wenn Beine und Arme nicht mehr bewegt werden können, die Sprache oder das Sprachverständnis gestört sind, stehen die Menschen oft hilflos und betroffen vor einer neuen Lebenssituation.

Behinderung bedeutet grundsätzlich, daß der Mensch in seinem Lebens- und Handlungsraum begrenzt ist, daß er mit vielen Hindernissen im alltäglichen Leben konfrontiert wird, daß er je nach Ausmaß der Behinderung, mehr oder weniger auf fremde Hilfe angewiesen ist. Die zunehmende quälende Abhängigkeit ist für viele Menschen schwer ertragbar. Es wird oft Ablehnung und Kränkung durch Mitmenschen erfahren.

Der Sozialdienst im Krankenhaus hat eine Brückenfunktion. Er soll eine Brücke darstellen zwischen den Patienten und den Angehörigen, zwischen verschiedenen Berufsgruppen im und außerhalb des Krankenhauses. Weiters soll dieser Dienst helfen, über Schwierigkeiten und Hindernisse hinwegzukommen und Angst und Mißtrauen abzubauen. Besonders für ältere Menschen entstehen nach einem Schlaganfall vielschichtige soziale Probleme mit unterschiedlichen Folgen. Die aktuelle Situation wird vom Patienten oft drängend, belastend und beinahe ausweglos empfunden. Deshalb ist es wichtig, Familienangehörige und sonstige Betreuung des Patienten miteinzubeziehen.

In mehreren Gesprächen sollen die persönlichen Hilfen mit dem Patienten und den Angehörigen besprochen werden. Solche Hilfen können zum Beispiel sein:

- Vermittlung von Hauskrankenpflege, Haushaltshilfen, Essen auf Rädern
- Unterstützung von Familien – und Nachbarschaftshilfen
- Finanzielle Hilfen beantragen

* Hilfen bei psychosozialen Problemen
* Aufmerksammachen auf Selbsthilfegruppen
* Einleitung von Rehabilitationsmaßnahmen
* Einleitung von Pflegeschaftsverfahren
* Vermittlung von Altenpflege

All diese Hilfen können auch durch Familienangehörige oder Nachbarschaftshilfen abgedeckt werden. Oft bedarf es des Anstoßes oder des Aufzeigens der Hilfsmöglichkeiten für Angehörige oder Nachbarn, um zur Hilfe zu motivieren. Viele haben Angst, mit dem alten, kranken Menschen alleingelassen zu werden. Sie fürchten, auf jeden Urlaub verzichten zu müssen. Hier gibt es die Möglichkeit der unterstützenden ambulanten Hilfen, sowie Tagespflegestätten oder Altersheime, die vorübergehend zur Entlastung beitragen. Eine Vermittlung in ein Pflegeheim löst oft durch das Wort *Heim* Angst und Erschrecken aus. Häufig ist aber keine Alternative zur Heimunterbringung möglich. Diese Entscheidung ist ein sehr tiefgreifender Einschnitt in das Leben des alten Menschen; gerade in diesem Fall bedarf es viel persönlichen Engagements, um dem Erkrankten bei seiner Entscheidung zu helfen. Dieser Schnitt beinhaltet viel Veränderung: Zum Beispiel muß die Wohnung aufgelöst werden, manchmal entsteht eine finanzielle Abhängigkeit von Behörden; auch kann die Enttäuschung darüber groß sein, wenn eigene Kinder oder Partner die Pflege nicht übernehmen können. In dieser Situation ist allen Betroffenen viel Einfühlungsvermögen und Verständnis entgegenzubringen.

Viele dieser Hilfsmöglichkeiten kosten viel Geld, wobei sich Menschen immer wieder scheuen, finanzielle Hilfen anzunehmen. Für pflegebedürftige Personen, die zu Hause gepflegt werden, ist ein Zuschuß zur häuslichen Pflege möglich. Seit 1. Juli 1993 gibt es dazu ein Bundesgesetz. Wird eine eigene Pension bezogen, besteht die Möglichkeit, einen Antrag auf Hilflosenzuschuß bei der zuständigen Pensionsversicherungsanstalt zu stellen. Personen, die mitversichert sind, können bei der Landesregierung einen Antrag auf Pflegehilfe stellen. Diese Beihilfe entspricht dem Hilflosenzuschuß der Pensionsversicherungsanstalt.

Die psychosozialen Hilfen erfolgen im Gespräch zwischen Patient, Angehörigen und Sozialarbeiterinnen. Die Bewältigung und Verarbeitung der Krankheit oder Behinderung ist ein oft kaum lösbares Problem. Die Angehörigen, Partner und Kinder brauchen ebenso Hilfe und Stütze in der Bewältigung der Probleme wie der Patient selbst. Auch sie müssen lernen, neben ihren bisherigen Aufgaben und Lebensgewohnheiten für die Betreuung und Pflege zu sorgen. Oft übernehmen Kinder, vor allem Töchter die Pflege ihrer Eltern, oder Frauen die Pflege ihrer Partner, und begeben sich dadurch in neue Abhängigkeit. Nicht selten muß der Arbeitsplatz aufgegeben werden. Heilbehelfe können die Selbständigkeit des Betroffenen wesentlich fördern. Dazu können Therapeuten wertvolle Tips geben. Wo Heilbehelfe ausgeliehen werden können, ist bei dem zuständigen Sozialsprengel oder beim Sozialdienst im Krankenhaus zu erfahren. Krankenversicherung und Pensionsversicherung leisten über Antrag finanzielle Unterstützung.

Ist die pflegebedürftige Person zu Hause, will oft der Betreuer immer und überall helfen, überbefürsorgen. Dadurch wird aber der Betroffene zu Passivität verurteilt und ihm werden wenig Chancen gegeben zu lernen, mit der entstandenen Behinderung umzugehen. Wenn er auch nur in kleinen Bereichen selbständig werden kann, gibt dies Selbstvertrauen und Mut für weitere Versuche.

Es sollten Wünsche zum eigenen Handeln ernstgenommen, ja sogar gefördert werden, auch dann, wenn der Betroffene längere Zeit für einen Handlungsablauf braucht. Der Behinderte kann dadurch üben und lernen, zu welchen Tätigkeiten er fähig ist oder werden kann. Schulungen über die Pflege zu Hause werden immer wieder angeboten. Es ist angeraten diese zu besuchen, sie leisten für Angehörige wertvolle Hilfe.

Nicht selten kommt es vor, daß Menschen nach einem Schlaganfall sich ganz auf den Betreuer verlassen, so nach dem Motto *du bist gesund, du kannst für mich alles machen.* In solchen Fällen kann ein einfühlsames klärendes Gespräch Erleichterung schaffen. Weiters ist zu bedenken, daß Patienten nach einem Schlaganfall oft in depressive Verstimmung fallen. Eine tiefe Sinnlosigkeit des Lebens macht sich breit und der Betroffene zieht sich immer mehr zurück. Sinnvolle gezielte Beschäftigung sollte immer wieder angeboten werden. Man darf aber nicht enttäuscht sein, wenn das Angebot nicht sofort beachtet wird. Einige Tage später findet man dann Aufgeschlossenheit und Interesse. Auch das Pflegen von früheren Hobbies oder Kontakten zu alten Freunden wird in vielen Fällen recht langsam gelingen, je weniger man hier zu forcieren versucht, desto zwangsloser wird sich die neue Situation gestalten. Für jüngere Schlaganfallpatienten, die unter Umständen für den Lebensunterhalt der Familie verantwortlich sind, können folgende zusätzliche Sorgen und Probleme auftreten:

- Ist die Rückkehr in den Arbeitsprozeß möglich?
- Welche Rehabilitationsmaßnahmen können durchgeführt werden?
- Wer übernimmt die Kosten?
- Muß ein Pensionsantrag gestellt werden?

Diese Fragen können im Krankenhaus mit dem zuständigen Sozialdienst oder außerhalb des Krankenhauses mit dem zuständigen Sozialversicherungsträger oder dem Arbeitsamt geklärt werden. Die Kosten für einen Aufenthalt in einem Rehabilitationszentrum werden vom zuständigen Krankenversicherungsträger übernommen. Bei einer ambulanten Therapie bleibt ein Selbstbehalt für den Betroffenen.

Neurorehabilitation

Univ.-Prof. Dr. F. Gerstenbrand, Univ.-Prof. Dr. F. Aichner

Argumente für fachspezifische Organisation der Neurorehabilitation

Die Neurologie wird prinzipiell in Akutneurologie und Neurorehabilitation unterteilt. Aus diesem Grund ist die Neurorehabilitation ein integrativer Bestandteil der neurologischen Behandlung.

Ein Facharzt für Neurologie, der Neurorehabilitation betreibt, bedarf profunder Kenntnisse in Neurologie, restorativer Neurologie, Neurorehabilitation und physikalischer Medizin.

Neurorehabilitation beinhaltet neben der Behandlung von motorischen Ausfällen inklusive extrapyramidaler und Kleinhirnstörungen die Therapie höherer und höchster Hirnleistungen mit den Methoden der Neuropsychologie (Cognitotherapie), Ergotherapie und Logopädie, ein Bereich, der dem neurologischen Fachgebiet voll beigeordnet ist. Die Behandlung motorischer Störungen umfaßt 30% im Gesamttherapiekonzept neurorehabilitativer Behandlungen. Nach den derzeitigen neurophysiologischen Erkenntnissen ist die Motorik nicht aus dem Gesamtkonzept herauszulösen.

Neurorehabilitation beinhaltet die Kenntnisse von speziellen Rehabilitationstechniken wie neuromotorischen Techniken (Cabat, Vojta, Bobath) sowie der corticalen Faziliationstechniken (Perfetti und Affolter), Methoden, die sich aus der klinischen Neurologie entwickelt haben. Das Ausbildungsprogramm des Facharztes für Physikalische Medizin beinhaltet nicht in der notwendigen ausführlichen Weise den Spezialbereich der Neurorehabilitation. Die Techniken der restorativen Neurologie, wie intrathekale Baclofenapplikation, können nur von Neurologen fachspezifisch angewandt werden.

Die elektrophysiologischen Techniken, die im Rahmen der Neurorehabilitation angewandt werden, wie funktionelle elektrische Stimulation, ereigniskorrelierte Potentiale etc., werden von der Neurologie betreut.

Neurorehabilitation hat in der Stunde eins als Frührehabilitation zu beginnen. Sie ist für die Behandlung von der Intensivstation bis zur möglichst erfolgreichen Integration in das soziale Umfeld verantwortlich, eine Behandlungsstrategie, die nicht nur kontinuierlich erfolgen muß, sondern auch die Aktivität eines gesamten Teams beinhaltet (Ärzte, Pflegepersonal, Therapeuten, Psychologen, MTS's, Angehörige des Patienten, etc.). Das Team muß zentral geleitet und koordiniert werden. Es ist deshalb undenkbar, daß die Behandlung von Neurorehabilitationspatienten von zwei verschiedenen Abteilungen koordiniert und durchgeführt wird.

Die Organisation der pflegerischen Maßnahmen, die bereits ein Teil der Rehabilitationstherapie sind, müssen koordiniert durchgeführt werden. Die ärztliche Kontrolle muß vor Ort und engmaschig auf den neurologischen Stationen erfolgen, die notwendigen neurologischen Untersuchungsprogramme und Behandlungsprogramme der restorativen Neurologie erlauben keine geteilten Organisationsstrukturen.

Stationäre Neurorehabilitation

Jeder Akutschaden des zentralen und auch des peripheren Nervensystems benötigt eine Rehabilitation. Diese hat im Rahmen eines individuellen Neurorehabilitationsprogramms unter Berücksichtigung von Lokalisation und Intensität der Schädigung zur Anwendung zu kommen. Eine Neurorehabilitationsbehandlung ist aber auch bei chronischen Schäden des Nervensystems durchzuführen. Für jedes Neurorehabilitationsprogramm ist die exakte Bilanzierung des eingetretenen Schadens Voraussetzung. Eine laufende Modifizierung unter Anwendung aller modernen Diagnoseverfahren ist notwendig.

Motorische Ausfälle durch Schäden der cerebralen Integrationsareale und deren efferente Faserverbindungen zur Muskulatur bzw. zum Bewegungsapparat stellen nur einen relativ kleinen Teil der Rehabilitationsaufgaben dar. Zu schweren Ausfällen, die mit motorischen Begleitbeschwerden einhergehen, kommt es bei Läsionen der Rückmeldesysteme für Hinterstrangsysteme, die vom peripheren Nervensystemen über Rückenmark, Hirnstamm und Thalamus die Informationen aus dem Bewegungsapparat zu den sensiblen Hirnarealen leiten. Dadurch entstehen neben Koordinationsstörungen der Motorik schwere Sensibilitätsausfälle, die das Krankheitsbild der Hinterstrangataxie hervorrufen und die Wiederherstellung der gestörten Bewegungen stark behindern.

Die Hintergrundbewegungen des Menschen werden wiederum durch die extrapyramidalen Systeme kontrolliert. Ihre Störung führt zu einem Bewegungsdefizit, dem Parkinson-Syndrom, oder zu Überschußbewegungen wie bei der Chorea.

Bestimmte Hirnareale sind für die verschiedenen sensorischen Funktionen verantwortlich, so der Sehsinn in der Occipitalregion, der Gehörsinn und der Vestibularapparat im Temporallappen. Die Haltung und Bewegung des Menschen im Schwerefeld der Erde wird vom Vestibularapparat und von speziellen Rezeptoren der Nacken- und Rückenmuskulatur sowie den Wirbelsäulengelenken reguliert und ebenfalls im Temporallappen kontrolliert.

Große Bereiche der Hirnrinde sind für die Sprachfunktionen, und zwar für das Sprechen und das Sprachverständnis, sowie für Lesen, Schreiben, Raumorientierung, Farberkennen etc. verantwortlich. Das Frontalhirn steuert Merkfähigkeit, Gedächtnis, rasches Reagieren und Assoziieren, aber auch die Kontrolle von Triebleben und Emotion. Emotionen und Affekt werden im Temporallappen integriert.

Bei neurologischen Akutschäden, aber auch bei chronischen neurologischen Erkrankungen muß daher neben der Wiederherstellung der Motorik ein weitreichendes Neurorehabilitationsprogramm erstellt werden, das für die Behandlung von Schäden und Störungen der cognitiven-intellektuellen Leistungen, für Emotions- und Triebveränderungen, für Aphasie, Lese- und Rechenstörungen, für Störungen der Raumorientierung etc., wie auch für die Behandlung von sensorisch-sensiblen Ausfällen und die sekundären Ausfällen der Motorik zur Anwendung kommt.

Bei Läsionen des peripheren Nervensystems, die neben motorischen Ausfällen und Sensibilitätsstörungen häufig mit ausgeprägten Schmerzen einhergehen, sind wieder andere Behandlungsstrategien einzusetzen. Die nicht selten bestehenden zentralen Schmerzen, wie nach Thalamusläsion oder in Form des Phantomschmerzes, benötigen nach Beseitigung der Schmerzursachen ebenfalls eine spezifische Rehabilitation.

Ein wichtiges Gebot der Neurorehabilitation ist die Frührehabilitation, der Beginn der Rehabilitationsmaßnahmen in der ersten Stunde der Akuterkrankung und deren Anpassung an den individuellen Krankheitsverlauf. Die Frührehabilitation hat allerdings ausschließlich an einer akut-neurologischen Abteilung durchgeführt zu werden. Ein weiteres Gebot sind die regelmäßig ausgerichteten Rehabilitationsprogramme bei chronisch neurologischen Erkrankungen.

Zur Klassifizierung des Aufgabenbereiches der Neurorehabilitation ist auf eine, in einem WHO-Symposium vorgeschlagene und in einer WHO-Mitteilung publizierte Einteilung der Neurorehabilitationsformen hinzuweisen (Gerstenbrand et al., 1979). Darin werden drei Formen der Neurorehabilitation angeführt, und zwar die aktuelle Neurorehabilitation nach Akutschäden (Hirnverletzung, Schlaganfall etc.), die temporäre Neurorehabilitation bei chronischen Erkrankungen (Parkinson-Syndrom, Multiple Sklerose, degenerative Erkrankungen des Nervensystems etc.), sowie die palliative Neurorehabilitation bei akut progredienten neurologischen Prozessen (maligner Hirntumor, Alzheimer'sche Erkrankung etc.).

Eine Neurorehabilitation kann durch die Fülle der spezifischen Aufgaben nur an speziellen Zentren durchgeführt werden. Eine Neurorehabilitationsabteilung andererseits soll aus organisatorischen, sowie aus ökonomischen Gründen in enger Zusammenarbeit mit einer akutneurologischen Klinik oder Abteilung eingerichtet sein. Das entscheidende Gebot der Frührehabilitation mit der notwendigen speziellen Neurorehabilitationsprogrammgestaltung kann dadurch nahtlos weitergeführt werden.

Für eine erfolgreiche Neurorehabilitation ist ein bestimmter Rahmen der Rehabilitationseinrichtung vorzusehen, wie eine ruhige Umgebung und patientengerechte Einrichtungen mit moderner Ausstattung, zum Unterschied zur Abteilung für Akutneurologie, an der alle diagnostischen und therapeutischen Möglichkeiten zur Verfügung stehen müssen und die durch einen dementsprechenden Akutbetrieb und die daraus resultierende Unruhe für den Patienten, der sich in einem Neurorehabilitationsprogramm befindet, eine Belastung darstellt.

Für die Grundorganisation einer Neurorehabilitationsabteilung ist zu beachten, daß vier Kategorien von neurologischen Patienten zu betreuen sind und zwar Patienten mit leichten, mit mittelschweren und schweren neurologischen Erkrankungen, sowie als vierte Kategorie Patienten, die schwerste neurologische Ausfälle aufweisen, wie Patienten mit einem apallischen Syndrom oder mit einer Querschnittsläsion. Die schwersten neurologischen Erkrankungen benötigen spezielle Abteilungen mit speziellen Einrichtungen und einem speziell geschulten Personal.

Patienten mit leichten neurologischen Ausfallserscheinungen können nach Einleitung eines Neurorehabilitationsprogrammes im Rahmen einer Tagesklinik weiter betreut werden. Patienten mit schweren neurologischen Ausfällen müssen fast immer einer längerdauernden Rehabilitationsbehandlung unterzogen werden, die stationär, oft über längere Zeit durchzuführen ist. Ein Teil der mittelschwerbelasteten Patienten kann nach stationärer Einleitung des neurologischen Rehabilitationsprogramms mitunter schon nach kurzer Zeit in einer Tagesklinik weiter behandelt werden.

Anschließend an die Behandlung in einer Tagesklinik ist die ambulante Nachbetreuung notwendig. Ein Kuraufenthalt ist in der Folgezeit bei einzelnen Patienten notwendig.

Schlaganfallteam – Die therapeutische Gemeinschaft

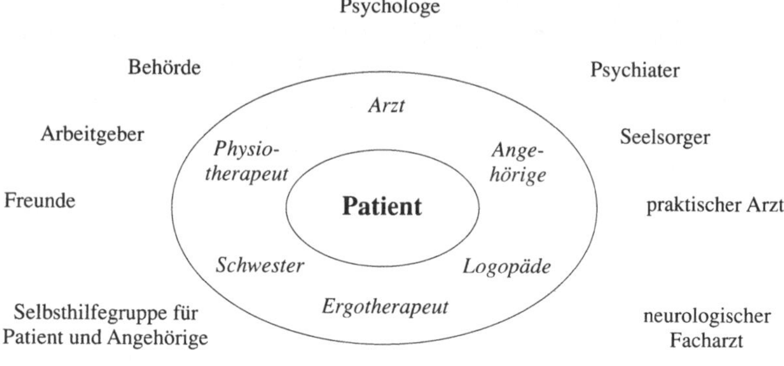

Das ambulante Neurorehabilitationsnetz

Ziel einer ambulanten Neurorehabilitation:

- Eine kontinuierliche Rehabilitationsbehandlung durch qualifiziertes Personal unter fachärztlicher Kontrolle muß gewährleistet werden.
- Die Angehörigen müssen geschult werden, Heilbehelfe beigestellt werden, Beratung sowie Hilfestellung zur Adaptierung des Wohnbereiches muß erfolgen.
- Es muß frühzeitig Kontakt mit den Patienten durch Hausarzt, Facharzt, weiterbehandelnden Therapeuten möglichst im Rahmen der Akutphase im Krankenhaus erfolgen.

Welche Organisationsform ist für Neurorehabilitation zu schaffen?

Für diese Ziele ist der Aufbau einer Organisaton notwendig. Ein Konzept für die Behandlung und Betreuung neurologischer Patienten sieht vor, daß unter der medizinischen Verantwortlichkeit des niedergelassenen Facharztes für Neurologie alle in der Region vorhandenen Fachkräfte wie Physiotherapeuten, Ergotherapeuten, Logopäden und Cognitotherapeuten sowie Sozialarbeiter zur Therapie herangezogen werden sollen. Falls mit den vorhandenen Fachkräften keine ausreichende Abdeckung des Bedarfs möglich ist, ist eine zusätzliche Anstellung eigener Fachkräfte notwendig. Im Rahmen dieses Konzeptes wird vorgeschlagen, daß sich der verantwortliche Neurologe bei der Umsetzung der Therapie, der Infrastruktur, der Sozial- und Gesundheitssprengel sowie der Alters- und Pflegeheime bedient. Die Organisation und Koordination der Behandlung, notwendige Räume, Haftpflichtversicherung etc. können dabei über die Sozial- und Gesundheitssprengel abgewickelt werden. Dies würde bedeuten, daß die Sozial- und Gesundheitssprengel zum Träger des ambulanten Neurorehabilitationsdienstes werden. Die Durchführung der Behandlung kann in vorhandenen Einrichtungen (Private Physiotherapieinstitute, Arztpraxen, Räumlichkeiten der Sozial- und Gesundheitssprengel) durchgeführt werden. Auch die Behandlung in der Wohnung des Patienten unter Einbeziehung der Angehörigen durch mobile Teams ist vorzusehen. Die Zuweisung zur Neurorehabilitationsbehandlung kann von praktischen Ärzten, von Krankenhäusern sowie direkt durch den Patienten erfolgen, hat auf jeden Fall aber durch den verantwortlichen Neurologen überprüft und kontrolliert zu werden.

Der Wirkungsbereich und die Aufgabenstellung des Sozialsprengels scheint nach vielen Diskussionen jene Struktur darzustellen, über die eine ambulante Neurorehabilitation aufgebaut werden kann. Dafür ist im pflegerischen und therapeutischen Bereich das Fachpersonal beträchtlich anzuheben. Dies bedeutet aber auch einen zusätzlichen Bedarf von niedergelassenen Fachärzten für Neurologie und Psychiatrie.

Die Anhebung der Tarife für die Fachdisziplin der Neurorehabilitation wie z.B. Physiotherapie, Ergotherapie und Logopädie sind Grundvoraussetzungen für den ambulanten Neurorehabilitationsdienst.

Wie kann nach der Krankenhausbehandlung am besten geholfen werden?

Ziel der gesamten neurorehabilitativen Behandlungskette von Akutstadium über die Frührehabilitation und längerfristig in weiterführende Rehabilitation ist die Wiedereingliederung in Familie, Schule und Beruf. Die Dauer dieser neurorehabilitativen Maßnahmen kann ein Vierteljahr bis zu einem Jahr betragen. Anschließend ist zu prüfen, ob eine Fortsetzung der Rehabilitationsmaßnahmen in gleicher Intensität sinnvoll ist. Diese Beurteilung hat wiederum durch den leitenden Neurologen einer Einrichtung zu erfolgen. Für diejenigen Patienten, die trotz aller Bemühungen um Wiederherstellung in einem schweren Krankheitsbild verbleiben, oder nur geringe Fortschritte in dem Heilungsprozeß machen, sollten geeignete Unterbringungsplätze zur Verfügung gestellt werden, falls die Familie selbst nicht in der Lage ist die Betreuung durchzuführen.

Als Alternative besteht die Betreuung zu Hause mit Unterstützung und Vernetzung der Familie, pflegerischen, sozialen und rehabilitativen Einrichtungen.

Nach einer schweren Erkrankung des Gehirns und Rückenmarkes überleben heute dank der Möglichkeit der modernen Notfall- und Intensivbehandlung mehr Menschen als je zuvor. *Überleben* heißt dann oft *leben mit* und *trotz* erheblicher, körperlicher Behinderungen und psychisch, geistiger Beeinträchtigung. Ob und inwieweit eine Wiederherstellung oder Besserung der Hirnfunktionen erfolgt und wie gut doch noch eine soziale Wiedereingliederung gelingt, hängt wesentlich vom frühestmöglichen Beginn und der adäquaten und konsequenten Durchführung richtiger Rehabilitationsmaßnahmen ab. Geben wir unseren Mitmenschen, die davon betroffen sind, diese Chance.

Funktionsdiagramm einer ambulanten Neurorehabilitation

Aufgaben
Einsatzplanung
Koordination
Abrechnung

Sozial- u. Gesundheitssprengel

angestellte Ergotherapeuten
Logopäden
Physiotherapeuten
dipl. Pflegepersonal
Sozialarbeiter

Aufgaben
Kontaktaufnahme zu Patienten
Zuweisung an Therapeuten
Therapiekontrolle

Niedergelassene Neurologen

Aufgaben:
Kontaktaufnahme zu Patienten
Durchführung der Therapie
Schulung
Pflege
Sozialarbeit
Rückmeldung zum Arzt

zu Hause bei der Familie	im Tagesheim
Patient	
im Alters- od. Pflegeheim	im Spital

Niedergelassene Therapeuten

Ergotherapeuten
Logopäden
Physiotherapeuten

Bezirkshauptmannschaft

Sozialarbeiter

Aufgaben:
Kontaktaufnahme zu Patienten
Durchführung der Therapie
Schulung
Rückmeldung zum Arzt

Aufgaben:
Sozialarbeit
Rückmeldung zum Arzt

Ernährung nach Schlaganfall

Dipl.-Diätassistentin A. Klausner

1. **Ohne Kau- und Schluckbeschwerden**
   Gegessen werden darf alles was schmeckt und bekommt! Wenn dabei die *allgemeinen Richtlinien für gesundes Essen und Trinken* (siehe Kapitel „Schlaganfallvorsorge") Berücksichtigung finden, umso besser!
   Nebenbei gilt es jedoch den **Organismus zu entlasten**. Wenig Streß, viel Bewegung an der frischen Luft, Abbau überschüssiger Kilos, nicht rauchen und sparsamer Umgang mit Genußmitteln (Alkohol und Kaffee) – all dies unterstützt die Gesundheit.
   Durch kleine Änderungen der Eß- und Lebensgewohnheiten können **Wohlbefinden und Leistungsfähigkeit** gesteigert werden!

2. **Mit Kau- und Schluckbeschwerden**
   Mit einem Schlaganfall gehen häufig Kau- und Schluckstörungen einher. Deshalb ist es wichtig, nicht nur auf die *richtige Auswahl der Lebensmittel* zu achten, sondern vielmehr auf die *bedarfsgerechte Speisenzubereitung*.
   Die Verdauung beginnt bereits im Mund. Durch das Kauen wird die Nahrung mechanisch zerkleinert und bereits VOR-verdaut. Durch *küchentechnische Maßnahmen* wie pürieren, faschieren, mixen, reiben, fein schneiden, kochen sollte die Konsistenz der Nahrung dem jeweiligen Ausmaß der Kau- und Schluckbeschwerden angepaßt werden. Neben einem Hand- oder Standmixer, einer Kartoffelpresse oder einem Handpürierer eignet sich auch Sieb oder eine „flotte Lisl" zum pürieren. Eines dieser Küchengeräte findet sich sicherlich in jeder Küche!
   Das Aussehen dermaßen zubereiteter Speisen kann besonders bei schlecht essenden Patienten leicht Ekel erregen. Daher ist auf das *Anrichten und Servieren ein besonderes Augenmerk* zu legen! Eine Blume am Tablett, eine bunte Serviette, liebevolle Garnierungen und Teller, die ein Ineinanderrinnen der pürierten Speisen verhindern (z.B. Fondueteller) steigern den Genuß.

Grobfasrige, harte oder schwer verdauliche Lebensmittel (z.B. ganze Nüsse, Hartwürste, Kohl, usw.) eignen sich nicht!

Speisen und Getränke belasten den Verdauungstrakt jedes einzelnen unterschiedlich. Jeder sollte daher ganz individuell herausfinden, was ihm bekommt, und was nicht. Es gilt: *„Erlaubt ist, was bekommt und gegessen werden kann!"*

3. Verstopfung

Häufig leiden Schlaganfall-Patienten unter einer unangenehmen Verstopfung. Mit dem behandelnden Arzt ist abzuklären, ob die vorliegende Form der Verstopfung (spastisch oder atonisch) eine ballaststoffreiche Kost zuläßt.

Wenn ja, so eignet sich *Weizenkleie* zur Ballaststoffanreicherung besonders gut. Kleie ist leichter verträglich als schwere Vollkornspeisen. Sie kann allen pürierten Speisen zugegeben werden. Auf ausreichendes Trinken ist zu achten (mindestens 1 1/2 bis 2 Liter Trinkflüssigkeit pro Tag)!

Über den Einsatz von *Vollkornprodukten* (Vollkornmehl, -grieß, -nudeln, -reis) und Vollkornspeisen entscheidet die Befindlichkeit des Patienten. In keinem Fall darf der Verdauungstrakt durch eine zu schnelle Umstellung auf Vollkornspeisen belastet werden! Besonders schwer verträglich sind aus ganzem Korn zubereitete Gerichte.

Weiters kann der Ballaststoffgehalt der Kost noch durch leicht verdauliche *Gemüse und Salate sowie Obst* angereichert werden.

Neben den Ballaststoffen kann der Darm noch durch chemische, thermische und mechanische Stimulierung zur „Arbeit" angeregt werden:

1. *chemische Stimulierung* durch die Wirkung der Milchsäure in Buttermilch, Joghurt, Kefir, Sauerkraut; der Frucht- und Weinsäure in Fruchtsäften, Gemüsesäften, Most; Bohnen- und Malzkaffee und kohlensäurehältige Getränke;
2. *thermische Stimulierung* durch z.B. ein Glas lauwarmes oder kaltes Wasser auf nüchternen Magen;
3. *mechanische Stimulierung* duch Bauchmassage (knetende und kreisende Bewegungen im Uhrzeigersinn) und körperliche Aktivität (je nach Möglichkeit z.B. Spaziergänge, Gymnastik).

Unangenehme Blähungen können durch Dunstwickel oder eine Wärmflasche gelindert werden.

4. Energiebedarf

Der Energiebedarf ergibt sich aus Grundumsatz, Arbeitsumsatz, Thermogenese nach Nahrungszufuhr und Bedarf für das Wachstum.

Der *Grundumsatz* stellt bei üblicher körperlicher Belastung den größten Teil des Energieverbrauches dar. Seine Größe ist eng korreliert mit der fettfreien Körpermasse. Diese nimmt im Alter ab!

Der zweitgrößte Teil der aufgenommenen Energie wird für die körperliche Aktivität benötigt. Für die Ermittlung dieses *Arbeitsumsatzes* ist die tatsächliche Arbeitsleistung entscheidend.

Nach einem Schlaganfall, welcher häufig eine Einschränkung der körperlichen Tätigkeit mit sich bringt, verschiebt sich automatisch der Energiebedarf – er wird geringer! In der Therapie des Apoplexes aus Sicht der Ernährung muß dies berücksichtigt werden!

Hauskrankenpflege des Schlaganfallpatienten

Dipl.-Krankenschwester S. Zimmermann

Einen Patienten, der einen Schlaganfall erlitten hat, zu Hause zu pflegen, stellt sehr hohe physiche und psychische Anforderungen an die Helfer und Angehörigen. Unumstritten bietet gerade die häusliche Pflege enorme Vorteile:

- Geborgenheit in der Familie und in gewohnter Umgebung motivieren den Patienten;
- Patient und Angehörige leiden nicht unter der Trennung;
- Der Patient kann seine Funktion innerhalb der Familie weiter wahrnehmen
- Alle Familienmitglieder werden zum Verständnis und zur Hilfsbereitschaft angeregt.

Um einen Schlaganfallpatienten fachgerecht versorgen zu können, ist es ratsam, gewisse **Vorbereitungen** (vor Eintreffen des Patienten) zu treffen. Diese Vorbereitungen hängen vom Zustand des Patienten, insbesondere vom Ausmaß der Behinderung ab. Mitunter ist es erforderlich, für den Schwerkranken ein eigenes **Krankenzimmer** einzurichten (Abb. 13).

Weiters ist es vorübergehend in vielen Fällen unumgänglich, ein Krankenbett zu beschaffen. Dieses bietet überaus großeVorteile, weil es vom Patienten selbst in allen Ebenen auf Knopfdruck verstellt werden kann. Zudem kann es durch Seitengitter abgesichert werden.

Zu den weiteren Vorbereitungsarbeiten gehört die Organisation aller erforderlichen Pflegeutensilien, z.B. Rollstuhl, Gehhilfe, Urinflasche, Leibschüssel, Pflegecremen und Salben, Betteinlagen, Antithrombosestrümpfe, Lagerungskissen usw.

Ziel unserer Pflege sollte generell sein, den Patienten nur dort zu unterstützen, wo es erforderlich ist. Krankenpflege soll in diesem Fall motivierende Pflege sein: ***mit* dem Kranken, nicht *für* den Kranken.** Er sollte möglichst große Selbständigkeit wieder erlangen.

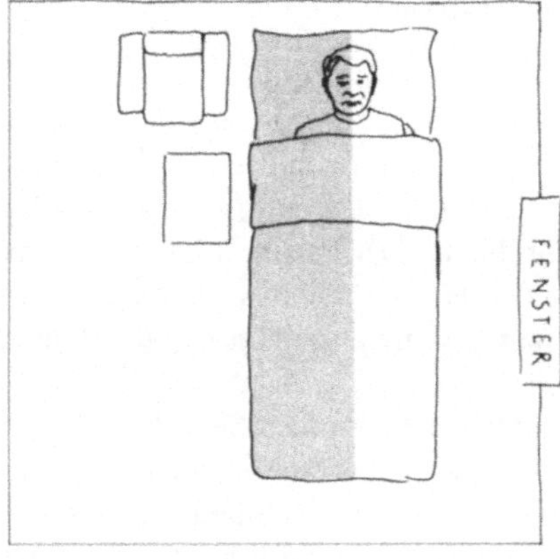

Abb. 13

Bei der Hauskrankenpflege gibt es insbesondere **fünf Beachtungs-kriterien**, denen eine große Bedeutung zugemessen werden sollte:

1. Sicherheit
- Anwendung aller Maßnahmen, die den Patienten vor Unfällen und zusätzlichen Schäden bewahren

2. Wohlbefinden
- z. B. ausreichende und sorgfältige Körperpflege
- positive Einstellung des Pflegenden

3. Wirksamkeit
- z. B. gute Pflegetechniken

4. Sauberkeit
- schützt vor Krankheiten, die durch Keime hervorgerufen werden

5. Sparsamkeit
- Zeit sparen durch Vorbereitung der Pflegematerialien
- Kraft sparen durch die richtige Hebetechnik
- psychische Energie sparen durch sinnvolle Gespräche mit Patienten und Mitangehörigen

Spezielle Pflegemaßnahmen

1. Körperpflege
   Der Patient soll täglich wenigstens eine Ganzkörperwäsche erfahren, inklusive Haar-, Nagel- und Bartpflege. Wichtig dabei ist, daß die Zeit vom Patienten selbst bestimmt werden kann und die Intimsphäre gewahrt bleibt. Der Patient mit einer Halbseitenlähmung soll mit der gesunden Hand erreichbare Körperteile waschen und möglichst die gelähmte Hand unter Führung durch die Pflegeperson hinzunehmen.
   Von der gelähmten zur gesunden Seite hin waschen (Basale Stimulation). Es sollte darauf geachtet werden, daß während der Zeit der Körperpflege eine für den Patienten angenehme Raumtemperatur herrscht. Besonderes Augenmerk verdient die Mundpflege. Durch die Schluckstörungen, die zum Symptomenkomplex des Schlaganfalls gehören, bleiben mitunter Speisereste im Mund oder Rachenraum liegen. Diese sind ideale Nährböden für Bakterien und Pilze. Deshalb mindestens **dreimal täglich sorgfältige Mund- und Zahnpflege.**

2. Ernährung
   Möglichst ausgewogene eiweiß- und vitaminreiche Schonkost anrichten. Dem Patienten genügend Zeit lassen (Aspirationsgefahr). Ist Hilfe bei der Nahrungsaufnahme erforderlich, immer von der gelähmten Seite unterstützen.

3. Überwachung der Blasen- und Darmtätigkeit
   Der Patient soll zumindest jeden dritten Tag Stuhlgang haben. Im Bedarfsfall Klistiere oder Zäpfchen verwenden. Ballaststoffreiche Ernährung ist sehr zu empfehlen.
   Sehr wichtig ist es, auch auf Menge und Aussehen des Urins zu achten. Stechender Geruch und trübe Verfärbung weisen auf einen Harnwegsinfekt hin, dieser muß unbedingt ärztlich behandelt werden.

Das Verhüten von Liegeschäden
Sowohl im Krankenhaus, als auch bei der Hauskrankenpflege spielt die Decubitusprophylaxe eine sehr große Rolle. Infolge der fehlenden Entlastungsbewegungen ist besonders der hemiplegische Patient decubitusgefährdet.

Unter Beachtung folgender Regeln können Decubiti weitgehend vermieden werden:

- vitaminreiche Ernährung (fördert den Hautstoffwechsel)
- keine harten Matrazen verwenden
- Behandlung einer bestehenden Inkontinenz
- der Patient sollte so wenig wie möglich im Bett liegen
- je nach Schweregrad der Erkrankung häufiger Lagewechsel (beim schweren Pflegefall oder bettlägrigen Patienten 2- bis 3mal stündlich umlagern)
- ausreichend Cremen (Hirschtalg und Lasepton) verwenden
- fachgerechte Körperpflege
- effiziente Lagerungshilfsmittel verwenden (weiche Kissen, Lammfelle, Decken usw.)
- die Haut besonders an gefährdeten Stellen genau beobachten (Steiß, Fersen, Hüften, Ellbögen, Schultern). Jeder Decubitus beginnt mit einer Rötung der betreffenden Hautstelle.

Um schmerzhafte Gelenksveränderungen (Kontrakturen), die durch Inaktivität der Gelenke, Bänder und Muskeln ausgelöst werden, vorzubeugen, ist es von besonderer Wichtigkeit, sitzende Körperhaltung anzustreben.

Weiters wirken aktive Bewegungstherapie und richtige Lagerung hilfreich engegen. Zur Spitzfußprophylaxe empfiehlt es sich, hohe Turnschuhe zu tragen.

Weitere Komplikationen auch in der häuslichen Krankenpflege stellen die **Beinvenenthrombosen** dar. Die Hauptsymptome hierfür sind: Schmerzen, Rötung, Schwellung des betroffenen Beines, sowie Anstieg der Körpertemperatur.

Zum Vorbeugen von Thrombosen gelten folgende Grundregeln:

- Antithrombosestrümpfe
- Beine möglichst hochlagern
- Physiotherapie
- Fußstütze im Bett (Sohlendruck)

Das letzte Kriterium, das eine besondere Beobachtungsgabe erfordert, ist die **Pneumonie.** Zu achten ist besonders auf:

- Temperaturanstieg
- Husten
- schlechter Allgemeinzustand

Folgende **Pflegerichtlinien** zur Prophylaxe sind auch in der Hauskrankenpflege effizient und leicht anwendbar:

- Mentholhältige Einreibungen
- Mundpflege sorgfältig ausführen
- Luft befeuchten
- regelmäßig umlagern

Abschließend sei noch darauf hingewiesen, daß sich der Schlaganfallpatient häufig in einer schwierigen psychischen Situation befindet. Schlagartig aus seinem Familien- und Berufsleben herausgerissen, benötigt der Patient Zeit, um mit all seinen Ängsten und körperlichen Defiziten wieder in Einklang zu kommen. Aus diesem Grund ist die Situation auch für die pflegenden Angehörigen nicht immer ganz einfach.

Unter Berücksichtigung aller angeführten Pflegeschwerpunkte, vor allem aber durch gegenseitige Achtung und Respekt, wird die häusliche Krankenpflege entscheidend in Genesung und Rehabilitation eingreifen können und eine besondere Symbiose zwischen Patient und Angehörigen zur Folge haben.

> **Krankenpflege ist keine Ferienarbeit, sie ist eine Kunst und erfordert, wenn sie zur Kunst werden soll, eine ebenso ernste Vorbereitung wie das Werk eines Malers oder eines Bildhauers. Denn was bedeutet die Arbeit an toter Leinwand oder am kalten Marmor im Vergleich zu der am lebenden Körper. Krankenpflege ist eine der schönsten Künste, fast hätte ich gesagt, die schönste aller Künste.**

Endlich zu Hause, neue Fragen und Schwierigkeiten

Univ.-Prof. Dr. F. Aichner

Straßenverkehr

Die Frage der Fahrtauglichkeit läßt sich nur individuell beantworten. Die Grenze zwischen positiv bzw. negativ zu beurteilender Fälle ist im allgemeinen nicht scharf zu ziehen. Gleiche körperliche und geistige Mängel können sich von Mensch zu Mensch unterschiedlich auswirken.

Eine Fahrtauglichkeit ist dann nicht gegeben, wenn die Annahme einer Verkehrsgefährdung gerechtfertigt erscheint. Für die Konkretisierung des Gefährdungssachverhaltes ist davon auszugehen, daß er dann gegeben ist, wenn

- von einem Kraftfahrer nach dem Grad der festgestellten Beeinträchtigung der körperlichen und/oder geistigen Leistungsfähigkeit zu erwarten ist, daß die Anforderungen beim Führen eines Kraftfahrzeuges inklusive der Beherrschung von Belastungssituationen nicht bewältigt werden können oder
- von einem Kraftfahrer in einem absehbaren Zeitraum die Gefahr des plötzlichen Versagens der körperlichen und geistigen Leistungsfähigkeit (Anfälle, Schlaganfälle, Bewußtseinstrübung) zu erwarten ist.

Zu den Pflichten des Arztes zählt, Angehörige und Patienten aufzuklären und dabei die Interessen der Allgemeinheit gegenüber individuellen Wünschen abzuwägen.

Verkehrsstatistiken belegen, daß Menschen, die einen Schlaganfall durchgemacht haben, im Straßenverkehr einer deutlich erhöhten Gefährdung ausgesetzt sind, wofür körperlich, aber auch psychische Gründe verantwortlich sind. Die halbseitige Lähmung, verbliebene Sehstörungen sowie Minderung der Aufmerksamkeit, Konzentration sowie der Reaktionsgeschwindigkeit können die Fahrtauglichkeit wesentlich beeinflussen. Solche Patienten sollten die Risiken des Autofahrens analysieren und sich der Belastung oder Gefährdung im Straßenverkehr nicht aussetzen. Hingegen gibt es wiederum sehr günstige Schlaganfallverläufe, wo keine medizinischen Bedenken bestehen, daß Betroffene sich wiederum an das Steuer eines PKW setzen.

Reisen

Für Reisen in den Urlaub empfiehlt sich besonders die Bahn, besonders Züge mit Speisewagen. In diesen Waggons finden sich Abteile mit größeren Tischen, wo auch eine entsprechende Lagerung des Arms möglich ist.

Längere Reisen mit dem Auto sind eher ungünstig.

Nach Stabilisierung des allgemeinen Gesundheitszustandes und ausreichender Rehabilitation gibt es keinen Grund für Reiseverbote, auch nicht für Flugreisen. Da weder Patient noch Angehörige mögliche Risiken genau abschätzen können, ist eine Konsultation beim Arzt notwendig.

Etwa 60 bis 70 % aller Todesfälle während der Flüge sind bedingt durch Herzerkrankungen. Fliegt ein Jumbo in 2500 m Höhe, so entspricht der Luftdruck in der Kabine ungefähr dem in einer Höhe von 2250 m. Das bedeutet, daß ein verminderter Sauerstoffdruck vorhanden ist. Darüber hinaus ist die Luft von einer extremen Trockenheit. Eine gute Flüssigkeitsbilanz ist insbesondere bei Langstreckenflügen wichtig.

Angstgefühle in Kombination mit den Druckveränderungen in der Kabine bei Start und Landung können den Blutdruck steigern und die Gefahr eines verschleppten Blutgerinnsels oder einer Blutung erhöhen. Turbulenzen beim Flug wirken sich zusätzlich negativ aus. Mit Sorgfalt ist auf die Lagerung des Armes und des Beines zu achten, öfteres Aufrichten sowie Bewegung während des Fluges sind günstig. Sollte eine stärkere Bewegungseinschränkung bestehen, ist es sinnvoll, mit einer Begleitperson zu fliegen. Bewährte Medikamente sollten mitgeführt werden. Bei Urlaubsreisen empfiehlt sich auch, einen medizinischen Befund in deutscher oder englischer Sprache mitzuführen, sodaß im Notfall bereits wichtige Vorinformationen für den behandelnden Arzt vorhanden sind. Weiters empfiehlt sich bei Auslandsreisen, eine Rückholversicherung abzuschließen.

Die Reisefähigkeit nach durchgemachtem Schlaganfall hängt vom Allgemeinzustand ebenso ab wie von den neurologischen Defiziten. Eine rein motorische Halbseitenlähmung stellt keinen Hindernisgrund für Reisen dar, während eine zusätzlich bestehende Herzerkrankung, ein hoher Blutdruck sehr wohl Probleme aufwerfen können.

Genußmittelkonsum

Es ist bekannt, daß **Nikotin** ein Risikofaktor für die Entstehung der Arteriosklerose und damit für Herz- und Hirngefäßerkrankungen darstellt. Sollte aber ein Patient, der einen Schlaganfall erlitten hat, das Rauchen beenden? Diese Frage ist so zu beantworten, daß der „Nicht-Mehr-Raucher" gegenüber dem „Weiter-Rauchenden" nach bereits zwei bis fünf Jahren nach Beendigung ein 30 bis 40% niedrigeres Risiko hat, einen Schlaganfall zu erleiden. Es steht außer Zweifel, daß der Kranke mit einer Arteriosklerose das Rauchen am besten völlig aufgibt.

Kaffeekonsum ist prinzipiell möglich, wenn er sich in vernünftigen Grenzen hält. Koffein wirkt auf das Nervensystem ebenso wie auf Herz und Kreislauf anregend, was häufig durchaus erwünscht ist.

Alkohol: Neueste Untersuchungen haben gezeigt, daß geringe Alkoholmengen, insbesondere Wein, einen günstigen Effekt auf die Entwicklung der Arteriosklerose haben und eine Reduktion von ischämischen Infarkten verursachen kann. Hohe Alkoholmengen sind aber ein erheblicher Risikofaktor für Blutungen im Bereich des Gehirns.

Alkohol hat aber auch eine toxische Wirkung auf die Nervenzellen, sodaß zum Schlaganfall zusätzlich der Stoffwechsel dieser Nervenzellen durch Alkohol beeinträchtigt wird.

Aus diesen Erkenntnissen ergibt sich, daß Alkohol in sehr kleinen Mengen, etwa das gewohnte Glas Rotwein, medizinisch vertretbar ist und zum Wohlbefinden beiträgt.

Sport

Der Kreis derer, die vor dem Schlaganfall Sport betrieben haben, ist klein, die sportliche Betätigung älterer Menschen ist gering, die Frage nach sportlichen Aktivitäten nach einem Schlaganfall wird selten gestellt. Gymnastische Übungen, besonders unter Observanz der Krankengymnasten, können behutsam durchgeführt werden. Besonders sollten keine abrupten Übungen mit abwärtsgeneigtem Kopf, abrupte Kopfdrehungen oder auch Übungen mit starkem Pressen durchgeführt werden.

Schwimmen und Bewegungsübungen im Wasser sind nützlich. Auch das Gehen kann eine sportliche Aktivität bedeuten. Spielerisch sportliche Betätigung erhöht seelisches und körperliches Wohlbefinden, Selbstvertrauen und Selbstwertgefühl.

Hinsichtlich eines Saunabades lassen sich meßbare Effekte feststellen: Die Hautgefäße erweitern sich, der Blutdruck fällt meist ab, der Puls steigt, es kommt zu einem vermehrten Schwitzen und zu einer Bluteindickung durch den Flüssigkeitsverlust. Die Vorteile der Sauna beschränken sich auf einen Abhärtungs- und Entspannungseffekt. Dem Schlaganfallpatienten, wie dem Herzinfarktpatienten wird ein moderates Verhalten empfohlen. Kneipp-Anwendungen sind prinzipiell möglich, kaltes

Wasser fördert die Durchblutung, der Wechsel zwischen kalt und warm trainiert die kleinen Arterien, Kapillaren und Venen. Das Herz-Kreislauf-System wird dabei nicht wesentlich belastet.

Impfungen

Gegen Impfungen bestehen grundsätzlich keine Bedenken. Eine Grippe-schutzimpfung bei älteren Menschen mit einer verminderten Widerstandskraft gegenüber Infektionen ist nützlich und kann problemlos durchgeführt werden.

Schlafstörungen

Ergebnisse der Schlafforschung belegen eindeutig, daß gesunder Schlaf für Schlaganfallpatienten von großer Bedeutung ist. Einige Befunde deuten darauf hin, daß Schlafstörungen eine Rolle in der Entstehung des Schlaganfalls haben. 10 % aller Männer sind der Gruppe der Schlaf-apnoiker zuzurechnen. Dabei kommt es zu einem längeren Atemstill-stand während des Schlafes mit anschließendem Aufwachen. Die Männer schnarchen Nacht für Nacht sehr laut, diese oft bewitzelte und bagatellisierte Symptomatik ist ernst zu nehmen. Für eine derartige Situation sind Beruhigungsmittel falsch am Platz.

Jeder einzelne kann aktiv etwas gegen Schlafstörungen tun. Gut Schlafen läßt sich lernen, wie zum Beispiel durch Entspannungstechniken und autogenes Training.

Ratschläge für Schlaganfallpatienten mit Schlafstörungen: Achten Sie auf viel Bewegung in frischer Luft, oft bewährt sich ein kurzer Spaziergang vor dem Schlafengehen. Greifen sich nicht gleich zur Schlaftablette, erlernen Sie Entspannungstechniken, zählen Sie nicht die Schlafstunden. Wenn Sie nachts aufwachen, können Sie die Schlafpausen auch durch Lesen überbrücken oder beispielsweise Musik hören. Die Einnahme von Schlaftabletten kann nur vorübergehend eine Lösung sein.

Sexualleben nach Schlaganfall

Der Schlaganfall führt nicht zwangsläufig zu Störungen der Sexualität, dennoch bestehen häufig ein falsches Schamgefühl, nie gestellte Fragen, Ängste und Verunsicherung. In der Sprechstunde sind es meist Partnerinnen betroffener Schlaganfallpatienten, die den Themenkreis des Sexuallebens nach Schlaganfall ansprechen. Es ist, wie Herr Holzer eingangs schreibt, ein Tabuthema, nicht nur für den Betroffenen, sondern auch für den Arzt oder auch das gesamte therapeutische Team.

Kann ein Orgasmus einen Schlaganfall auslösen?

Die Beschleunigung der Herzfrequenz und die Blutdrucksteigerung bei Sexualverkehr ist vergleichbar mit Belastungen im Stadtverkehr oder beim Treppensteigen. Die Gefahr, daß ein Schlaganfall durch Geschlechtsverkehr ausgelöst wird, ist als gering zu bezeichnen und unwahrscheinlich. Für den Schlaganfallpatienten spezifische praktikable und schonende Stellungen in Seitenlage oder auch Rückenlage des Behinderten sind zu bevorzugen.

Während Frauen relativ bald zu ihren sexuellen Fähigkeiten und Verhalten zurückkehren, die sie vor dem Schlaganfall pflegten, kehren Männer nur in einem Drittel zum gewohnten Sexualverhalten nach dem Schlaganfall zurück. Ein weiteres Drittel verliert das Interesse, die Lust und die Potenz (Libidoverlust). Bei einem weiteren Drittel bleibt die Libido erhalten, es kommt aber zur Symptomatik einer Erektionsschwäche des Gliedes.

Diese Problematik muß thematisiert werden und mit dem Arzt diskutiert und behandelt werden.

Nach einem Schlaganfall können sich psychische Veränderungen manifestieren, die zu Depression, Antriebsmangel, Wesensänderung und damit auch zu einem Verlust der sexuellen Erlebnisfähigkeit und Potenz führen. Die Möglichkeiten der ärztlichen Hilfe erstrecken sich hier auf Psychotherapie und Partnergespräche, andererseits können auch Psychopharmaka vorübergehend hilfreich sein.

Auch der Behinderte hat ein Recht auf Liebe, Sexualität und Befriedigung. Verschiedene Spielarten der Liebe geben Befriedigung. Nur eine gegenseitige Offenheit, das gemeinsame Gespräch über das Problem des Sexuallebens, Zärtlichkeit und Verständnis schaffen ein Klima, indem Sexualität auch nach einem Schlaganfall neu und vielleicht anders, aber nicht ebenso wenig intensiv erlebt werden kann. Ein Gespräch mit dem Arzt ihres Vertrauens ist notwendig, um Ängste abzubauen, richtige Hilfsmittel zur richtigen Zeit zu verwenden.

Geschäftsfähigkeit, Testierfähigkeit

Psychische Krankheiten, körperliche, geistige oder seelische Behinderungen können allgemein dazu führen, die Handlungs- und Entscheidungsfähigkeit zu beeinträchtigen. Wie sieht es aber nun mit der Geschäftsfähigkeit eines Patienten aus, der zum Beispiel nach einem Schlaganfall nicht mehr sprechen, nicht mehr lesen, nicht mehr schreiben oder nicht mehr rechnen kann?

Laut Gesetz ist geschäftsunfähig, wer nicht das 7. Lebensjahr vollendet hat, wer wegen Geisteskrankheit entmündigt ist und wer sich in einem die freie Willensbestimmung ausschließenden Zustand krankhafter Störung der Geistestätigkeit befindet, sofern dieser nicht, der Zustand seiner Natur nach, ein vorübergehender ist. Unter Testierfähigkeit wird die zur Errichtung oder Aufhebung letztwilliger Verfügungen erforderliche Geschäftsfähigkeit verstanden. Diese muß nur beim Testierakt vorhanden sein.

Um die Frage der Geschäfts- und Testierfähigkeit entscheiden zu können, muß der seelische, geistige und auch neurologische Zustand zum Zeitpunkt des Geschäftsabschlußes exakt dokumentiert bzw. nachgezeichnet werden können. Will ein kranker Mensch verhindern, daß sein Testament nachträglich unter dem Gesichtspunkt der Testierunfähigkeit angefochten wird, empfiehlt sich das Testament in Gegenwart eines Rechtsbeistandes zu errichten, der die Testierfähigkeit zweifelsfrei bestätigt. Während Entmündigung die Testierfähigkeit ausschließt, läßt vorläufige Vormundschaft die Testierfähigkeit an sich unberührt. Ein während vorläufiger Vormundschaft errichtetes Testament ist allerdings nur dann gültig, wenn der Antrag auf Entmündigung vom Vormundschaftsgericht abgelehnt wird, andernfalls gilt die Testierunfähigkeit bereits vom Zeitpunkt der Antragsstellung an.

Die zivilrechtlichen Folgen einer Aphasie sind besonders hervorzuheben. Aphasiker haben Schwierigkeiten, bei Behörden und Ämtern ihre Wünsche vorzubringen, die ihnen angegebenen Auskünfte zu verstehen, schriftliche Anweisungen zu erfassen, Formulare auszufüllen, Briefe an Ämter zu schreiben. Dabei wissen sie genau, was sie selbst wollen, welche Wünsche sie zum Ausdruck bringen möchten, und sind auch willig, den Anweisungen der Ämter nachzukommen. Es ist daher unumgänglich, daß schweren Aphasikern ein Pfleger zur Seite gestellt wird. Dieser kann dann für sie die Angelegenheiten im Umgang mit den Ämtern erledigen und sie bei allen Geschäften, welche sie persönlich durchführen müssen, etwa im Verkehr mit Handelsvertretern, vor Schaden bewahren. Eine solche Pflegschaft hat solange zu bestehen, als die Aphasie den Kranken hindert, derartige Tätigkeiten wieder selbst in die Hand zu nehmen. Die Pflegschaft bezieht sich dabei nur auf ganz bestimmte Bereiche des persönlichen Lebens.

Bei allen wichtigen vermögensrechtlichen Handlungen kann die Frage der Testierfähigkeit eines Aphasikers aufgeworfen werden. In solchen Fällen muß ein Gutachten von einem in der Aphasiologie bewanderten Neurologen angefordert werden, der klären muß, ob der Kranke einen bestimmten Rechtsakt ausführen kann.

Eine Entmündigung kommt für Aphasiker nur dann in Frage, wenn ein Hirnprozeß über die Aphasie hinaus zu einer Demenz oder sonstigen schweren Persönlichkeitsveränderungen geführt hat.

Selbsthilfegruppen

Mag. M. Hackl

Nach dem Vorbild der Anonymen Alkoholiker sind eine Vielzahl von Selbsthilfegruppen entstanden. Selbsthilfegruppen gibt es heute für die unterschiedlichsten Bedürfnisse. Es haben sich Gruppen für Betroffene von verschiedenen chronischen Krankheiten konstituiert, ebenso können Selbsthilfegruppen in vielen anderen Lebensbereichen und Belastungssituationen zur Bewältigung der anstehenden Probleme beitragen. Auch für Angehörige von Schlaganfallpatienten gibt es seit einigen Jahren solche Selbsthilfegruppen.

Was heißt *Selbsthilfe?*
Selbsthilfe bedeutet in erster Linie, selbst den ersten Schritt zur Lösung eines Problems, einer schwierigen Situation, zu tun. Selbsthilfe hat nichts zu tun mit einem passiven Konsumieren von Hilfsangeboten, ihr Ziel ist es in erster Linie, sich selbst zu helfen – allerdings muß man das nicht alleine tun.

Das eigene Problem ist kein Einzelfall, viele andere Menschen sind mit dem gleichen oder einem ähnlichen Problem konfroniert, machen ähnliche Erfahrungen.

Selbsthilfe entsteht aus dem selbstbestimmten und eigenverantworteten Engagement Betroffener, um gemeinsam nach Bewältigungsmöglichkeiten für eine schwierige Situation oder Lösungen für anstehende Probleme zu suchen.

Wie arbeitet eine Selbsthilfegruppe?
Gemeinsam ist allen Sebsthilfegruppen:
* die Betroffenheit der Mitglieder durch das gleiche Problem
* keine oder nur geringe Mitwirkung professioneller Helfer
* kostenlose Teilnahme
* als Ziel die Selbstveränderung und/oder eine Veränderung des sozialen Umfeldes
* als Arbeitsweise die Betonung gleichberechtigter Zusammenarbeit und gegenseitiger Hilfe

Die Gruppe trifft sich regelmäßig, der Zeitpunkt, die Dauer und die Häufigkeit der Treffen wird von den Gruppenmitgliedern festgelegt. Eine regelmäßige Teilnahme der Gruppenmitglieder ist für das Entstehen eines *Gruppenklimas* wichtig. Jeder einzelne soll sich wohlfühlen und frei über seine Schwierigkeiten reden können.

Die Arbeit in der Gruppe besteht aus dem gemeinsamen Gespräch unter den Betroffenen, wobei ganz natürliche menschliche Ressourcen wie mit anderen sprechen, ihnen zuhören, sich austauschen, sich besinnen, sich Zeit lassen, Beziehungen eingehen und erleben, optimal genützt werden.

Eine Selbsthilfegruppe hat keine festen Gesprächsregeln, der Gesprächsverlauf ergibt sich aus der jeweiligen Situation. Einer beginnt von sich und seinem Problem zu erzählen, die anderen hören zu, fragen nach, beginnen mitzureden, erzählen auch von sich.

Jeder ist für sich verantwortlich und entscheidet, ob, was und wie er etwas erzählen möchte. Auch die Gesprächsthemen sind nicht vorgegeben, sie ergeben sich spontan aus den Bedürfnissen der Gruppenmitglieder.

Persönliches Engagement jedes einzelnen trägt wesentlich dazu bei, daß die Teilnahme an der Gruppe von allen als befriedigend erlebt wird. Vertraulichkeit ist eine wichtige Voraussetzung für die Offenheit in der Gruppe. Jeder muß sich darauf verlassen können, daß Dinge, die in der Gruppe besprochen werden, nicht nach außen getragen werden.

Der Idee der Selbsthilfegruppe widerspricht es, wenn „Experten", die nicht selbst Betroffene sind, die Gruppe leiten. Die Betroffenen selbst sollen als „Expertinnen oder Experten" für ihr Problem aktiv werden.

Die in der Gruppe aufkommenden Gefühle sollen möglichst offen angesprochen werden, auch die negativen Gefühle wie Angst, Scham, Wut, Ärger, Gekränktsein, die im Alltag oft genug unterdrückt werden müssen. Aus diesem Grund ist es nicht zu empfehlen, daß Patienten und ihre Angehörigen sich in einer Selbsthilfegruppe treffen. Aus gegenseitiger Rücksichtnahme können die wirklichen Probleme und Gefühle von Patienten und Angehörigen nicht angesprochen werden.

Es geht in der Gruppe aber nicht nur um Probleme und Ängste; hier ist auch der Raum, wo man seine große Freude über die oft kleinen Fortschritte mitteilen kann. Wer die Schwierigkeiten selber kennt, der weiß, welche Anstrengungen oft hinter einem kleinen Lernschritt stehen, kann die Freude über das Erreichte besser als ein Außenstehender teilen.

Die emotionale Entlastung durch die Aussprachemöglichkeit, durch den Erfahrungsaustausch und durch das Erleben von Gemeinschaft ist eine wichtige Seite von Selbsthilfegruppen, daneben dürfen die berechtigten Wünsche der Mitglieder nach Information nicht zu kurz kommen. Von Fachleuten gegebene Auskünfte über die Krankheit und der Umgang mit ihr führen zu einem realistischen Verständnis für den Patienten, für sich selbst und die Gesamtsituation. Durch bessere Information gelingt es, Ängste und Mißverständnisse zu bewältigen. Für Angehörige von Schlaganfallpatienten sind sicher folgende Punkte wichtig:

- Informationen zum Krankheitsbild (Symptome und verbliebene Fähigkeiten)
- Informationen zum Erkennen der Bedürfnisse und des Verhaltens im Umgang mit dem Betroffenen
- Informationen über professionelle Hilfsangebote und zur praktischen Pflege
- Informationen zu Grenzen der Belastbarkeit, zum Umgang mit Schuldgefühlen und zum Schaffen von eigenen Freiräumen
- Informationen zu juristischen und sozialrechtlichen Belangen (z.B. Pflegegeld)

Die Informationen sollten aber nicht wie in einem Selbstbedienungsladen von außen angeboten werden. Im Gruppengespräch werden Informationsdefizite und Wünsche nach konkreten Hilfestellungen immer wieder zu Tage treten, dann sollte man sich um Experten bemühen, die bei der Lösung anstehender Probleme behilflich sein können.

Wie können Selbsthilfegruppen wirken?
Das Hauptziel von Selbsthilfegruppen ist, sich selbst und dadurch auch anderen bei der Bewältigung einer schwierigen Situation, wie es im konkreten Fall die Pflege und Betreuung eines Angehörigen nach einem Schlaganfall ist, zu helfen.

Die „innere" Selbsthilfe konzentriert sich auf das persönliche Erleben und Verhalten. Man gibt sich im Erfahrungsaustausch, im persönlichen Gespräch emotionale Unterstützung, Ängste, Trauer und andere Gefühle können angesprochen werden, Mut und Hoffnung können vermittelt werden. Man gewinnt Sicherheit durch den Austausch mit anderen. Die Isolation, in die ein pflegender Angehöriger leicht gerät, wird gemildert; man hat die Möglichkeit, die eigene Situation mit anderen zusammen auch kritisch zu reflektieren.

Die therapeutische Wirkung auf den einzelnen in einer Selbsthilfegruppe wird „teilnehmende Resonanz" genannt. Das bedeutet, daß jedes

Gruppenmitglied unwillkürlich nachvollzieht, was ein anderer gerade berichtet, daß jeder durch das vorgestellte Problem zu eigenen Vorstellungen und Gefühlen findet. In jedem Gruppenmitglied werden so individuelle Ängste und Gefühle angesprochen, diese können bewußt werden und können geäußert werden.

Neben Informationen von Experten stellt auch der Erfahrungsaustausch über Erfolge und Probleme in der Bewältigung des konkreten Pflegealltags eine wichtige Hilfe dar, man kann an „Vorbildern" lernen und kann selbst „Vorbild" für andere sein.

Es ergibt sich die Möglichkeit, sich gegenseitig zu unterstützen und zu entlasten, bestimmte Aufgaben gemeinsam zu lösen oder auch eine Aufgabenteilung zu finden.

Durch eine gemeinsame intensive Auseinandersetzung mit der Krankheit und den daraus resultierenden Problemen gewinnt man mehr Sicherheit im Umgang mit Ärzten und den Institutionen des Gesundheitswesens, man fühlt sich nicht mehr so ausgeliefert.

Die „äußere" Selbsthilfe bezieht sich auf sozial-verändernde Initiativen, die auf eine konkrete Verbesserung der Situation der Betroffenen abzielen. Auch die Öffentlichkeitsarbeit der Gruppe zählt dazu, das Darstellen des Problems, mit dem sich die Gruppe beschäftigt, um Aufmerksamkeit und Anerkennung für die Arbeit zu erreichen; die Bereitstellung von Aufklärung und Information für andere Betroffene; das Gewinnen von Interessentinnen und Interessenten für die Gruppe.

Rahmenbedingungen und Orientierungen für die Arbeit einer Selbsthilfegruppe

Mag. Th. Reiner

Gruppengröße
Empfehlenswert ist eine Gruppenstärke von 7–12 Teilnehmern. So bleibt der Kreis überschaubar genug, um Vertrauen entstehen zu lassen und für jeden bleibt genügend Zeit und Aufmerksamkeit.

Ort und Zeit
Es ist ratsam, sich regelmäßig in nicht allzu großen Abständen zu treffen, im einwöchigen oder 14tägigen Rhythmus. Liegen die Treffen zu weit

auseinander, ist eine kontinuierliche Arbeit nur schwer möglich. Es empfiehlt sich das Ende des Abends zu begrenzen.

Als Treffpunkt eignet sich ein neutraler Ort am besten. In einer Privatwohnung gibt es doch immer wieder Unruhe durch übrige Familienangehörige, Telefon etc. Auch wird so verhindert, daß einer in der Gastgeberrolle ist und alle anderen die Gäste sind.

Zum Gruppenverlauf

Verschwiegenheit

Wenn jedes Gruppenmitglied sicher sein kann, daß das, was in der Gruppe geschieht, nicht nach außen getragen wird, so eröffnet dies die Möglichkeit, Vertrauen zueinander zu gewinnen. Es genügt auch vollkommen, wenn man voneinander nur die Vornamen kennt.

Anfang und Schlußrunde

Durch eine Anfangsrunde hat jedes Gruppenmitglied die Möglichkeit, kurz von sich zu erzählen. Auch diejenigen, die sonst eher zurückhaltend sind, kommen so zu Wort. Aufschlußreich kann manchmal auch eine Abschlußrunde unter einer bestimmten Fragestellung sein, beispielsweise. *Was nehme ich nach Hause mit? Was ich eigentlich sagen sollte* etc. Wer sich bei diesen Runden aber nicht einbringen möchte, sollte nicht bedrängt werden.

Verbindlichkeit

Es fördert den Gruppenzusammenhalt, wenn die Gruppenmitglieder sich untereinander informieren, sollten sie an einem Treffen nicht teilnehmen können, Verunsicherungen werden so vermieden.

Kontaktperson

Es ist sinnvoll, daß sich jede Gruppe eine Kontaktperson wählt, deren Aufgabe innerhalb der Gruppe abgesprochen wird. Die Kontaktperson übernimmt in der Regel organisatorische Funktionen und steht mit der Kontaktstelle in Verbindung.

Die Kontaktperson wird oft fälschlicherweise als Gruppenleiter angesehen. Das Positive an einer Selbsthilfegruppe ist ja gerade, daß jedes Gruppenmitglied auch gleich verantwortlich für das Gruppengeschehen ist.

Zuhören

Aktives Zuhören ist eine Bereicherung für jede Gruppe und die Grundlage dafür, andere richtig zu verstehen.

Seitengespräche

Es ist schade, wenn mehrere Personen gleichzeitig sprechen, da wir immer nur jeweils einem zuhören können. So wird unweigerlich Mißstimmung aufkommen. Ein Gruppengeschehen verläuft befriedigender für alle, wenn ein guter Wechsel von Sprechen und Zuhören erreicht werden kann.

Geht das Gesundheitswesen nur andere, den Staat oder uns alle an?

W. Hribar

Gesundheit! **wünschen wir uns alle gegenseitig an Festtagen – aber auch im Alltag.**

Das Leben in unserer Wohlstandsgesellschaft wird beherrscht von Sehnsüchten und Wünschen: Man sehnt sich nach einem Auto, nach materiellen Gütern, nach Reisen, Genußmitteln etc. Und doch leben wir, solange es uns gut geht, nach dem Motto *Für immer jung und gesund.* Krankheit und Leiden treffen ja doch nur die anderen Menschen. Und auf einmal sind wir selbst, Angehörige oder Freunde von einer Erkrankung betroffen, die uns in die Realität zurückholt, und uns bewußt macht, welch hohes Gut Gesundheit ist.

Für Gesundheit sind zuallererst wir selbst mitverantwortlich – sie ist also kein Gut, das uns selbstverständlich zusteht. Dabei wären die äußeren Rahmenbedingungen, lange gesund zu sein, in unseren Breitengraden gegeben: Haben wir doch aufgrund großartigen medizinisch-technischen Wissens, einer intensiven Forschung, optimaler Medikamente, hervorragend ausgebildeter und engagierter Ärzte und einem hervorragenden menschlichen Pflegepersonal die beste Möglichkeit, sehr alt zu werden.

Es muß aber jedem von uns bewußt sein, daß die Schattenseiten dieses Glücks, höchste Lebenserwartung zu erreichen, häufige Erkrankungen, eine wachsende Zahl von Pflegebedürftigen und hohe Gesundheitskosten bedeutet.

Ein wichtiger Aspekt bei Gesundheitsüberlegungen mag die Frage nach dem Gesundheits-Kostenbewußtsein sein, auf das ich hier nun mit einigen Gedanken eingehen möchte. Darunter verstehe ich das Bewußtsein und auch die Bereitschaft jedes einzelnen Erwachsenen in unserer Gesellschaft, je nach sozialen und finanziellen Verhältnissen, zum Gesundheitswesen beizutragen.

- Die Ausgaben und Kosten im Bereich des gesamten Kranken- und Pflegewesens steigen Jahr für Jahr enorm an, sodaß sich die Frage nach der Finanzierbarkeit auf Dauer immer wieder stellt. Bund,

Länder und die 28 Sozialversicherungsträger schieben sich gegenseitig Veranwortlichkeit zu, und ein Durchschauen der diversen Verknüpfungen und Verweisungen der vielen verschiedenen Kostenträger ist für Insider kaum, für den Patienten überhaupt nicht möglich. Die dadurch erschwerte Organisation verschlingt zudem viel Geld für Bürokratie, aber auch viel Kraft der Verantwortlichen. Für viele unnütze, unverständliche und unkoordinierte Dinge wird viel Geld ausgegeben, aber z.B. die für Heilung unverzichtbare menschliche Leistung des Gespräches, der Zuwendung und Pflege wird in der Kostenberechnung kaum beachtet.

- Vorerst ist es dringendst notwendig, eine Durchschaubarkeit und Vereinheitlichung der diversen Systeme zu erreichen. Dadurch könnte sicher das **Kostenbewußtsein** sowohl bei den **Veranwortlichen** als auch bei den **Patienten** vergrößert bzw. überhaupt erst einmal geschaffen werden. Für jeden Patienten muß das Gesundheitswesen offen durchschaubar sein: Erst dann sind Verständnis, Einsicht und Interesse möglich.

- Das Gefühl der Ohnmacht trägt zum mangelnden Kostenbewußtsein bei. Früher oder später wird uns klar werden, daß jeder persönlich mehr Geld für seine Gesundheit aufwenden muß – nur sollten wir dann auch klar erkennen können, wofür es verwendet wird. Dieser Anteil, den jeder beitragen soll, muß jedoch so gehalten sein, daß keine sozialen Härtefälle entstehen. Durch die jetzige Anonymität der öffentlichen Einrichtungen wird nur allzuleicht vergessen, daß das gesamte Gesundheitssystem von uns allen bezahlt werden muß, daß wir in Österreich nur 6 % und in Deutschland 12 % in die Krankenkasse einzahlen.

- Für jeden von uns wäre es wichtig zu wissen, was seine *Erkrankung* kostet. Oder weiß jemand von uns, was ein Schlaganfall, eine Krebserkrankung, eine Blinddarmentzündung, eine Alkoholentwöhnung o.ä. *kostet?* Welch enorme Summe verschlingt ein Tag im Krankenhausbett tatsächlich?

- Gesundheit ist wohl unser höchstes Gut – jedoch nicht, wenn es ums Geldausgeben geht. Für die Gestaltung der Freizeit sind Herr und Frau Österreicher weit eher bereit, oft auch viel Geld aufzuwenden. Dabei dient unsere Freizeitgestaltung häufig nicht der Gesundheitspflege.

- Wäre das Wissen um Kosten und Folgekosten nicht auch ein Ansporn für **Gesundheitsvorsorge** in unserer so materialistischen Welt?

- **Gesundheitsbewußtsein** muß bereits in der Familie beginnen und ist eng verbunden mit Lebensqualität. Gesundheitsbewußtsein muß auch fächerübergreifend in der Schule und in den Medien verstärkt vermittelt werden.

- Wir müßten uns viel mehr dessen bewußt sein, daß **wir selbst für unsere Gesundheit verantwortlich** sind. Daß wir selbst durch unseren Lebensstil wesentlich beeinflussen, woran wir erkranken werden oder auch nicht.

- Um das Gesundheitssystem effizient zu planen, bedarf es klarer Konzepte. So ist das **Konzept für die Behandlung und Betreuung Neurologischer Patienten in Tirol** durch die Projektgruppe *Neurorehabilitation* eine sehr begrüßenswerte Initiative, welche aufzeigt, daß die vorhandenen Strukturen bei weitem nicht ausreichen bzw. verändert werden müssen.
  Es ist dies ein Aufzeigen jener Realität, die Patienten bisher oft leidvoll erfahren mußten, wenn zuwenig Möglichkeiten für Soforthilfe und Rehabilitation gegeben war.
  Die aufgrund dieses Konzeptes durch die Landesregierung beschlossene Änderung des **Landeskrankenanstaltenplanes** wird nach möglichst rascher Realisierung in ganz Tirol für Neurorehabilitationspatienten und deren Angehörige wesentliche Verbesserungen bringen. Auch wenn diese erforderlichen Maßnahmen hohe Personal-, Einrichtungs- und Folgekosten verursachen, sind diese Aufwendungen gerechtfertigt.

> **Allein die Wiederherstellung eines durch Schlaganfall gelähmten Patienten zum wieder *sich selbst versorgen können* ist nicht in Zahlen auszudrücken.**
> **Wir müßten uns nur öfter vor Augen führen, wie schnell auch wir selbst oder uns Nahestehende betroffen sein könnten – schließlich ist das im weitesten Sinne volkstümlich euphemistisch genannte *Schlagerl* die dritthäufigste Todesursache.**

- Eine konkrete Forderung: Bei der Rehabilitation wäre es dringend notwendig, daß die Sozialversicherungsträger (die dafür zuständig sind) ehestens entsprechende Neurorehabilitationszentren einrichten, damit einerseits Akutbetten frei werden, Wiederherstellung ehest sinnvoll begonnen wird und der Kranke und dessen Angehörige wieder Hoffnung schöpfen.

- Wobei im Anschluß daran die ambulante neurorehabilitative Versorgung möglichst daheim aufgrund humanitärer Gründe sicher am erfolgreichsten fortgesetzt wird. Dazu bedarf es des weiteren Ausbaus der Sozial- und Gesundheitssprengel mit Pflegebehelfen und vor allem aber gut ausgebildeter Ärzte, Fachkräfte für Hauskrankenpflege, Physiotherapeuten, Ergotherapeuten, Logopäden und Altenhelfer.

Abschließend: Ein gesundes Gesundheitssystem bedarf der Anstrengung und Zusammenarbeit aller Einrichtungen, aber auch jedes einzelnen Staatsbürgers, denn der Staat Österreich sind wir alle.

VI. Schlaganfallexikon

Abasie	Unfähigkeit zu gehen
Abbausyndrom	Abnahme der Spontanität und der Initiative
Abulie	krankhafte Willenlosigkeit, völliges Sprechvermögen
Abusus	Übermäßiger Konsum von Medikamenten, Alkohol oder anderen Substanzen
Adiadochokinese	Unfähigkeit, Beugung und Streckung von Muskeln (z. B. des Armes) abwechselnd auszuführen
Adynamie	Kraftlosigkeit
Aerophagie	gewohnheitsmäßiges Luftschlucken
Affektinkontinenz	Fehlende oder mangelnde Selbstkontrolle über Stimmungen und Gefühle
Afferente Bahnen	zum Gehirn führende Bahnen des Zentralnervensystems
Aggregationshemmer	Medikamente, die die Bildung von Blutgerinnseln verhindern helfen
Agnosie	Störung des Erkennens trotz ungestörter Funktion der Sinnesorgane
Agraphie	Unvermögen schriftlicher Mitteilung
Akalkulie	Unvermögen zu rechnen
Alexie	Leseunfähigkeit
Amaurose	Ausfall des Sehvermögens
Amaurosis fugax	rückbildungsfähige Erblindung
Amnesie	Form der Gedächtnisstörung, Erinnerungslücke
Aneurysma	Angeborene oder erworbene oder künstliche Verbindungen zwischen zwei Gefäßen
Angiographie	Gefäßdarstellung mit Röntgenkontrastmittel
Angiom	„Blutschwämmchen" durch viele kleine, zusammengeballte Blutgefäße
Angioplastie	Künstliche Gefäßausdehnung von vorher verengten Gefäßabschnitten (Stenosen)
Anteriorinfarkt	Hirninfarkt im Bereich der vorderen Hirnarterie (Arteria cerebri anterior)
Antispastika	Medikamente zur Senkung der muskulären Spastik
Apallisches Syndrom	Ausfall der Hirnrinde, die lebenswichtigen Funktionen werden vom Hirnstamm aufrechterhalten
Aphagie	Unvermögen zu schlucken
Aphasie	Störung der Sprache bei erhaltener Funktion der zum Sprechen benötigten Muskulatur
Aphonie	Tonloses Sprechen, Flüstern möglich
Apnoe	Zeitweises Aussetzen der Atmung, Atemstillstandsepisoden im Schlaf

Apoplexie	Schlaganfall
– blutiger Apoplex (15 %)	hervorgerufen durch hohen Blutdruck oder Platzen eines im Gehirn verlaufenden Gefäßes
– unblutig (80 %)	hervorgerufen durch Minderdurchblutung des Gehirns
Apraxie	Unfähigkeit, bei erhaltener Beweglichkeit zu handeln bzw. Körperteile zweckmäßig zu bewegen
Areflexie	Fehlen aller oder einzelner Reflexe
Arrhythmie	Unregelmäßige Herzschlagfolge
Arteria carotis	Halsschlagader
Arteria vertebralis	Wirbelschlagader
Arteriosklerose	Arterienerkrankung mit Verdickung, Verhärtung und Verkalkung der Gefäßwand
Aspirin	Thrombocytenfunktionshemmer
Astasie	völlige Unfähigkeit zu stehen
Asymptomatisch	Ohne Beschwerden
Ataxie	Störung der Bewegungskoordination
Atrophie, zerebral	Abnahme des Gehirnvolumens
Autogenes Training	Selbstentspannungsmethode der Psychotherapie
Azetylsalizylsäure (ASS)	Aggregationshemmer, Medikament
Basalganglien	Stammganglien
Basilaristhrombose	Lebensbedrohlicher Schlaganfall durch thrombotischen Verschluß der Arteria basilaris
Betablocker	Blutdrucksenkende Medikamentengruppe
Black out	Zeichen für Funktionsausfall des Gehirns
Bluthochdruck	Krankhaft erhöhter Blutdruck
Bobath-Methode	Vorherrschende Methode in Krankengymnastik, Ergotherapie und Pflege zur Rehabilitation von Schlaganfallkranken
Brachiofaziale Parese	Lähmung von Arm und Gesicht
Bradykardie	Verlangsamung des Herzrhythmus
B-Scan-Sonografie	Ultraschalluntersuchungsverfahren, mit dem die Arterien sichtbar gemacht werden
Capsula interna	Weiße Hirnsubstanz zwischen den Stammganglien, durch die die Nervenbahnen vom Großhirn zum Rückenmark und umgekehrt verlaufen
Carotis	Halsschlagader, Kopfschlagader
Cerebellum	Kleinhirn
cerebrospinalis	zu Gehirn und Rückenmark gehörend
cervicalis	zum Hals und Nacken gehörend
Cholesterin	Fettstoffwechselprodukt, das bei Erhöhung zur Arteriosklerose beiträgt
Circulus arteriosus Willisii	Ringförmige Verbindung von Hirnarterien an der Hirnbasis
Cognitiv	das Denken und Erkennen betreffend
Coiling	Knickbildung der Halsschlagader
Coma	siehe Koma
Commotio cerebri	Gehirnerschütterung

Computertomographie (CT)	röntgendiagnostisches computergestütztes bildgebendes Verfahren, dient dem direkten Nachweis von Tumoren, Blutungen und Ödemen im Gehirn
Contusio cerebri	Hirnprellung, traumatisch entstandener Gewebsschaden
Cortex cerebri	Großhirnrinde
Dehydratation	Entwässerung, „Austrocknung" des Körpers
Dekompensation	Krankhafte Schwäche eines Organs
Demenz	Verlust der geistigen Leistungsfähigkeit, Abbau von Gedächtnis, Orientierung und Erkennen
Depression	Niedergedrückter Gemütszustand
Diabetes mellitus	„Zuckerkrankheit"
Diastole	Erschlaffungsphase des Herzens, in der die Herzkammern mit Blut gefüllt werden
Digitale Substraktionsangiographie (DSA)	Computergestützte Angiographiemethode, bei der nur wenig Kontrastmittel benötigt wird
Diplegie	doppelseitige Lähmung
Diplopie	Doppelbilder der Augen, meistens durch Lähmungen von Augenmuskeln
Doppler-Sonographie	Ultraschallverfahren, um an Blutgefäßen Richtung und Geschwindigkeit des Blutflusses zu bestimmen
Drop attack	Anfallsartiger Sturz durch plötzlichen Verlust der Haltungs- und Muskelkontrolle
Duplex-Sonographie	Ultraschallverfahren aus der Doppler-Sonographie und B-Scan-Sonographie
Dysästhesie	Sensibilitätsstörung
Dysarthrie	Störung der Sprachkoordination
Dysphagie	Schluckstörung
Dysphasie	unvollständiger Sprachverlust
Echolalie	Wiederholungen von Äußerungen des Gesprächspartners, Symptome der Aphasie
Efferente Bahnen	Nerven, die Erregungen vom Zentralnervensystem zur Peripherie leiten
Elektroenzephalografie (EEG)	Methode zur Ableitung elektrischer Gehirnströme (Hirnstrombild)
Elektrokardiografie (EKG)	Methode zur Ableitung elektrischer Herzströme (Herzstrombild)
Elektromyografie (EMG)	Muskelströme (Muskelstrombild)
Embolie	Ausstreuung eines oder mehrerer Blutgerinnsel (Thromben) in andere Gefäßgebiete, wo sie Verschluß oder Einengung bewirken können
Endarteriektomie	Operative Entfernung von thrombotischen Auflagerungen an der Innenwand von eingeengten Arterien
Entspannungstherapie	Behandlungsmethoden, um geistig und köperlich zu entspannen (siehe auch autogenes Training)
Enzephalitis	Gehirnentzündung
Enzephalon	Gehirn
Enzephalomalazie	Erweichung des Gehirns, frühere Bezeichnung eines Schlaganfalls

Epilepsie	Anfallsartige Krampfanfälle, die im Gehirn ausgelöst werden
Ergotherapie	Arbeits- und Beschäftigungstherapie
Erythrozyten	Rote Blutkörperchen
Evozierte Potentiale	Elektrische Spannungsschwankungen des Nervensystems, die durch Seh-, Hör-, Berührungs- oder andere Reize provoziert werden
Exsikkose	Austrocknung durch unzureichende Flüssigkeitsaufnahme
Externa-Interna-Anastomose, EC/IC-Bypass, EIAB, extra-intrakranieller Bypass	Weitgehend verlassene Operationsmethode, bei der eine außerhalb des Kopfes gelegene Arterie zur besseren Blutversorgung des Gehirns mit einem im Kopf verlaufenden, „leeren" Blutgefäß verbunden wird
Extrakranielle Gefäße	arterielle Zuflußbahnen des Gehirns: Arteria carotis und Arteria vertebralis (rechts und links)
Extremitäten	Arme und Beine, Gliedmaßen
facialis	zum Gesicht gehörig
Fazialisparese	Lähmung des Gesichtsmuskels
Fibrinogen	Gerinnungsfördernder, körpereigener Stoff
Fibrinolyse	Natürliche oder therapeutische Auflösung von Gerinnseln
Fokus	Herd, Sitz einer Krankheit
Frontalhirn	Stirnhirn
Gangataxie	Gestörte Koordination der Muskulatur beim Gehen
Ganglienzellen	Zellen des Nervengewebes
Gehirn	Encephalon, Cerebrum, Hirn: Großhirnhemisphären, Hirnstamm, Kleinhirn
Gehirninfarkt	zerebraler Insult, zerebrovaskuläre Insuffizienz, Apoplexie
Gehirnschlag	Apoplexie, zerebrovaskuläre Insuffizienz
Gehirnsklerose	Arteriosklerose der Gehirnarterien, Zerebralsklerose
Gerontologie	Alternsforschung
Gesichtsfeld	Sichtbereich der Augen bei starrer Kopfhaltung
Globale Aphasie	Siehe Aphasie
Glossopharyngeus (Nervus glossopharyngeus)	IX. Hirnnerv, Zungenschlundnerv
Hämangiom	„Blutschwämmchen"
Hämatokrit	Anteil fester Bestandteile (Blutkörperchen)
Hämatom	Bluterguß in Weichteile und Zwischengewebsräume
– epidural	Blutung zwischen Hirnhaut und Schädelknochen
– intracerebral	Bluterguß innerhalb des Gehirns
– subdural	zwischen den Hirnhäuten
Halbseitenlähmung	Hemiplegie
Hemianästhesie	halbseitiges Fehlen der Berührungsempfindlichkeit
Hemianopsie	Halbseitenblindheit
Hemiparese	Halbseitenschwäche, leichte Halbseitenlähmung
Hemiplegie	Halbseitenlähmung, Lähmung einer Körperseite

Hemisphäre	Hälfte, z. B. eine Großhirnhälfte
Heparin	Körpereigene oder industriell hergestellte Substanz, die der Blutgerinnung entgegenwirkt und deshalb therapeutisch häufig zur Verhinderung von Thrombosen eingesetzt wird
Herd	umschriebener Krankheitsprozeß im Gehirn (Fokus)
Hirn	Enzephalon, Zerebrum
Hirnblutung	Apoplexie
Hirnembolie	vom Herzen oder von der Halsschlagader weitergeleitete Blutgerinnsel, die in den Hirnkreislauf gelangen
Hirnhaut	Meningen
Hirninfarkt	Enzephalomalazie, Apoplexie
Hirnödem	vermehrter Flüssigkeitsgehalt in den Gewebsspalten des Gehirns
Hirnschlag	Apoplexie, zerebrovaskuläre Insuffizienz
Hirnstamm	Verbindung zwischen Großhirn und Rückenmark. Sitz der vegetativen Zentren
Hirnsubstanz, graue	
Hirnsbustanz, weiße	
Hirntrauma	Schädelhirntrauma, Gehirnerschütterung, Gehirnprellung
Hypertonie	Bluthochdruck
Hypoglykämie	Unterzucker des Blutes, führt zu schlaganfallähnlichen Symptomen
Hypotonie	Zu niedriger Blutdruck
Infarkt	Untergang von Gewebe oder Organteilen
Inkontinenz	Unfähigkeit, Unvermögen
Insuffizienz	Mangelhafte Leistung von Organen
Insult	Ausfall
intrakraniell	im Gehirn liegend
irreversibel	unveränderbar, unfähig zur Rückbildung
Ischämie	Verringerung der Durchblutung, Blutleere einzelner Organe oder Organteile infolge mangelnder Blutzufuhr, Mangeldurchblutung
Karotis	Arteria carotis, große, zum Kopf führende Halsarterie
Kernspin-Tomographie	Bildgebendes Untersuchungsverfahren, bei dem durch magnetisch ausgelöste Bewegungen von Wasserstoffatomen computergestützte Schichtbilder von Organen entstehen (Magnet-Resonanz-Tomographie, MRT)
Kinking	Knickbildung an einem Blutgefäß
Kleinhirn	Cerebellum
Kognitiv	Das Denken und Erkennen betreffend
Kollateral	An der Seite, daneben liegend, z. B. Blutversorgung von anderer Seite
Koma, komatös	Bewußtlosigkeit, bewußtlos
Kontraktur	Versteifung, z. B. eines Gelenkes

Kontrastmittel	bei bildgebenden Verfahren zur Verstärkung von Kontrastunterschieden in den Körper eingebrachte Mittel, besonders Röntgenkontrastmittel
Kortex	Großhirnrinde, die Hirnrinde betreffend
Lakunärer Hirninfarkt	Lagunenartig nebeneinander liegende Hirninfarkte oder Hirnischämien
Lähmungstypen	Hemiplegie: Halbseitenlähmung Tetraplegie: Lähmung aller vier Gliedmaßen Paraplegie: Lähmung beider Arme oder Beine
Läsion	Schädigung, z. B. eines Gewebes
Liquor	Flüssigkeit in den Hohlräumen von Gehirn und Rückenmark („Nervenwasser")
Locked-in-Syndrom	Schwerste Art eines Hirnstamminfarktes, der Kranke ist wach, kann aber nur noch die Augenlider bewegen
Logopädie	Sprach- und Sprechheilkunde
Lumbalpunktion (LP)	Entnahme von Liquor aus dem Hohlraum am Rückenmark
Lyse	Auslösung, z. B. eines Blutgerinnsels
Magnetresonanztomographie (MRT)	Siehe Kernspin-Tomographie
Malformation	Fehlbildung, z. B. von Blutgefäßen
Mediainfarkt, -insult	Infarkt im Bereich der mittleren Hirnarterie (A. cerebri anterior)
Meningen	Hirn- und Rückenmarkshaut harte Hirnhaut (Dura mater) weiche Hirnhaut (Leptomeninx)
Meningitis	Gehirnhautentzündung
Monoparese	Häufigkeit einer Krankheit in einer bestimmten Bevölkerungszahl in einer bestimmten Zeiteinheit
Mortalität	Sterblichkeit an einer Krankheit in einer bestimmten Bevölkerungszahl in einer bestimmten Zeiteinheit
Motilität	Beweglichkeit
Motorik, motorisch	Bewegung, die Bewegung betreffend
Moyamoya	Bei Kindern und Jugendlichen besonders in Japan, selten auch in Europa, auftretende Krankheit, bei der die Halsschlagadern verschlossen sind und das Gehirn über feinste kollaterale Blutgefäße versorgt wird
Multi-Infarkt-Demenz (MID)	Geistiger Abbau durch mehrere Schlaganfälle
Muskeltonus	Spannungszustand der Muskulatur
Neglect	Vernachlässigung, z. B. einer Körperseite
Nekrose	Tod von Gewebeanteilen
Neurolinguistik	Fachgebiet, das sich mit zentralen Sprach- und Sprechstörungen befaßt
Neuropsychologie	Lehre von den psychologischen Vorgängen im Nervensystem

Neurovaskuläre Erkankungen	Störungen des Hirns, die durch Minderdurchblutung hervorgerufen werden
Nootropika	Medikamentengruppe, die den Stoffwechsel des Gehirns günstig beeinflussen sollen
Ödem	Flüssigkeitsanlagerung in Zellen oder Gewebe
Optikus	Sehnerv, Nervus opticus
Ovulationshemmer	„Antibabypille"
Parästhesie	Mißempfindungen, z. B. an der Haut
Paralyse	Völlige Lähmung der Muskulatur
Paraphasie	Sprachstörung, bei der Worte durch Lautveränderung, Lautweglassen oder Lauthinzufügen verändert oder Worte mit ähnlicher Bedeutung eingesetzt werden
Paraplegie	Lähmung beider Beine
Parese	Teillähmung, Schwäche, teilgelähmt
Penumbra	Hirngewebe, das am Rande eines Hirninfarkts zwar minderdurchblutet, aber noch erholungsfähig ist
Perimetrie	Gesichtsfelduntersuchung
Physiologie	Lehre von den normalen Körpervorgängen
Plaques	Ablagerungen von Kalk und anderen Stoffen an Innenwänden von Blutgefäßen
Plasmaexpander	Blutersatzstoffe, die auch zur Blutverdünnung angewendet werden
Plegie	Völlige Lähmung
PNF-Methode	Krankengymnastische Behandlungsmethode, bei der über Reflexe und Tiefenreizung nervliche und muskuläre Reaktionen stimuliert werden
Positronen-Emissions-Tomographie (PET)	Bildgebende, nuklearmedizinische Untersuchungsmethode zur Erforschung von Stoffwechselvorgängen, z. B. des Gehirns
Posteriorinfarkt	Hirninfarkt im Bereich der hinteren Gehirnarterie (A. cerebri posterior)
Potentiale, evozierte	siehe evozierte Potentiale
Prävention	Vorbeugung
PRIND	Abkürzung für prolonged reversible ischaemic neurological deficit Form der zerebrovaskulären Insuffizienz
Prodromi	Vorläufer, Vorboten, Warnzeichen
Psychopharmaka	Medikamente zur Beeinflussung psychischer Veränderung
Pyramidenbahnen	Wichtigste motorische Nervenbahnen, die von der Hirnrinde zum Rückenmark führen, dabei zur Gegenseite kreuzen, und die stimulierenden und hemmenden, willkürlichen Bewegungsimpulse übermitteln
Pyramidenbahnzeichen	Krankhaft veränderte Reflexe und andere Zeichen bei Schädigung der Pyramidenbahn

RCBF — Messung der Durchblutung bestimmter Hirn-regionen (regional cerebral blood flow)

Reflex — Unwillkürliche, gesetzmäßig ablaufende Antwort auf einen bestimmten Reiz

Rehabilitation — Wiedereingliederung, medizinische, berufliche, soziale Wiedereingliederung

Remission — Rückbildung von Krankheitszeichen

Restitution — Wiederherstellung gestörter Funktionen

Revaskularisierung — Wiederdurchgängigmachen eines verengten oder verschlossenen Gefäßes

Rheologie — Lehre von den Fließ- und Strömungseigenschaften, das Fließen betreffend

RIND — Abkürzung für reversible ischaemic neurological deficit
zerebrovaskuläre Insuffizienz, deren Folgen in 8 – 10 Tagen abheilen

Risikofaktor — Faktoren, die die Entstehung einer Krankheit fördern oder anzeigen

Röntgenkontrastmittel — Hilfsmittel zur Darstellung von Körperräumen, Hohlorganen und Gefäßen, vgl. Angiographie

RTPA — Künstlich gewonnener Gewebs-Plasminogen-Aktivator, ein Enzym, das zur Lyse-Therapie eingesetzt wird (recombinant tissue plasminogen activator)

SAB — Subarachnoidalblutung

Schlaffe Lähmung — Lähmung mit stark reduzierter Muskelspannung

Schlafapnoe — Siehe Apnoe

Schlaganfall — siehe Apoplexie, Gehirnschlag, zerebrovas. Insuffizienz

Sensorik, sensorisch — System der Wahrnehmungsfähigkeit, der Sinne, die Sinnesaufnahme betreffend

SHT — Abkürzung für Schädelhirntrauma, umfassender Begriff für Kopfverletzungen mit Gehirn-beteiligung

Sinusthrombose — Thrombose in den großen venösen Blutgefäßen des Gehirns, Schlaganfallursache

Spasmus — Krampfartig erhöhte Spannung der Muskulatur

Spastizität — Spannungszustand der Muskulatur

SPECT — Bildgebendes Untersuchungsverfahren auf nuklear-medizinischer Basis (single photon emissions computer tomography)

Sprechapraxie — Apraktische Störung der Planung von Artikulations-bewegungen

Stammganglien — Nervenzellenansammlung im Hirnstamm, die auf Bewegung steuernd und regulierend wirken

Stammhirn — Siehe Stammganglien

Stenose — Verengung, z. B. eines Blutgefäßes an bestimmter Stelle

Streptokinase — Substanz zur Lyse-Therapie

Subarachnoidalblutung	Blutung in den Raum zwischen der Arachnoidea und harter Hirnhaut, Schlaganfallursache, oft durch angeborene Aussackung eines Blutgefäßes bedingt
Symptome	Krankheitszeichen
Synapse	Schaltstelle zwischen zwei Nervenzellen und ihren Ausläufern zur Übertragung und Weiterleitung von Erregungen
Syndrom	Komplex von Krankheitszeichen, die in typischer Weise einem Krankheitsbild entsprechen
Synkope	kurzdauernder Bewußtseinsverlust
Stenose	angeborene oder erworbene Verengung von Hohlorganen oder Gefäßen
Stenosegeräusche	lassen sich durch Abhören feststellen, z. B. über der Halsarterie, und weisen auf eine Engstelle der Halsschlagader hin
Strömungsgeräusch	siehe Stenosegeräusch
Stealphänomen, Stealeffekt	Entzugs- oder Anzapfsyndrom, Blutverteilungsänderung
Systole	Phase der Herzarbeit, in der durch Zusammenziehung des Herzmuskels das Blut aus den Herzkammern gedrückt wird
Szintigraphie	Registrierung der Aktivität von radioaktiven Stoffen, die in den Körper zur Untersuchung von Gewebe gegeben wurden
Tachykardie	Beschleunigung der Herzschlagfolge
Tetraparese	Teillähmung aller vier Extremitäten
Tetraplegie	Völlige Lähmung aller Extremitäten
Thalamus	Ansammlung von Kernen im Zwischenhirn, die in alle zum Großhirn ziehenden Sinnesbahnen eingeschaltet ist („Tor zum Bewußtsein")
Thrombose	Erkrankung durch Blutgerinnsel
Thrombozyten	Blutplättchen, die maßgeblich an der Gerinnung mitwirken („Gerinnungszelle")
Thrombus	Blutgerinnsel im Herz oder einem Blutgefäß
TIA	transitorisch ischämische Attacke 2 – 15 Minuten, höchstens 24 Stunden anhaltende, neurologische Störung, deutliches Warnzeichen für einen bevorstehenden Schlaganfall, Apoplexie, zerebrovaskuläre Insuffizienz
Ticlopidin	Neuerer Thrombozytenaggregationshemmer
Tiefensensibilität	Gefühlsmäßige Wahrnehmung der Stellung von Gelenken und Muskelspannung
Tomographie	Schichtweise Bilddarstellung
Tonus	Spannungszustand, z. B. der Muskulatur
Transitorische ischämische Attacke (TIA)	siehe TIA
Trauma	Verletzung, Unfall

Ultraschalldiagnostik	diagnostisches Verfahren, z. B. von venösen und arteriellen Gefäßerkrankungen und deren Folgen, siehe Engstellen an der Halsschlagader
Ultraschallkardiographie	Echokardiographie, Registrierung des Herzzustandes und seiner Beweglichkeit
Urokinase	Substanz zur Lyse-Therapie
Vasodilatation	Natürliche oder therapeutische (Blut-)gefäßausweitung
Vegetatives Nervensystem	Autonomes Nervensystem, das die unwillkürlichen Funktionen wie Atmung, Verdauung, Drüsenfunktionen und andere vegetative Funktionen steuert („vegetative Zeichen")
Ventrikel	Hohlraum eines Organs, z. B. des Herzens oder Gehirns
Vertigo	Schwindel
Vigilanz	Wachheitszustand
Visus	Sehvermögen, das Sehen betreffend
Vorhofflimmern	Störung des Herzrhythmus, bei dem die Vorhöfe unabhängig von den Herzkammern sehr schnell schlagen; gilt als ein Risikofaktor für Schlaganfall
Wernicke-Aphasie	Siehe Aphasie
Wernicke-Mann'scher Gang	Typische, krankhafte Ganghaltung nach Schlaganfall mit Hemiparese mit spastischer Beugung des gelähmten Armes und Außenstreckung des gelähmten Beines
Zentralnervensystem (ZNS)	Gehirn, Rückenmark und Sehnerven als Teile des gesamten Nervensystems
Zerebellum	Kleinhirn
Zerebrovaskuläre Insuffizienz	reversible, progrediente oder persistierende Minderdurchblutung des Gehirns, in der überwiegenden Zahl der Fälle beruhend auf Engstellen oder Verschlüssen der Halsschlagadern oder der großen Arterien des Aortenbogens
Zerebrum	Siehe Cerebrum, cerebral

VII. Weiterführende Literatur

Zippel, C.: Schlaganfall. Ullstein medicus Taschenbuch, Frankfurt 1994

Soyka, F.: Schlaganfall. Fischer, Stuttgart 1995

Diener, H.-C.: Wie beuge ich dem Schlaganfall vor (Serie Gesundheit). Piper, München 1994

Krämer, G.: Dem Schlaganfall vorbeugen. TRIAS/Thieme, Stuttgart 1993

Huemer-Drobil, B., G. Kletter, L. Langbein: Leben nach dem Schlaganfall. Ein Ratgeber für Kranke, ihre Familien und Betreuer. Kiepenheuer & Witsch, Köln 1987

Kinadeter, H.: Aktiv gegen Herzinfarkt und Schlaganfall! Humboldt-Taschenbuchverlag Jacobi, München 1992

Mäurer, H.-C., R. Mäurer: Der Schlaganfall. Ursachen, Vorbeugung, die Behandlung im Krankenhaus, Rehabilitation und Rückkehr in den Alltag. Ein Ratgeber für Patienten und Angehörige. TRIAS, Stuttgart 1991

Diener, H.-C.: Klinik und Therapie zerebraler Durchblutungsstörungen. Edition medizin/VCH Verlagsgesellschaft, Weinheim 1990

Gelmers, H., J. Krämer, W. Hacke, M. Hennerici: Zerebrale Ischämien. Springer, Berlin–Heidelberg–New York 1989

Mäurer, H.-C.: Schlaganfall. Rehabilitation statt Resignation. Thieme, Stuttgart 1977

Schirmer, M.: Der Schlaganfall (Geriatrie für die Praxis, Vol. 2). Karger, Basel 1990

Weitbrecht, W.-U: Zerebrovaskuläre Erkrankungen. Neuere Aspekte der Epidemiologie, Pathophysiologie, Klinik und Therapie, Fischer, Stuttgart 1992

Faulhaber, H.D.: Hoher Blutdruck. Ratgeber für Herz-Kreislauf-System. Ennstaler, Steyr 1988

Heyden, S., G. Brand: Gesunde Kost – gesundes Herz. Vorbeugende Diät gegen den Herzinfarkt. Vielfältige Rezepte – auch für Übergewichtige und Diabetiker. Informationen über den Risikofaktor Cholesterin, 4. Aufl. TRIAS, Stuttgart 1991

Huber, W., K. Poeck, L. Springer: Sprachstörungen. Ursachen und Behandlung von Sprachstörungen (Aphasien) durch Schädigungen des zentralen Nervensystems. TRIAS, Stuttgart 1991

Johnstone, M.: Der Schlaganfall-Patient. Grundlagen der Rehabilitation für Krankengymnasten, Pflegepersonal, Beschäftigungs- und Sprachtherapeuten. 2. Aufl. Fischer, Stuttgart 1992

Johnstone, M.: Die Hausbetreuung des Schlaganfallpatienten. Im Wiederherstellungs-muster leben. Fischer, Stuttgart 1987

Kroker, I.: Sprachverlust nach Schlaganfall. Ein Leitfaden für Aphasiker und deren Angehörige. 2., überarbeitete Aufl. (Schriftenreihe „Hilfe zur Selbsthilfe", Band 2). Verlag für Medizin Dr. Ewald Fischer, Heidelberg 1989

Tropp Erbald, I.: Katze fängt mit S an. Aphasie oder Verlust der Wörter. Fischer, Frankfurt 1985

Perry-Lymann, D.: Tausend Tage Lebensende. Ein Weg durch Krankheit und Pflege. Knaur, München 1986

Deecke, L., K. Zeiler: Wie vermeide ich den Schlaganfall? Beinflußbare Risikofaktoren. Facultas, Wien 1990

Rehabilitation des Halbseitengelähmten und Rehabilitation bei einem Patienten nach Schlaganfall. UCB Pharma GesmbH, 1121 Wien, Altmannsdorfer Straße 104

VIII. Informationen und Kontaktstellen

I. Neurologische Krankenhausabteilungen Österreichs

Wien

Univ.-Prof. Dr. E. Auff
Abteilung für Neurol. Rehabilitation
Währinger Gürtel 18-20
A-1090 Wien
Tel.: 0222/40400-0
Fax: 0222/40400-1212, -1244

Prof. Dr. H. Binder
Ärztlicher Leiter des
KH Maria-Theresien-Schlössel
Hofzeile 18-20
A-1190 Wien
Tel.: 0222/363455
Fax: 0222/363455-18

Prof. Dr. Lüder Deecke
Vorstand der Neurol. Univ.-Klinik
Währinger Gürtel 18-20
Tel.: 0222/40400-3110
Fax: 0222/40400-3141

Prof. Dr. W. Grisold
Vorstand d. Neurol. Abteilung
des Kaiser Franz Josef Spitals
Kundratstraße 3
A-1100 Wien
Tel.: 0222/60191
Fax: 0222/60191-672

Prof. Dr. K. Jellinger
Vorstand der Neurol. Abteilung
des Krankenhaus Lainz
Wolkersbergenstraße 1
A-1130 Wien
Tel.: 0222/80110-0
Fax: 0222/80110-2109

Prim. Dr. W. Kristoferitsch
Vorstand der Neurologischen Abteilung
SMZ Ost
Langobardenstr. 122
A-1220 Wien
Tel.: 0222-28802
Fax: 0222-28802-2050

Prof. Dr. B. Mamoli
Vorstand der 2. Neurolog. Abteilung
NKH Rosenhügel
Riedelgasse 5
A-1130 Wien
Tel.: 0222/81800-0

Prof. Dr. I. Podreka
Vorstand d. Krankenanstalt Rudolfstiftung
Neurologische Abteilung
Juchgasse 25
A-1030 Wien
Tel.: 0222/71165

Univ.-Doz. Dr. W. Oder
Ärtzlicher Leiter des
REHAB Zentrum Meidling
Kundratstr. 37
A-1120 Wien
Tel.: 0222/60150-0

Prof. Dr. G. Schnaberth
Vorstand der 1. Abteilung des
Neurologischen KH Rosenhügel
Riedelgasse 5
A-1130 Wien
Tel.: 0222/81800-0
Fax: 0222/81800-245

Prof. Dr. M. Simanyi
Neurologische Abteilung
Pflegeheim Lainz
Wolkersbergenstraße 1
A-1130 Wien
Tel.: 0222/80110-0
Fax: 0222/80110-2109

Prof. Dr. E. Sluga
Vorstand der Neurologischen Abteilung
des Wilhelminenspitals
Montleartstraße 37
A-1160 Wien
Tel.: 0222/49450

Burgenland

Prim. Doz. Dr. M. Schmidbauer
Vorstand der Neurologischen Abteilung
A.ö. Krankenhaus
Dornburggasse 80
A-7400 Oberwart
Tel.: 03352/400

Kärnten

Prim. Dr. M. Freimüller
Vorstand der Abteilung für Neurol. Reha-
bilitation
Landes-Sonderkrankenanstalt
Radningstr. 12
A-9620 Hermagor
Tel.: 04282/2220-0
Fax: 04282/2220-20

Doz. H. Scholz
Vorstand der Neurol. Abteilung des
Landeskrankenhauses Kärnten
Nikolaigasse 43
A-9500 Villach
Tel.: 04242/208
Fax: 04242/208-524, -717

Prof. Dr. E. Rumpl
Vorstand der Neurolog. Abteilung des
Landeskrankenhauses
St. Veiter Straße 47
A-9026 Klagenfurt
Tel.: 0463/5380
Fax: 0643/538-2285

Niederösterreich

Prim. Dr. U. Baumhackl
Vorstand der Neurologischen Abteilung
des A.ö. Krankenhauses
Propst-Führer-Straße 4
A-3100 St. Pölten
Tel.: 02742/300-0
Fax: 02742/300-2248

Doz. Dr. M. Brainin
Vorstand der Neurologischen Abteilung
NÖ. Landesnervenklinik Gugging
Hauptstraße 2
A-3400 Maria Gugging
Tel.: 02243/83312-0
Fax: 12243/83312-420

Prim. Dr. B. Kepplinger
Vorstand der Landesnervenklinik Mauer
A-3362 Mauer bei Amstetten
Tel.: 07475/3233
Fax: 07475/3233-226

Prim. Dr. W. Soukop
Vorstand der Neurologischen Abteilung
Allgem. öffentl. Krankenhaus
Corvinusring 3-5
A-2700 Wiener Neustadt
Tel.: 02622/52121
Fax: 02622/52121-2777

Oberösterreich

Prof. Dr. E. Deisenhammer
Vorstand der Neurologischen Abteilung
OÖ Landesnervenklinik
Wagner-Jauregg-Weg 15
A-4020 Linz
Tel.: 0732/6921-0

Prof. Dr. D. Klingler
Vorstand der Neurol. Abteilung des
A.ö. Krankenhauses
Krankenhausstraße 9
A-4020 Linz
Tel.: 0732/7806-0
Fax: 0732/7806-3300

Prim. Dr. W. Grabmair
Vorstand der Neurol.-psych. Abteilung
KH der Barmherzigen Schwestern
Seilerstätte 4
A-4010 Linz
Tel.: 07332/7677-0
Fax: 0732/7677

Dr. P. Pürgyi
Vorstand der Neurologischen Abteilung
KH der Barmherzigen Brüder
Seilerstätte 2
A-4020 Linz
Tel.: 0732/7897-0
Fax: 0732/7897-1099

Prim. Dr. F. Holzner
Vorstand der Neurol. Abteilung
KH der Barmherzigen Schwestern
Grieskirchner Straße 42
A- 4600 Wels
Tel.: 07242/415-0
Fax: 07242/496-2100

Salzburg

Prof. Dr. G. Ladurner
Vorstand der Neurol. Abteilung der
Landesnervenklinik
Ignaz-Harrer-Straße 79
A-5020 Salzburg
Tel.: 0662/4483-0
Fax: 0662/2222

Steiermark

Prof. Dr. E. Ott
Univ.-Klinik für Neurologie
Auenbruggerplatz 1
A-8036 Graz
Tel.: 0316/385-2235
Fax: 0316/385-325520

Prof. Dr. F. Reisecker
Vorstand der Neurol. Abteilung
KH der Barmherzigen Brüder Graz-
Eggenberg
Bergstraße 27
A-8020 Graz
Tel.: 0316/5989-0
Fax: 0316/5989-508

Prim. Dr. H.-W. Wege
Vorstand des Landessonder-KH
für Psych. und Neurologie
Abt. f. cerebrovaskuläre Erkrankungen
Wagner-Jauregg-Platz 1
A-8011 Graz
Tel.: 0316/291501
Fax: 0316/294191-306

Prim. Dr. S. Varosazec
Vorstand der Neurologischen Abteilung
Krankenhaus Bruck a. d. Mur
Tragösser Straße 1
A-8600 Bruck a. d. Mur
Tel.: 03862/51561-0
Fax: 03862/55555-2190

Tirol

Prof. Dr. W. Poewe
Vorstand der Univ.-Klinik für Neurologie
Anichstraße 35
A-6020 Innsbruck
Tel.: 0512/504-3850
Fax: 0512/504-3852

Prim. Doz. Dr. L. Saltuari
Vorstand der Neurologischen Abteilung
Krankenhaus Hochzirl
6170 Zirl
Tel.: 05238/2300
Fax: 05238/2300-56

2. Rehabilitationszentren

**Rehabilitationszentren
der Pensionsversicherungsanstalt
der Arbeiter mit neurologisch
orientierter Behandlung**

Niederösterreich
Rehabilitationszentrum Laab im Walde
Tiegartenstraße 3c
A-2381 Laab im Walde
Tel.: 02239/3536-0

Oberösterreich
Rehabilitationszentrum Austria
Bad Schallerbach
Stifterstraße 11
A-4701 Bad Schallerbach
Tel.: 07249/42541
Fax: 07249/42541-88

Steiermark
Rehabilitationszentrum Gröbming
A-8962 Gröbming, 214
Tel.: 03685/22323
Fax: 03685/22323-142

**Rehabilitationszentrum der Pensions-
versicherungsanstalt der Angestellten
unter anderem mit neurologisch vaskulärer Behandlung**

Sonstige

Salzburg
Rehabilitationszentrum Großgmain
Salzburger Straße 520
A-5084 Großgmain
Tel.: 06247/7406-0
Fax: 06247/7406-300

A.ö. Landeskrankenhaus Bad Radkersburg
Prim. Dr. P. Feischl
Dr.-Schwaiger-Straße 1
A-8490 Bad Radkersburg
Tel.: 03476/2401-0
Fax: 03476/2401-209

3. Verzeichnis von sonstigen stationären und ambulanten Einrichtungen

- Niedergelassene praktische Ärzte nach
  Bundesland und Bezirk
- Niedergelassene Fachärzte nach
  Bundesland und Bezirk
- Krankenanstalten
- Senioren- , Alten- und Pflegeheime
- Behörden und Einrichtungen des
  Gesundheitswesens
- Freie Berufe im Gesundheitswesen
  nach Bundesländern
- Physiotherapeuten(innen)

TN:
Dr. Karlheinz Kux, Kammeramtsdirektor
der Österreichischen Ärztekammer
Handbuch der Sanitätsberufe Österreichs
Dieter Göschl Ges.m.b.H.
Hernalser Hauptstraße 213
A-1170 Wien
Tel.: 0222/486-4240
Fax: 0222/486-4372-0

4. Selbsthilfegruppen

Kärnten

Selbsthilfegruppe Aphasie
c/o Selbsthilfe Kärnten
Stauderplatz 5/III/308
A-9020 Klagenfurt
Tel.: 0463/5048-71
Fax: 0463/5048-7124

Selbsthilfegruppe Schlaganfall
c/o Herrn Ernst Bramberger
Ferdinand-Wedenig-Straße 35
A-9037 Klagenfurt-Viktring
Tel.: 0463/2828-79

Selbsthilfegruppe Schlaganfall
c/o Herrn Gerhard Znigler
Schubertstraße 5/36
A-9500 Villach-Oberkärnten
Tel.: 04242/2348-17

Niederösterreich

Selbsthilfegruppe Schlaganfall
c/o Herrn Ing. F. Pucharsky
Siedlung 11
A-2490 Ebenfurth, E-Werk
Tel.: 02624/58863 (bis 20.00 Uhr)

Kontaktadresse:
Frau Brunhilde Görig
Hauptstraße 151
A-2391 Kaltenleutgeben

Verein Schlaganfallselbsthilfe
für Niederösterreich
c/o Landesnervenklinik Gugging
Hauptstraße 2
A-3400 Maria Gugging
Tel.: 02243/83312-370
Fax: 02243/83312-338

Frau
Evy Bohaczek
Brettwieserstr. 24
A-3011 Irenental

NÖ-Hilfswerk
Sozialstation Triestingtal
Brunntalstr. 14
A-2560 Berndorf
Tel.: 02672/7909

Oberösterreich

Selbsthilfegruppe Oberösterreich
Schlaganfall
c/o Frau Sieglinde Fürstelberger
Schumpeterstraße 16
A-4040 Linz
Tel.: 0732/246563

Kontaktadresse:
Dr. C. Adelwöhrer
Wagner-Jauregg-Krankenhaus
Wagner-Jauregg-Weg 15
A-4020 Linz
Tel.: 0732/6921

Salzburg

Selbsthilfegruppe für Aphasie
c/o Frau Marianne Gärtner
Philipp-Harpf-Straße 6
A-5020 Salzburg
Tel.: 0662/4483-3084

Selbsthilfegruppe Schlaganfall
Landesnervenklinik Salzburg
c/o Frau Bettina Brandauer
Ignaz-Harrer-Straße 79
A-5020 Salzburg
Tel.: 0662/4483-3706
Von 12.00 bis 13.00 Uhr und
15.30 bis 16.00 Uhr

Steiermark

Aphasie Selbsthilfegruppe Graz
c/o Frau Waltraud Belohlavek
Semibergerstraße 16
A-8052 Graz

Selbsthilfegruppe Schlaganfall
c/o Dr. Sigfried Polegeg
Franz-Josef-Straße 4
A-8700 Leoben

Tirol

Schlaganfallforum Tirol
Univ.-Klinik Innsbruck
MR-Institut
c/o Univ.-Prof. Dr. F. Aichner
Anichstraße 35
A-6020 Innsbruck
Tel.: 0512/504-4437
Fax: 0512/504-4419

Schlaganfallforum Tirol
Dachverband der Tiroler Selbsthilfevereine
Sebsthilfegruppe für Angehörige
Maximilianstraße 35
A-6020 Innsbruck
Tel.: 0512/577198

Schlaganfallforum Tirol
Dachverband der Tiroler Selbsthilfevereine
Selbsthilfegruppe für Patienten
Maximilianstraße 35
A-6020 Innsbruck
Tel.: 0512/577198

Schlaganfallforum Tirol
Schlaganfall Selbsthilfegruppe Lienz
Gesundheits- und Sozialsprengel
Schweizergasse 5
A-9900 Lienz
Tel.: 04852/70736

DACHVERBÄNDE:

Kärnten

Selbsthilfe Kärnten-Dachverband für
Patientinnen- und Behinderten-
Selbsthilfegruppen
Fr. Gerlinde Müller-Grohotolsky
Lidmanskygasse 8/2
A-9020 Klagenfurt
Tel.: 0463/5048-74 – 75
Fax: 0463/5048-71 – 24

Niederösterreich

Gesundheitsverwaltung St. Pölten
Sozialmedizinischer Dienst
Fr. DSA Gertrude Brodbeck
Linzer Straße 6
A-3100 St. Pölten
Tel.: 02742/52531-2518

Oberösterreich

Dachverband der OÖ
SHG-im Gesundheitsbereich
c/o Herr Herbert Peter
Figulystraße 4a
A-4020 Linz
Tel.: 0732/3421-0
Fax: 0732/663468-22

Dienststelle Sozialberatung des Magistrats
Wels
Hr. Mag. Wolf Dorner
Quergasse 1
A-4600 Wels
Tel.: 07242/235-796
Fax: 07242/29585

Salzburg

Salzburger Patientenforum
Salzburger Gebietskrankenkasse
c/o Frau Gertrude Krüger
Faber Straße 19–23
A-5024 Salzburg
Tel.: 0662/8889-258
Fax: 0662/431846

Steiermark

SBZ-Graz
c/o Herr DSA Roland Moser
Maiffredygasse 4
A-8010 Graz
Tel.: 0316/382131

Tirol

Selbsthilfe Tirol
Dachverband der Tiroler
Selbsthilfe-Vereine und Gruppen
c/o Frau Johanna Pircher
Speckbacherstr. 1
A-6020 Innsbruck
Tel.: 0512/577198
Fax: 0512/589476

Selbsthilfegruppen-Kontaktstelle
Stadtmagistrat Innsbruck
Abteilung für Gesundheit
c/o Herr Eduard Hofer
Fallmerayerstr. 1/ 1. Stock, Zimmer 340
A-6020 Innsbruck
Tel.: 0512/5360-340
Fax: 0512/5360-326

Vorarlberg

ARGE für psychosoziale Selbsthilfe
Club Antenne
c/o Frau Isabelle Tschemernjak
Moosmahdstraße 4
A-6850 Dornbirn
Tel.: 05572/26374

Wien

Medizinisches Selbsthilfezentrum Wien
c/o Frau Reg. Rat Martha Frühwirt
Obere Augartenstr. 26-28
A-1010 Wien
Tel.: 0222/3322-348

Servicestelle für Selbsthilfegruppen Wien
c/o Frau GR Ilse Forster
Schottenring 24
A-1010 Wien
Tel.: 0222/53 114-81223

Broschüren

Soziale Dienste in Österreich 1993/1994
Kostenlos zu beziehen beim Bundesministerium für Arbeit und Soziales
Sektion IV/10
Stubenring 1
A-1010 Wien

Datenerhebung durch Österreichische Arbeitsgemeinschaft für Rehabilitation
378 Seiten
Anbot an gemeindenahen, ambulanten und teilstationären Diensten von vorhandenen Einrichtungen; Gliederung nach Bundesländern, Bezirkshauptmannschaften und Gemeinden

Information:
- Hauskrankenpflege
- Sozial- und Gesundheitssprengel
- Besuchsdienst
- Essen auf Rädern
- Nachbarschaftshilfe
- Fahrdienst
- Sozialarbeit
- Ergotherapie (mobil, ambulant)
- Tagesheimstätten
- Mobile, ambulante Phyiotherapie
- Familienhelferinnen

„Ich brauche Hilfe"
Pflege und Betreuung in Tirol

Landessanitätsdirektion
Pflegereferat
Meinhardstraße 8
A-6020 Innsbruck
Tel.: 0512/508-692 oder 691

Broschüre: Tips zur Gründung einer Selbsthilfegruppe
SIGIS (Serie und Informationsstelle für Gesundheitsinitiativen und Selbsthilfegruppen)

Forum Gesundes Österreich
Laxenburgerstraße 36
A-1110 Wien
Tel.: 0222/71172-4367
Fax: 0222/71172-4395

Broschüre: Österreichische Selbsthilfegruppen im Gesundheitsbereich
SIGIS (Serie und Informationsstelle für Gesundheitsinitiativen und Selbsthilfegruppen)

Forum Gesundes Österreich
Laxenburgerstraße 36
A-1110 Wien
Tel.: 0222/71172-4367
Fax: 0222/71172-4395

Videofilm (30 Minuten)

Film und Handbuch: „Die verlorene Hälfte"
Das Sich-Wiederfinden des Halbseitengelähmten durch seine Betreuer.
M. Keuschnigg, H. Tusch.
Äueleweg 12c/2
A-6170 Zirl
Tel.: 05238/3040

SpringerNews

Ludwig Prokop

Die Verhütung vorzeitiger Alterserscheinungen

1996. Etwa 56 Abbildungen. Etwa 300 Seiten.
Broschiert DM 68,–, öS 476,–
ISBN 3-211-82842-7

Ausgehend von den normalen Altersveränderungen des Gehirns, des kardiopulmonalen Systems, des Bewegungsapparates und des Hormonsystems, die große genetische Unterschiede aufweisen können, untersucht der Autor die Bedeutung der unbeeinflußbaren und beeinflußbaren Umweltfaktoren für das Altwerden. Der Autor ermutigt ältere Menschen, das Altern nicht als völlig unbeeinflußbares Schicksal hinzunehmen, sondern alle jene positiven Möglichkeiten, die ihnen genetisch mitgegeben sind, voll auszuschöpfen. Die Verhütung von vorzeitigen und vermeidbaren Alterserscheinungen verlangt aber eigene konsequente und rechtzeitig einsetzende Maßnahmen und adäquate prophylaktische Strategien aller Verantwortlichen.

SpringerMedizin

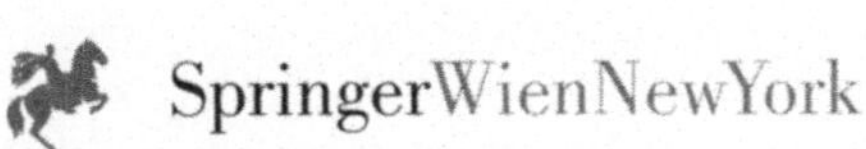

SpringerWienNewYork

P.O.Box 89, A-1201 Wien • New York, NY 10010, 175 Fifth Avenue
Heidelberger Platz 3, D-14197 Berlin • Tokyo 113, 3-13, Hongo 3-chome, Bunkyo-ku